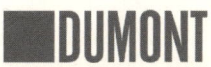

Die Haut – das größte Organ des Menschen und zugleich das meist-strapazierte. Genau aus diesem Grund kommen täglich Fragen auf, die ihre Gesundheit und Pflege betreffen. Wie kann ich meine Haut vor schädlichen Umwelteinflüssen schützen? Was trägt zur Schönheit der Haut bei und welche der mittlerweile unzählbaren Pflegemittel sind die richtigen?

Dieses Buch widmet sich allen wichtigen Themenkomplexen, die die Haut betreffen – von hilfreichen Vitaminen über Kosmetika bis hin zu Krankheiten –, und mit den Erfahrungen von zwei der besten Derma-tologen Deutschlands bleiben keine Unklarheiten in Sachen Haut mehr bestehen.

Prof. Dr. med. Volker Steinkraus ist Facharzt für Dermatologie. Er leitet zusammen mit vier Partnern das Dermatologikum Hamburg. Außer-dem gründete er das ›Skin Biology Center‹, das Hautforschungsinstitut ›SIT‹ und die ›Stiftung Dermatologikum Hamburg‹, die Stipendien an junge Hautärzte aus medizinisch unterversorgten Ländern vergibt.

Prof. Dr. med. Kristian Reich studierte Germanistik, Philosophie und Humanmedizin in Freiburg und München. Er ist Professor an der Uni-versitäts-Hautklinik Göttingen und seit 2005 Partner am Derma-tologikum Hamburg. Außerdem ist er Mitbegründer des SCIderm For-schungsinstituts für neue Therapien von Hautkrankheiten.

Marie-Anne Schlolaut arbeitet als Redakteurin für den Kölner Stadt-Anzeiger und betreut regelmäßig Veranstaltungen zum Thema Ge-sundheit.

Prof. Dr. med. Volker Steinkraus
Prof. Dr. med. Kristian Reich
Marie-Anne Schlolaut

HAUT

gesund, schön, gepflegt

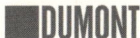

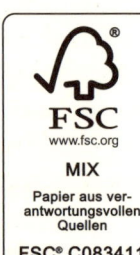

Originalausgabe
April 2011
© 2011 DuMont Buchverlag, Köln
Alle Rechte vorbehalten
Umschlag: Zero, München
Umschlagabbildung: Getty Images/Dimitri Vervitsiotis
Autorenfotos: Dermatologikum Hamburg,
links: Prof. Dr. med. Volker Steinkraus,
rechts: Prof. Dr. med. Kristian Reich
Gesetzt aus der Adobe Garamond
Satz: Angelika Kudella, Köln
Druck und Verarbeitung: CPI – Clausen & Bosse, Leck
Gedruckt auf säurefreiem und chlorfrei gebleichtem Papier
Printed in Germany
ISBN 978-3-8321-6128-6

www.dumont-buchverlag.de

Vorwort

Die Haut des Menschen »liest« sich so spannend wie ein Krimi, denn diese zwei Quadratmeter Leben stecken voller Überraschungen. Keine Hülle gleicht der anderen, jede ist individuell zugeschnitten, so einzigartig, dass allein der Abdruck eines Fingers reicht, um herauszufinden, wer in dieser Haut steckt. Sie umhüllt den Winzling in der Wiege genauso perfekt wie den Basketballer mit 2,20 Meter Gardemaß. Sie geht mit jedem von uns durch dick und dünn, bleibt uns treu vom ersten bis zum letzten Tag und zeigt Standfestigkeit selbst in Situationen, in denen der Mensch am liebsten aus seiner Haut fahren möchte.

Kein anderes Organ wird öffentlich so zur Schau getragen wie die Haut, die größte Kommunikationsfläche des Menschen. Sie grenzt ihn von seiner Umwelt ab und saugt gleichzeitig so viel davon in sich auf, wie sie zum Leben benötigt. Sie ist sein Schutz, aber sie ist auch seine Schwachstelle.

Was die Haut alles kann, wie sensibel sie zarte Gefühle erspürt, wie schlagkräftig sie Gefahren abwehrt – zu all diesen Gebieten gibt das Buch Antworten. Auch dazu, wie die Haut ihre Schönheit bewahrt, selbst wenn sie alt und faltig ist, und wie der Hülle des Menschen geholfen werden kann, wenn sie krank ist.

Dieses Buch ist entstanden, weil Männer und Frauen, Alte und Junge, Kranke und Gesunde gleichermaßen fasziniert sind von der Haut und Antworten auf ihre Fragen suchen. Die Haut ist nicht nur ein Organ, sie ist gleichsam ein eigener Kosmos. Alles, was die Haut leistet, steht im Dienste des gesamten Organismus und des Menschen.

Die Autoren

Prof. Dr. med. Volker Steinkraus und Prof. Dr. med. Kristian Reich leiten in Hamburg das Dermatologikum, das mit mehr als 30 Medizinern eines der europaweit größten Institute dieser Art ist. Mit der Journalistin Marie-Anne Schlolaut vom »Kölner Stadt-Anzeiger« entstand dieses Buch. Die Autoren wurden motiviert, dieses Buch zu schreiben, weil nicht nur auf zwei großen Veranstaltungen in Köln (organisiert vom »Kölner Stadt-Anzeiger«), sondern noch Wochen später Fragen des Publikums zum Thema Haut die Redaktion erreichten. Die Antworten versuchen wir in diesem Buch zu geben. Und auch wir, die Autoren, waren selbst immer wieder überrascht, wie spannend der Themenkomplex ist und wie viele Geheimnisse er noch in sich birgt.

Köln / Hamburg 2010

Haut und Lebensstil

»Eine Haut wie Samt und Seide« – die Schönheit eines Menschen wird und wurde schon immer mit der Schönheit der Haut gleichgesetzt. Die Redewendungen, die das Makellose des Erscheinungsbildes beschreiben, lehnen sich noch heute an Begriffe aus längst vergangenen Zeiten an, als eben »Samt und Seide« kostbare Güter waren, der Aristokratie und den Wohlhabenden vorbehalten, jenen Gesellschaftsschichten, die sich mit allen ihnen zur Verfügung stehenden Mitteln pflegten und einen Lebensstil führten, der der Schönheit und Makellosigkeit zuträglich war. Während sich das gemeine Volk in der prallen Sonne plagen musste, flanierte der Adel unter Sonnenschirmen und geschützt durch zarte Gesichtsschleier im schattigen Park. Damit prägte der Lebensstil gleichzeitig auch die Wertigkeit des Aussehens. Derjenige, der abgearbeitet und dessen Haut gebräunt, ledrig und faltig war, gehörte für alle sichtbar den unteren Schichten an, während ein Leben im Wohlstand in der Regel der Garant für eine helle Haut ohne erkennbaren Makel war. Wobei es natürlich sowohl in der einen als auch der anderen Gesellschaftsschicht schöne und weniger schöne Ausnahmen gab. Vornehmlich im Barock (1575 bis 1770), symbolisierten heller Hautton, Zartheit, das unverletzte Bild der Haut ein Leben fern des kargen Daseins. Mehr noch: Eine schöne Haut war gleichzeitig Indiz für Gesundheit, vor allem bei Frauen. Damit verbanden Aristokratie und das wohlhabende Bürgertum auch den verlässlichen Hinweis darauf, dass diese Frauen Nachkommen gebären konnten, die stark und gesund waren, um den Fortbestand einer Dynastie zu sichern.

Doch sowohl Schönheit als auch Lebensstil unterliegen dem Wandel der Zeit. Die Kriterien haben sich den Erfordernissen angepasst.

Längst verkörpern Menschen mit gebräuntem Teint nicht mehr die unterprivilegierten Schichten. Vielmehr stehen sie für eine Gesellschaftsschicht, die es sich leisten kann, in ihren Alltag genügend Freizeit einzuplanen. Sich also in der frischen Luft aufzuhalten, Sport zu treiben, sich Ruhe zu gönnen und den Stress des Berufslebens abzulegen. Mittlerweile aber werden gerade bei der gebräunten Haut feine Unterschiede gemacht. Der allzu »sonnige« Typ hat deutlich an Zuspruch verloren. Steht er doch für einen Lebensstil, der alle ernsten Hinweise auf die Gefahren der UV-Strahlen unbeachtet lässt, nicht auf seine Gesundheit achtet und möglicherweise zu viel seiner Zeit als freie Zeit verbringt. Ein Mensch also, der entweder keinen oder einen wenig anspruchsvollen Beruf hat. Da das Berufsleben eine deutliche Aufwertung erfahren hat, gilt Freizeit als besonderes Gut. Die wenige freie Zeit des ewig Beschäftigten gilt es sinnvoll zu nutzen und nicht sinnlos auf der Sonnenliege oder Sonnenbank zu verbringen. Diese Wertung mag sich in Zukunft vielleicht erneut wandeln, doch bestehen bleiben wird, dass das jeweilige Freizeit- und Konsumverhalten den Lebensstil prägt, mit dem man sich von anderen abgrenzen will und zugleich die Verbindung zu der Gesellschaftsschicht herstellen möchte, der man sich zugehörig fühlt.

Ungeachtet aller bestehenden oder sich noch verändernden Werte und Wertigkeiten gilt heute wie damals und wohl auch zukünftig: Schöne Haut steht für Gesundheit. So wie es vor Hunderten von Jahren schon der Fall war. Diese Kriterien werden immer sichtbar sein, denn der Mensch kommt nicht umhin, seinen Mitmenschen und der Umwelt die Haut, sein größtes Organ, ungeschützt zu präsentieren. Sie ist seine Visitenkarte.

Prägt der Lebensstil das Hautbild und ist ein guter Lebensstil gleichbedeutend mit schöner Haut?

Es ist definitiv so, dass der Lebensstil das Hautbild prägt. Zum Leben des Menschen gehören Einflüsse wie Umweltverschmutzung,

Sonne, Nikotin, Schlaf, Stress, die Work-Life-Balance, also das richtige gelebte Verhältnis zwischen Arbeit und Freizeit. Eine wichtige Rolle spielen auch Ernährung, Hautpflege, Hormonhaushalt sowie Partnerschaft und Freundeskreis. All das prägt das Hautbild auf natürliche und eindrucksvolle Weise. Allerdings lässt sich nicht zweifelsfrei behaupten, dass eine gute und schöne Haut grundsätzlich das Ergebnis eines guten Lebensstils ist. Gute Haut ist zwar das Resultat eines hautgesunden Lebensstils, aber vor allem auch durch eine gute genetische Anlage bedingt. Die hat bekanntlich mit dem Lebensstil nichts zu tun, sondern mit dem Erbmaterial, das die Eltern ihrem Kind mitgeben.

Wenn gute Gene und der richtige Lebensstil die Haut positiv prägen, ist sie damit die beste Visitenkarte des Menschen?

Schöne Haut ist in jedem Fall eine gute Visitenkarte. Sie spiegelt wider, dass der Mensch sich wohlfühlt und gut pflegt. Diese Aussage hat eine besondere Kraft und wird vom Gegenüber immer wahrgenommen – auch wenn das meist unbewusst geschieht. Das war zu Kleopatras Zeiten nicht anders als heute. In unserem medialen Zeitalter der Shows und Hochglanzmagazine voller schöner Menschen hat sich diese unbewusste Wertung eher noch verstärkt. Die Bedeutung der Haut als makellose Visitenkarte wird durch die Möglichkeiten der digitalen Bearbeitung noch auf die Spitze getrieben.

Wirkt jemand mit einem makellosen Teint sympathisch?

Oberflächlich gesehen, ja. Aber um wirklich sympathisch zu wirken, also sein Gegenüber für sich zu gewinnen, gehört mehr dazu als nur eine schöne Haut. Wichtig ist der Gesamteindruck: der Ausdruck der Augen, die Mimik des Gesichts, ob ich dem anderen zugewandt bin, die Gestik, Körperhaltung, Sprache, Stimme, schöne Zähne, gepflegte Haare und natürlich die kommunikativen Fähigkeiten, um den anderen für sich einnehmen zu können. Die Haut, besonders der Zustand der Haut und ihre vitale Farbe aufgrund der guten Durchblutung, runden so ein insgesamt positives Bild ab, das maßgeblich darüber entscheidet, ob man sympathisch wirkt oder nicht.

Ein hautgesunder Lebensstil ist unerlässlich, wenn man eine schöne Haut haben möchte. Was ist erlaubt, was ist zu viel?

Regeln dafür aufzustellen ist sehr schwer, weil es individuell unterschiedlich ist, wie viel bei dem einen gerade noch geht und wie viel bei dem anderen eindeutig zu viel wäre. Alkohol und Nikotin sind Genussgifte. In dem Wort steckt beides: Genuss und Gift. Um das richtige Maß zu finden, sollte man den gern zitierten gesunden Menschenverstand walten lassen. Wer dennoch eine Regel befolgen möchte, für den gilt: der Bedeutung des Wortes »Genuss« tatsächlich entsprechen. Folgt man dem Genuss-Prinzip, dann schließt sich zwangsläufig aus, dass man sich Wein, Bier oder sonstige Alkoholika in Mengen einverleibt. Natürlich ist gerade im Rotwein der Pflanzenstoff Resveratrol enthalten, der gut für Herz und Kreislauf und sicher auch für die Haut ist. Studien mit Labormäusen haben ergeben, dass Tiere, die regelmäßig hoch dosiertes Resveratrol fraßen – allerdings ohne Alkohol –, ein kräftiges Herz hatten, mehr Muskelkraft, bessere Sehkraft und dichtere Knochen. Sie waren fit, aber sie lebten trotz ihrer Fitness nicht länger. Verlässliche und aussagekräftige Daten, was der Pflanzenstoff wirklich bewirken kann, gibt es bisher nicht. Für die Haut eines leidenschaftlichen Rauchers und überzeugten Weinliebhabers kann der totale Verzicht auf Alkohol oder Zigaretten stressiger und schädlicher sein als weiterhin eine Zigarette nach dem Essen zu genießen und abends sein Gläschen Rotwein zu trinken, was der Haut kaum schaden wird. Allerdings gibt hier, wie bei vielen anderen Dingen, die Menge den Ausschlag: Viel Alkohol und viel Nikotin sind definitiv schlecht für Haut und andere Organe.

Es gibt ja noch andere Getränke. »Trinkt« die Haut lieber Tee als Kaffee oder gilt: Hauptsache, man trinkt genug?

Damit die Haut ihre Aufgabe als Körperhülle und Barriere optimal wahrnehmen kann, ist eine ausreichende Flüssigkeitszufuhr unerlässlich: zwei bis drei Liter pro Tag. Diese Flüssigkeitsmenge ist schon deshalb erforderlich, um eine optimale Nierenfunktion und Ausscheidung von Schadstoffen zu gewährleisten, die auch die Haut belasten können. Dennoch kann man sich eine trockene Haut nicht feucht trinken, denn die aufgenommene Flüssigkeit landet größtenteils in der Blase und nicht in der Haut. Daher muss die Haut bei Bedarf mit befeuchtenden Produkten, den Moisturizern, gepflegt werden. Was Kaffee und Tee betrifft, haben beide Getränke auch auf die Haut vielfältige Effekte. Beide enthalten Polyphenole, die grundsätzlich vor Krebs und Entzündungen schützen können. Beim Kaffee stehen den guten Eigenschaften der Polyphenole allerdings andere wie Koffein, Röststoffe und Diterpene entgegen, die nicht immer positiv wirken. Diese können den Blutdruck steigern und den Magen reizen. Ein bis zwei Tassen Kaffee pro Tag scheinen die richtige Menge zu sein. Im Tee sind es die Flavonoide aus den Teeblättern – besonders reichhaltig im grünen Tee zu finden –, die antioxidativ wirken und positive Effekte auf das Herz- und Kreislaufsystem haben. Für die Haut scheinen die Unterschiede zwischen Kaffee und Tee, wenn überhaupt, nur marginal zu sein. Für den gesamten Organismus überwiegen die positiven Eigenschaften des Tees.

Essen und Trinken sind nur eine Komponente des Lebensstils. Wie prägt das soziale Umfeld das Hautbild?

Wenn Sie wissen wollen, ob Arme eine schlechtere Haut haben als Reiche, sprechen Sie ein brisantes Thema an. Die sozialen Strukturen des Lebens sind in der Haut sicher nicht 1:1 abgebildet. Es gibt viele Studien, die sich mit der unterschiedlichen Gesundheitsqualität

11

in den sozialen Schichten befassen. Als Faktoren, die die Gesundheit und auch die Haut beeinflussen können, sind dabei denkbar: Unterschiede in der Ernährung, der Pflege, der beruflichen Belastung, der Work-Life-Balance und dem Konsum von Genussmitteln.

Spielt auch Geld eine Rolle und sind teure Pflegecremes und Kosmetika für die gute Beschaffenheit der Haut ausschlaggebend?

Eher weniger, denn auch preislich günstige Produkte können Erstaunliches leisten. Wichtig sind die Inhaltsstoffe und die Qualität der Rezeptur. Generell muss man davon ausgehen, dass bei teuren Produkten die Rohstoffqualität hochwertiger ist und sie meist besser untersucht und getestet wurden. Man kann daraus aber nicht den Rückschluss ziehen, dass teure Mittel auch immer gute Mittel sind. Viele große Markenhersteller produzieren mittlerweile günstige Pflegeprodukte, die die Haut sehr gut schützen und in exzellentem Zustand halten. Zu den teuren Produkten gehören meist Kosmetika, die spezielle Wirkstoffe enthalten. Hierunter versteht man Substanzen, denen eine positive Wirkung auf Struktur und Funktion der Haut (zum Beispiel Glättung oder Schutz durch Stabilisierung der Barriere) nachgesagt werden.

Zur Pflege der Haut gehört die Hygiene. Welche Rolle spielt sie?

Perfekte Hygiene ist, wenn Reinigung weder unter- noch übertrieben wird. Sie soll Verkrustungen, Verschmutzungen, Verklebungen und Körpergeruch sowie Hautkrankheiten durch Pilze, Viren und Bakterien verhindern. Auf Hautkrankheiten, die andere Ursachen haben, hat die Hygiene nur bedingt Einfluss.

Hauthygiene und die Sorge um die eigene Haut wird meist individuell unterschiedlich interpretiert. Wo liegt das richtige Maß?

Das natürliche Gespür für die richtige Hygiene ist auch vom sozio-kulturellen Hintergrund abhängig und davon, wie viel man über sich, seinen Körper und seine Haut weiß. Die meisten Menschen haben kaum ein Gespür für ihre Haut. Viele wissen ja gar nicht, dass Hautschäden oft nicht unmittelbar, sondern erst zwanzig bis vierzig Jahre nach dem Ereignis, das sie ausgelöst hat, auftreten und sichtbar werden. Die Strafe dafür, dass man seine Haut vernachlässigt oder schädigt, folgt also nicht auf dem Fuße. Diese Zusammenhänge sind bisher nur unzureichend bekannt. Eitle und auch gut informierte Menschen sowie jene mit einem hohen Selbstwertgefühl haben in aller Regel ein sehr feines und oft besseres Gespür für ihre Haut und deren Bedürfnisse. Hypochonder und angstgesteuerte Menschen, die eine unbegründete Furcht vor Krankheiten haben, übertreiben es oft mit der Hygiene, was der Haut selten gut tut.

Nehmen einige Menschen, beeinflusst durch Fernsehen und Medien, ihre Haut zu wichtig?

Ja, wenn es um die Ästhetik geht. Besonders in Hochglanzmagazinen wird die Haut in einer Weise idealisiert, die fern jeder Realität ist. Alle Werte eines Menschen werden ausschließlich auf seine Hülle reduziert. Im Gegensatz dazu nehmen die Menschen ihre Haut, wenn es um Hautkrebs geht, immer noch nicht ernst genug. Allein in Deutschland erkranken jedes Jahr 140 000 Menschen neu an Hautkrebs, dem inzwischen häufigsten Krebs in Deutschland. In Amerika sind die Zahlen noch erschreckender. Dort wird nach Schätzungen in zehn bis zwanzig Jahren jeder dreißigste Amerikaner an schwarzem Hautkrebs erkranken, ganz zu schweigen von den stark ansteigenden Zahlen des weißen Hautkrebs. Daran wird in Zukunft jeder dritte bis vierte Mensch erkranken.

Ein guter Lebensstil wird gelegentlich an gutem Essen festgemacht. Beim wohlgenährten Menschen spannt sich die Haut. Kann man sie auch überdehnen?

Das geht ziemlich schnell. Dehnungsstreifen können bei schnell wachsenden, übergewichtigen Jugendlichen an Brust, Hüfte, Oberarmen und Oberschenkeln und bei Schwangeren als sogenannte Schwangerschaftsstreifen naturgemäß am Bauch auftreten. Wird die Haut überdehnt, brechen die elastischen Fasern und die Hautstruktur wird geschädigt. Es gibt hier weder eine wirkungsvolle Vorbeugung noch gibt es eine wirkungsvolle Therapie, um diese Streifen wieder rückgängig zu machen. Alle Salben, Cremes und Lotionen, die eine Besserung versprechen, sind ohne wirklichen Effekt. Ein kleiner Lichtblick könnten Produkte mit Centella asiatica sein, ein pflanzlicher Stoff aus der chinesischen Medizin, auch Tigergras genannt, was seriöse Studien inzwischen belegen. Auch physikalische Therapien, zum Beispiel Ultraschall und Radiofrequenz-Behandlung, werden in Zukunft zur Therapie gehören. Ein Trost ist, dass die Dehnungsstreifen, die anfangs noch rötlich sind, im Lauf der Jahre verblassen und unauffälliger werden.

Nun könnte man seinen Lebensstil ja ändern und das Gewicht reduzieren. Wie reagiert die Haut, wenn sie plötzlich nicht mehr auf Fettpölsterchen gebettet ist?

Am Unterschenkel wird es sicher nie Probleme geben, wenn man abnimmt. Der Bauch ist die Problemzone, da sich hier meist die überflüssigen Kilos ansiedeln. Hier ist die Dehnung am stärksten. Bei einer starken Gewichtsreduktion können sich die elastischen Fasern oft nicht mehr zusammenziehen, weil sie zu lange überdehnt waren. Die Folge ist, dass die Bauchdecke wie eine Schürze über der Muskulatur hängt. Hier hilft nur noch ein plastisch-chirurgischer Eingriff, eine Reduktionsplastik, bei der die überlappende Haut entfernt wird.

Egal ob schlank oder korpulent – der Beruf fordert manchmal eine Ände-
rung des Lebensstils, zum Beispiel bei häufigen Reisen in ferne Länder.
Schaden ständiger Umwelt- und Klimawechsel der Haut?

Die Haut ist zwar dadurch mehr belastet, aber es macht ihr keine Probleme, denn es gehört ja zu ihren ureigenen Aufgaben, sich der Umwelt und den wechselnden Belastungen zu stellen. Die Zauberformel heißt: die Haut schützen! Wer seine Haut gut schützen will, sollte sie mild reinigen, um die empfindliche Barriere nicht zu zerstören. Und vor allen Dingen auf wirkungsvolle Pflege- und Sonnenschutzprodukte achten. In den heißen Regionen also ein hoher Schutz durch eine Creme mit einem extrem hohen Lichtschutzfaktor – und immer wieder nachcremen. UV-Schutzkleidung sowie Hut und Sonnenbrille gehören unbedingt dazu. Wer all das beachtet, der kann auch als Globetrotter oder beruflich Weltreisender eine gute Haut haben.

Lässt körperliche Arbeit die Haut schneller altern?

Dazu gibt es kaum wissenschaftliche Untersuchungen. Es ist aber denkbar und hängt von der Art und Intensität der Arbeit ab. So hat ein Straßenbauarbeiter sicherlich ein erhöhtes Hautkrebsrisiko und seine Haut altert schneller. Körperliche Arbeit verbunden mit Schwitzen, erhöhter Körpertemperatur, wenig Schlaf und möglicherweise auch unzureichenden Pausen erhöht die Konzentration der Sauerstoff-Radikale im Organismus und so auch in der Haut. Dies kann zu einer vermehrten Hautschädigung beitragen. Sauerstoff-Radikale oder freie Radikale, wie sie auch genannt werden, entstehen durch den ganz normalen Verbrennungsprozess im Körper, vermehrt aber durch Rauchen, Stress, UV-Strahlen, wenig Schlaf und Schadstoffe aus der Umwelt.

Welche zusätzlichen Belastungen hinterlassen noch Spuren auf der Haut?

Das hängt weniger von der Art der Belastung ab als vielmehr davon, wie lange und intensiv die Haut belastet wird. Zwei Sekunden Äquatorsonne sind auch für die ungeschützte helle Haut kaum schädlich, dreißig Minuten dagegen sehr. Genauso verhält es sich mit einer Zigarette gegenüber dreißig am Tag oder einem Tag schlechter Ernährung gegenüber einem Jahr. Nicht das »Gift« an sich ist schädlich, sondern Dosis und Dauer, mit der das »Gift« auf die Haut einwirkt. Das Ausmaß des Schadens ist aber nicht nur von Dauer und Intensität der Belastung, sondern natürlich auch vom Hauttyp und der Hautregion abhängig, auf die die Belastung einwirkt. Kurze Belastungen von geringer Intensität verkraftet die Haut relativ gut. Alles andere kann zu bleibenden Schäden führen.

Menschen mit einer gesunden Einstellung zu ihrem Körper nehmen sich Zeit für regelmäßigen Sport. Sind gut entwickelte Muskeln der optimale »Unterbau« für eine straffe Haut?

Hier ist es wie mit dem Tisch und dem Tischtuch. Wenn der Tisch dick, groß und aus massiver Eiche ist, dann spannt sich die Tischdecke besser als über einen mickrigen, kleinen und wackeligen Gartentisch. Das Prinzip greift auch bei Cellulite, die sich durch einen guten muskulären Unterbau immer bessert. Cremen hilft nicht wirklich. Neue Ansätze mit physikalischen Therapien wie Ultraschall oder Radiofrequenz sind infolge neuer Techniken möglicherweise erfolgreicher als bisher gedacht.

Gehören Yoga und autogenes Training auch zu den vorteilhaften Übungen für die Haut?

Entspannungs- und meditative Übungen lockern die Gesichtsmuskulatur, was der Mimik vorübergehende Ruhe und Erholung gönnt.

Die positiven und beruhigenden Einflüsse des vegetativen Nervensystems können während des meditativen Trainings auf die Haut und Unterhaut des Gesichts einwirken und die Reparatur kleiner Hautschäden begünstigen. Kleine Falten durch die mimische Muskulatur bilden sich so möglicherweise vollständig zurück und können den Gesichtsausdruck entspannen.

Solche Entspannungseinheiten rhythmisieren das Leben. Schätzt die Haut solche Angebote?

Ein fester Biorhythmus wird nicht nur von der Haut, sondern von allen Organen des Körpers geschätzt. Auch die Haut unterliegt dem Vegetativum, also dem vegetativen Nervensystem, das unter anderem Atmung, Verdauung, Stoffwechsel und Wasserhaushalt reguliert. Das vegetative Nervensystem liebt Rhythmen und balanciert sich immer zwischen Belastung und Entlastung aus. Auch dem regelmäßigen Nachtschlaf kommt dabei eine besondere Bedeutung zu. Durch Genanalysen weiß man inzwischen, dass nachts andere Gene aktiv sind als tagsüber. Genau wie das Gehirn scheint also auch die Haut einen Tag-Nacht-Rhythmus zu haben.

Mag die Haut als Bekleidung Naturstoffe wie Baumwolle, Leinen und Seide?

Solange die Haut gesund und die Kleidung weich gewebt ist und keine irritierenden Materialien wie Allergie auslösende Textilfarbstoffe oder unverträgliche Duftstoffe enthält, spielt es eine untergeordnete Rolle, ob die Kleidung aus Natur- oder Kunstfasern besteht. Beide Macharten können hautfreundlich oder hautunfreundlich gewebt sein. Wichtig ist die weiche Beschaffenheit der Kleidungsstücke. Das ist nachvollziehbar, denn die oberste Hautschicht, die Hornhaut, besteht aus toten Zellen. Diese Hornhaut muss durch Kleidung »weich gestreichelt« und darf nicht »hart angefasst« werden, sonst kommt es zu Rissen und rauer Haut in dieser obersten Schutzschicht. Das gilt auch für Unterwäsche. Auch sie muss weich und nicht irritierend gewebt sein. Dann ist fast alles erlaubt. Baumwolle ist sicher ideal, aber kein Muss.

Dürfen Wäsche und Kleidung auch knapp sitzen und üben die Bügel im BH Druck auf die empfindliche Haut an der Brust aus?

Dauer und Intensität des Drucks entscheiden über den möglichen Schaden. Beim Bügel-BH kann das tatsächlich der Fall sein, sodass die Druckstellen mit der Zeit Pigmentverschiebungen, also dunkle Stellen auf der Haut verursachen. Das ist bei knapp sitzender Unterwäsche eher nicht der Fall. Die Haut kommt damit ganz gut zurecht, selbst mit String-Tangas. Sie kann mit dieser Art Belastung gut umgehen, zumal sie ja immer wieder die Nacht zur Erholung hat. Bestimmte Hauterkrankungen können jedoch durch eng sitzende und scheuernde Kleidung provoziert werden, so zum Beispiel Schuppenflechte, Knötchenflechte und bestimmte Formen der Nesselsucht. Auch kann durch eng anliegende Kleidung ein Mikromilieu geschaffen werden, das Infektionen begünstigt.

Wenn die Haut die Nacht braucht, um sich von allen Strapazen des Tages zu erholen, wie viel Schlaf benötigt sie?

Die Haut braucht guten, regelmäßigen und ausreichenden Schlaf, am besten täglich sieben bis acht Stunden. Das ist eine der wichtigsten Säulen für eine gesunde Haut. Wichtig ist, dass die ersten vier bis fünf Stunden Schlaf am Stück erfolgen, denn hier liegen die besonders erholsamen Phasen. Hier mag der englische Ausspruch: Early to bed and early to rise, makes you healthy, wealthy and wise auch für die Haut gelten. Schlaf ist neben Ernährung, Pflege, effektivem Sonnenschutz und Zurückhaltung bei Nikotin die wichtigste Voraussetzung für gesunde Haut. Nur so kann sie sich ihre Schönheit und

Gesundheit dauerhaft erhalten. Im Schlaf reguliert die Haut ihren Flüssigkeitshaushalt und erholt sich vom Stress des Tages. Das glättet kleine Fältchen und ebnet das Hautbild.

Kann sich die Haut auch dann nachts erholen, wenn man unruhig schläft und mehrmals in der Nacht aufwacht?

Wenig Schlaf ist immer noch besser als gar kein Schlaf. Natürlich erholt sich die Haut bei einem unruhigen Schlaf schlechter, insbesondere wenn eine Störung in den ersten Stunden nach dem Einschlafen erfolgt. Das späte nächtliche Aufwachen ist nicht das Problem, sondern eher das frühe nächtliche Nicht-wieder-Einschlafen. Bei dauerhaften Schlafstörungen ist Meditation vor dem Schlafengehen unbedingt zu empfehlen. Am besten Yoga oder autogenes Training. Das wirkt Wunder, denn es rhythmisiert uns und bringt uns zur Ruhe. Dadurch sind wir ideal auf den bevorstehenden Nachtschlaf vorbereitet.

Tut ein Mittagsschlaf der Haut gut?

Ein Mittagsschläfchen ist gut für den Biorhythmus und damit für den gesamten Organismus. Davon profitiert natürlich auch die Haut als Teil des Ganzen.

Wie lange benötigt die Haut, um sichtbare Spuren eines anstrengenden Lebensstils wieder auszugleichen?

Je nachdem, wie stark sich die sichtbaren Spuren in die Haut eingefräst haben. Natürlich ist ein dreiwöchiger Urlaub eine fantastische Therapie für die angeschlagene Haut. Bleibende Langzeiteffekte sind davon aber nicht zu erwarten. Um eine gute und schöne Haut zu haben und zu erhalten, ist es wie mit der Ernährung und dem körperlich-geistigen Training: Man muss täglich am Ball bleiben.

Wellness- oder Beautyfarm-Urlaube liegen im Trend. Sind das Ferien für die Haut?

Sie sind eindeutig zu empfehlen. Die Mischung aus Reinigung, Pflege, Ruhe, Entspannung, Meditation, Druck- und Wärmereizen, Peelings und hochwertiger Kosmetik mit Tiefenreinigungen und Gesichtsmassagen sind für die Haut eine Oase und bessern das Hautbild eindeutig – nicht zuletzt auch durch die aktivierte und gesteigerte Durchblutung, die einen besseren Stoffwechsel ermöglicht. Natürlich muss darauf geachtet werden, die Haut nicht mit Substanzen zu konfrontieren, die als Exotika gern angeboten werden, wie zum Beispiel scharfe und undefinierte Kräuter-Peelings.

Solche Urlaube sind in der Regel stressfrei. Braucht die Haut stressfreie Zeiten?

Chronischer Stress ist ein Killer für die Haut. Stress fördert die Entstehung von Sauerstoff-Radikalen, verhindert die Regeneration und aktiviert Enzyme, die das Bindegewebe ruinieren. Das führt zu einer vorzeitigen Hautalterung ähnlich wie Rauchen, Sonne, schlechte Ernährung und zu wenig Schlaf. Chronisch gestresste Labortiere zum Beispiel haben eine veränderte Komposition der Oberhautfette (epidermale Lipide). Dadurch wird die Hautbarriere, also die Hornschicht der Haut als Barriere zur Umwelt, schneller geschädigt und das Risiko steigt, dass die Haut austrocknet und Ekzeme entstehen. Während der akute Stress vielleicht noch relativ gut von der Haut weggesteckt wird, hat der chronische Stress sicher einen negativen Einfluss auf die Haut.

Stress lässt sich abbauen, wenn man an die Luft geht. Kann ein Spaziergang im Regen die Haut entspannen oder ist das eine von vielen unbewiesenen Behauptungen?

So ein Spaziergang im Regen tut tatsächlich gut. Die extrem hohe Luftfeuchtigkeit bei Regen wirkt wie eine Feuchtigkeitsmaske und hydriert die Oberhaut, die sich dadurch mit Wasser vollsaugt und glättet. Selbst kleine Fältchen können bei einem warmen Sommerregen kurzfristig verschwinden. Das rhythmische Gehen und seine Auswirkungen auf das vegetative Nervensystem sowie die Entspannung durch den Spaziergang fördern zudem den guten Effekt für die Haut.

Kann man alternativ zum Spaziergang im Regen die Haut auch mit Wechselduschen erfrischen?

Wechselduschen trainieren die Gefäße und fördern die Durchblutung der Haut. Eine gut durchblutete Haut hat einen besseren Stoffwechsel. Wechselduschen kommen allen Hautzellen und dem Bindegewebe der Haut zugute, der extrazellulären Matrix, also dem Gewebe, das zwischen den Zellen liegt und aus Fasern und wasserbindenden Molekülen besteht. Eine gut durchblutete Haut stärkt den An- und Abtransport von Immunzellen und Abwehrstoffen.

Bedeutet Wechselduschen warm-kalt-warm-kalt oder reicht einmal warm-kalt?

Das einmalige Warm-Kalt-Erlebnis fördert zwar auch die Durchblutung, weil sich durch Kälte die Hautgefäße zusammenziehen und sich danach wieder weit stellen können. Beim häufigeren Temperaturwechsel ist der Trainingseffekt für die Hautgefäße aber größer.

Gilt das auch fürs Gesicht?

Wenn man eine unkomplizierte Gesichtshaut hat, kann man das ruhig tun, es ist aber kein Muss. Wenn, dann sollten die Temperaturwechsel moderater gestaltet werden. Bei entzündlichen Erkrankungen der Gesichtshaut, zum Beispiel bei Rosazea, sollte man Temperaturwechsel vermeiden, um keine entzündungsfördernde Erhöhung der Durchblutung zu verursachen.

Spielt es eine Rolle, ob Wasser hart oder weich ist?

Zum Trinken ist hartes Wasser gut, zum Waschen liegen die Vorteile beim weichen Wasser. Auch wenn sich hartes Wasser besser abspülen lässt, können die darin enthaltenen Kalksalze den Waschvorgang stören, und bei einigen Seifen bleiben sogar Rückstände auf der Haut.

Haut und Sex

Sanfte, zärtliche Berührungen lassen den Mensch wohlig erschauern, eine wunderbare Liebesnacht kann berauschen, Körper an Körper zu schlummern ist ein durch und durch intensives Erlebnis.

Zu verdanken hat der Mensch dies vor allem seiner Haut und den darauf angesiedelten rund fünf Millionen Nervenenden, die jede auch noch so kleine Berührung auf direktem Weg ins Hirn transportieren, wo Reaktionen umgewandelt werden in große Gefühle.

Wie gut, dass man sich nicht allein auf sein Gefühl verlassen muss, wenn man wissen möchte, welche grandiose Symbiose Haut und Sinne miteinander eingehen. Es gibt nämlich zu allem und jedem Bereich Studien, die man zwar nicht alle ernst nehmen muss, die aber in einigen Aussagen ganz aufschlussreich sein können. Amerikanische Psychologen haben herausgefunden, dass Frauen häufiger Hautkontakt suchen als Männer und dass sie ihn dann auch intensiv ausleben. Das ist schon der Fall, wenn sie Freunde und Bekannte herzlich umarmen oder freundschaftlich küssen. Männer können es bei solchen Zeremonien schon mal bei einem kräftigen Schlag auf die Schulter belassen oder die Handflächen aneinander schlagen. Aber auch das ist intensiver Hautkontakt – nur eben etwas rustikaler. Zum Nachweis für die Sensibilität der Männer gibt es aber auch eine andere Studie, die besagt, dass über 60 Prozent von ihnen mit verbundenen Augen ihr Kind erkennen, wenn sie ganz zart mit der Kuppe des Zeigefingers über den Handrücken des Babys streichen.

Um die Haut und damit den Körper in einen Erregungszustand zu versetzen, haben die Menschen eine schier unerschöpfliche Palette an Möglichkeiten zur Verfügung. Das zahlt sich aus, denn Haut und Körper geben diese Zuwendungen in mehrfacher Hinsicht wieder zurück. Bei einem intensiven Liebesakt wird so viel mit Sauerstoff angereichertes Blut durch die Adern gepumpt, dass die Haut prall und rosig erscheint. Zudem wird das Immunsystem der Haut stabilisiert, sodass sie mit gefährlichen Erregern ein leichteres Spiel hat. Stress baut sich ab und Schmerzen lassen nach.

Die 3000 Sinnesorgane pro Quadratzentimeter Haut reagieren wie der Blitz, wenn sie gekitzelt, gestreichelt, gerieben oder gedrückt werden. Und jeder Quadratzentimeter Haut merkt sich diese Erfahrungen dank des menschlichen Gehirns, wo all das gespeichert ist. Daher wird auch ein Kind, das viel Zärtlichkeit und Streicheleinheiten von seinen Eltern bekommen hat, diese später in der Partnerschaft so weitergeben können. Das Gute vergisst man selten – und die Haut vergisst es schon gar nicht.

Warum muss Haut berührt und gestreichelt werden?

Berührungen und Streicheleinheiten sind extrem wichtig für die Haut, insbesondere für die Haut von Neugeborenen und Kleinkindern. Dadurch entwickeln sich das Nervensystem in der Haut und die entsprechenden Abschnitte im Gehirn und somit wird die altersgerechte Entwicklung des Kleinkindes entscheidend gefördert. Auch das Immunsystem wird durch Berührungen und Streicheleinheiten gestärkt. Ein von Apparaten und Maschinen großgezogenes Lebewesen ohne menschliche Berührung und Körperwärme würde – abgesehen davon, dass ein solcher Versuch grausam wäre – verkümmern und wahrscheinlich sterben. Die Haut leitet Berührungsreize direkt weiter ans Gehirn. Als Empfangsstation für diese lebenswichtigen Empfindungen kommt der Haut somit enorme Bedeutung zu – von der Geburt bis zum Lebensende.

Was lösen Berührungen aus?

Reize durch Berührungen werden in der Haut von den darauf spezialisierten Empfangsstationen, den Rezeptoren, aufgenommen. Dazu gehören freie Enden von Nervenfasern, aber auch eine Vielzahl
hochspezialisierter Rezeptoren, die Empfindungen wie Druck, Berührung, Vibration vermitteln. Die Haut registriert jede noch so zarte
Berührung, die sie als Signal an das zentrale Nervensystem weiterlei-
tet. Zum Teil antwortet die Haut direkt auf einen Reiz – zum Beispiel mit einer Gänsehaut, wenn sich die Hautmuskeln spannen.

Die Haut ist also der wichtigste Empfänger sexueller Signale?

Sexuelle Signale werden optisch, akustisch, taktil und olfaktorisch
wahrgenommen. Das heißt durch Sehen, Hören, Berühren und Riechen. Die Haut ist nicht die einzige, vielleicht aber die wichtigste
Empfangsstation sexueller Signale. Sie ist als großes, flächenhaftes
Organ, das ein Nervensystem beherbergt, darauf ausgelegt, Reize aus
der Umwelt aufzunehmen. Berührungsreize, die sexuelle Erregung
auslösen, spielen dabei eine besondere Rolle. Aus Sicht der Evolution
ist die Aufnahme, Weiterleitung und Verarbeitung sexueller Reize
sicher eine der wichtigsten Kommunikationsleistungen der Haut.
Paarungen werden hierdurch angebahnt, was ja entscheidend für die
Fortpflanzung des Menschen ist.

*Weil die Haut die wichtigste Station für sexuelle Reize ist, lässt sich
daraus schließen, dass ein intaktes Sexualleben auch einen positiven
Einfluss auf die Haut hat?*

Definitiv. Das mag vielleicht nicht für alle Lebensabschnitte gelten,
aber in den für das Sexualleben entscheidenden Jahren zwischen dem
18. und 50. Lebensjahr haben emotionale Erregungen, die durch ein
intaktes Sexualleben ausgelöst werden, einen positiven Einfluss auf

Teint sowie Ausdruck und Strahlkraft der Haut. Messtechnisch lässt sich das allerdings nicht erfassen, sodass hier immer ein sehr hohes Maß an subjektiver Wahrnehmung mit im Spiel ist. Darüber hinaus fördert ein intaktes Sexualleben die vegetative Rhythmisierung, also die richtige Balance für Körper und Seele. Diese Werte sind zum Teil messbar, so wird die Durchblutung der Haut während und besonders nach den Erregungsphasen beachtlich gesteigert.

Wird beim Sex auch das Bindegewebe in seiner Festigkeit gestärkt?

Sex setzt ja meist eine gewisse körperliche Aktivität voraus. Dies trainiert ins Maßen das Kreislaufsystem und stärkt Muskulatur und Bindegewebe. Im Vergleich zu einem Training in einem Fitnessstudio sind die positiven Effekte aber eher gering.

Aber nicht jeder legt Wert auf Sex. Ordensfrauen und -männer haben oft eine bis ins hohe Alter glatte und meist faltenfreie Gesichtshaut, obwohl sie der Sexualität in der Regel entsagen.

Aufgrund des bisherigen Kenntnisstandes ist durchaus denkbar, dass sexuelle Aktivität und die damit verbundenen Hormonschübe, eine verbesserte Hautdurchblutung und emotionale Erlebnisse das Hautbild positiv beeinflussen. Dass Nonnen und Mönche eine gute Haut haben, ist hinlänglich bekannt. Das hängt mit dem geringen Sonneneinfluss hinter Klostermauern, dem streng regulierten Lebensrhythmus sowie mit dem weitgehenden Verzicht auf Genussgifte wie Nikotin und Alkohol zusammen.

Ist die Haut in der Nacht empfänglicher für Streicheleinheiten als tagsüber?

Dazu gibt es keine Untersuchungen und es ist eher unwahrscheinlich. Wenn, dann wird umgekehrt ein Schuh daraus. In der Nacht ist unser Nervensystem und damit auch die Reizaufnahme zwar nicht abgeschaltet, aber auf Ruhe eingestellt, während am Tage, während der Wachphasen, alle Sinne nach außen gerichtet und geschärft sind.

Sind alle Hautpartien gleichermaßen empfindsam?

Die Dichte der Rezeptoren ist an verschiedenen Körperstellen sehr unterschiedlich. Dadurch bedingt sind Fingerkuppen, die Nasenspitze, Lippen, Zunge und die Genitalien wesentlich empfindlicher als zum Beispiel die Rückenhaut, die relativ unempfindlich ist.

Ist die Haut in den Intimzonen mit mehr Nerven und Blutgefäßen durchzogen als am übrigen Körper?

Ja, eindeutig. Die Haut in den Intimzonen ist auch dünner und deutlich empfindsamer.

Warum riecht die Haut im Intimbereich anders als am restlichen Körper?

Der Intimbereich ist durchsetzt mit Duftdrüsen, den apokrinen Drüsen, die dem Menschen in diesen Regionen einen sehr charakteristischen Geruch verleihen. Zusammen mit Bakterien der Hautoberfläche kann sich das Produkt der Duftdrüsen allerdings so zersetzen, dass sich ein ziemlich unangenehmer Geruch entwickelt. Deshalb ist es sehr wichtig, die Intimregion täglich zu reinigen.

Wie reinigt man den Intimbereich optimal?

Es genügt einmal am Tag eine milde Reinigung mit wenig Seife und viel Wasser. Alternativ zu Seife natürlich auch andere Reinigungsprodukte wie Syndets oder Reinigungsprodukte, denen pflegende Öle zugesetzt wurden (zum Beispiel Duschöle) – aber auch hier gilt: viel Wasser. Syndets sind synthetisch hergestellte reinigende Substanzen.

Diese Syndets gibt es flüssig oder auch als Seifenstück. Durch schwach saure pH-Werte wird ihnen eine verbesserte antimikrobielle Wirkung zugeschrieben. Die meisten Menschen übertreiben es allerdings mit ihrer Intimhygiene. Das führt dazu, dass diese Regionen leicht gereizt werden können. Zudem wird durch zu viel Waschen die Mikroflora zerstört, also das natürliche bakterielle Gleichgewicht auf der Haut und auf den Übergangsschleimhäuten der Genitalregion.

Sind Intim-Deos und Intim-Waschlotionen erlaubt?

Ja, wer das möchte, darf diese Produkte natürlich verwenden. Sie sind eigentlich überflüssig und es besteht die Gefahr, dass man der Intimzone eine hygienische Bedeutung beimisst, die nicht gerechtfertigt ist. Die Intimzone muss genauso gut gereinigt werden wie die Ohrmuschel oder andere Regionen unseres Körpers. Es gibt ja auch kein Ohrmuschel-Deo und keine Ohrmuschel-Waschlotion.

Erhöht sich das Wohlgefühl für die Haut, wenn sie nackt ist?

Ja. Das kann man sehr gut bei Kleinkindern beobachten, die den körperlichen Kontakt und die direkte Hautberührung sehr genießen und in Unkenntnis von Zwängen oder erlerntem Verhalten gerne nackt toben, die Berührung suchen oder barfuß laufen. Die Reizaufnahme aus der Umgebung wird so intensiviert.

Lässt sich dieses Gefühl auch mit zunehmendem Alter konservieren?

Dazu existieren keine verlässlichen Daten. Es ist anzunehmen, dass das Nervensystem der Haut mit zunehmendem Alter etwas schwächer reagiert und nicht mehr so einwandfrei funktioniert. Das ist ja auch bei den Talgdrüsen zu beobachten, die die Haut im Alter nicht mehr ausreichend fetten.

Altert auch die Haut im Intimbereich?

Natürlich ändert sich die Haut auch im Intimbereich. Bei Menschen, die bis ins hohe Alter sexuell aktiv sind, müssen Hautpflege und Hautschutz intensiviert werden. Die Verwendung einer Gleitcreme ist häufig unausweichlich. Die wohl wichtigste Veränderung aber ist das Dünnerwerden der Haut und eine damit einhergehende leichtere Verletzbarkeit. Bei der Frau wird das unter anderem dadurch verstärkt, dass die körpereigene Östrogenproduktion mit Beginn der Wechseljahre nachlässt. Dies wiederum hat zur Folge, dass die Intimschleimhäute austrocknen und die bakterielle Flora sich verändert, was die Verletzbarkeit erhöht und Infektionen begünstigt. Zudem erschlaffen und vergrößern sich bei Frauen die kleinen Schamlippen. Das wird von vielen Frauen als störend empfunden und manche lassen sich Schamlippen und Vagina-Eingang operativ verkleinern. Das ist ohne Probleme zu machen und wird in der plastisch-ästhetischen Chirurgie sehr oft nachgefragt.

Bei einem Zungenkuss werden auch Bakterien und Viren ausgetauscht. Wie wird die Schleimhaut im Mund damit fertig?

Beim Zungenkuss können neben harmlosen Bakterien alle Erreger von Tröpfcheninfektionen übertragen werden, wie Grippe- und Herpesviren. Bei gesunden Menschen, deren Immunsystem nicht geschwächt ist, führt das nicht zwangsläufig zu Erkrankungen. Haut und Schleimhäute verfügen über intakte Barrieren, um auch mit Keimen, die nicht zur eigenen Flora gehören, fertig zu werden. Dass man sich eher selten durch Zungenküsse ansteckt, liegt daran, dass in der Regel diese Küsse nur mit einem vertrauten Partner ausgetauscht werden.

Sind Wangenküsse harmlos oder können auch dabei Hautkrankheiten wie Herpes übertragen werden?

Der Wangenkuss ist völlig unbedenklich, wenn keine Hautkrankheiten vorliegen. Bei bakteriellen Hauterkrankungen oder Virus-Infektionen wie Lippenherpes versteht es sich von selbst, dass man auf Hautkontakte und Wangenküsse verzichtet oder diese zum Schutz des Gegenübers nur andeutet, damit man sich nicht ständig erklären muss. Der Kontakt mit Keimen bedeutet aber nicht, dass man zwangsläufig erkrankt. Die Haut des gesunden Menschen hat eine gute Abwehr und kann die meisten Eindringlinge schon im Vorfeld erfolgreich bekämpfen.

Sind Tattoos und Piercings im Intimbereich gefährlich und lassen sie sich wieder entfernen?

Tattoos und Piercings können Allergien gegen Farbstoffe und Metalle auslösen oder Infektionen, wenn beim Durchstechen der Haut Keime eingeschleppt werden. Von diesen Gefahren ist die Genitalschleimhaut genauso betroffen wie die Haut auf dem Rücken. In den Tagen und Wochen nach einem Piercing oder Tattoo im Intimbereich, wenn Fremdmaterialien wie Farbstoff und Metall eingearbeitet sind, kann es leicht zu Irritationen der Haut kommen. Aber allen Unkenrufen zum Trotz sind Tattoos und Piercings relativ gut verträglich. Trotzdem bleibt ein Risiko, wenn im Tattoo-Studio nicht sauber gearbeitet wird. Tattoos können auch im Intimbereich nur durch Laser entfernt werden. Piercings lassen sich im Intimbereich meist gut entfernen. Aber es bleibt ein Loch in der Haut zurück, das nur operativ geschlossen werden kann.

Sex ist nicht nur schön, sondern birgt auch Gefahren. Welche Erkrankungen werden durch sexuelle Kontakte übertragen?

Die klassischen Geschlechtskrankheiten, die bei uns regelmäßig vorkommen: Tripper und Syphilis. Daneben gibt es die viel größere Gruppe von Krankheiten, die auch sexuell übertragen werden. Hierzu zählen HIV (Aids), Herpes, Hepatitis, Chlamydien, Trichomonaden, Filzläuse und die große Gruppe der Genitalwarzen, die durch humane Papillomviren (HPV) übertragen werden. Bis zu 80 Prozent der Menschen tragen Herpesviren in sich. Glücklicherweise lassen sich die meisten der hier aufgezählten Erkrankungen heilen, mit Ausnahme von HIV- und Hepatitis-Infektionen, die häufig schwer und chronisch verlaufen.

Ist der Tripper, also die Gonorrhoe, eine der häufigsten und gefährlichsten Geschlechtskrankheiten?

Der Tripper zählt immer noch zu den häufigsten, nicht aber zu den gefährlichsten Geschlechtskrankheiten. Er lässt sich glücklicherweise gut und unkompliziert mit Antibiotika behandeln, sofern Antibiotika-Resistenzen beachtet werden. Die typischen Symptome sind eitriger Ausfluss aus der Harnröhre, was ein bis zwei Tage nach der Infektion eintritt. Nach einer Tripper-Infektion baut man keinen Immunschutz gegen Neuinfektionen auf, sodass man immer wieder am Tripper erkranken kann. Allerdings ist der Tripper nicht gefährlich. Wichtig ist, ihn rechtzeitig zu erkennen und zu behandeln. Gefährlich wird er nur, wenn er verschleppt wird oder wenn die Augenbindehaut des Neugeborenen im mütterlichen Geburtskanal infiziert wird. Deshalb hat der Gesetzgeber vorgeschrieben, dass alle Neugeborenen unmittelbar nach der Geburt vorsorglich mit antiseptischen Augentropfen behandelt werden müssen. Im Falle eines unerkannten Trippers geht von dem Infizierten natürlich für alle weiteren Geschlechtspartner eine beachtliche Gefahr aus.

Welche Anzeichen signalisieren, dass man sich angesteckt hat?

Die große Gruppe der oben aufgezählten Erkrankungen wird durch eine so große Vielzahl von Symptomen charakterisiert, dass eine Aufzählung zwangsläufig lückenhaft bliebe. Wichtige Symptome, die unbedingt abgeklärt werden müssen, sind Ausflüsse und Blutungen, offene Stellen, Wunden und Tumore im Genitalbereich sowie geschwollene Lymphknoten in den Leisten.

Werden Geschlechtskrankheiten generell mit Antibiotika bekämpft oder helfen auch Salben und Tinkturen?

Salben und Tinkturen spielen eher eine untergeordnete Rolle. Fast alle wichtigen Geschlechtskrankheiten werden mit Tabletten, Spritzen oder Infusionen therapiert.

Können durch bestimmte Sexualpraktiken auch Herpesviren vom Mund in den Intimbereich eindringen?

Durch oro-genitale Sexualpraktiken (Mund-Genital-Kontakte) können Erreger des oralen und des genitalen Herpes, der Genitalwarzen, des Trippers und der Syphilis natürlich auch pingpongmäßig zwischen Mundhöhle und Genitalbereich hin und her wandern. Hautärzten, die das große Spektrum der Hautkrankheiten behandeln, ist das bestens bekannt.

Verursachen Geschlechtskrankheiten Hautausschlag und Flecken am ganzen Körper?

Insbesondere Syphilis, die nicht sofort behandelt wird, verursacht meist Hautausschlag. Das war früher vor allem bei Matrosen zu beobachten, daher wird Syphilis auch als »Kieler Masern« bezeichnet. Auch HIV-Erkrankungen können mit Ausschlägen einhergehen.

Schon zu Beginn der Erkrankung zeigt sich Hautausschlag, was aber oft nicht ernst genommen wird. Der weitere Verlauf wird überwiegend durch sogenannte opportunistische Infektionen charakterisiert, bei denen es sich um Sekundärinfektionen des HIV-geschwächten Organismus handelt. Diese reichen von viralen Infekten über Pilzinfektionen bis hin zu bakteriellen Entzündungen.

Sind Geschlechtskrankheiten bei Schwangeren eine Gefahr für das ungeborene Kind?

Das kann, muss aber nicht so sein. Ob es zu einer Infektion des Neugeborenen kommt, ist von der Art des Erregers abhängig und wann sich die Mutter infiziert hat. Zum Beispiel geht eine Syphilis der Mutter, mit der sie sich in der Frühschwangerschaft angesteckt hat, mit Sicherheit auf das Neugeborene über, das dann mit einer Syphilis geboren wird. Auch bei der HIV-Infektion der Mutter ist das Infektionsrisiko für das Neugeborene nicht unerheblich. 10–20 Prozent der Kinder infizieren sich während der Schwangerschaft, Geburt oder Stillzeit.

Lässt sich vorbeugend etwas tun, damit man keine Geschlechtskrankheiten bekommt?

Der einzige hundertprozentige Schutz gegen Geschlechtskrankheiten wäre der Verzicht auf Sex, was aber unrealistisch ist und dem natürlichen Verhalten der Menschen widersprechen würde. So bleibt nur, über die richtigen Verhaltensmaßnahmen aufzuklären und Kondome zu benutzen.

Haut und Psyche

Die Haut des einen Menschen duftet betörend, den andern kann man partout nicht riechen. Manchmal reicht es schon, wenn man den Betreffenden sieht, und man könnte direkt aus der Haut fahren. Haut und Psyche haben einen nicht zu leugnenden Einfluss aufeinander – sowohl die Psyche auf die Haut als auch umgekehrt. Wie gravierend die Einflüsse sind, lässt sich wissenschaftlich nicht hundertprozentig belegen, doch abgestritten werden sie längst nicht mehr.

Mittlerweile weiß man, dass bestimmte Hauterkrankungen wie Neurodermitis sich unter psychischem Druck massiv verschlimmern können. Einer der Gründe ist, dass das Nervensystem direkt mit der Haut und den Immunzellen korrespondiert. Das klappt aber nicht nur im Fall von Hautkrankheiten, sondern funktioniert auch bei so schönen Momenten wie zärtlichen Berührungen. Warum die »Datenübertragung« in beide Richtungen, das heißt von der Haut zum Nervensystem und vom Nervensystem zur Haut reibungslos abläuft, liegt daran, dass Haut und Nervenzellen in der embryonalen Entwicklung aus dem gleichen Keimblatt entstehen. Der gemeinsame Ursprung kann ein Grund dafür sein, dass zwischen Psyche und Haut so ein guter Draht besteht.

Ist die Haut ein Spiegelbild der Seele?

Psychische Zustände und seelische Erkrankungen werden nicht selten an der Haut ausgelebt. Ein extremes Beispiel sind Selbstverletzungen, bei denen sich der Mensch aufgrund einer psychischen Störung Schäden an der Haut zufügt. Aber auch Erregungszustände können vorübergehend an der Haut in Form von hektischen Flecken sichtbar werden. Eine innerliche Anspannung in Stress- und Prüfungssituationen wird nicht selten durch Kratzen oder andere Manipulationen an der Haut abgearbeitet. Zudem können bestehende Hauterkrankungen wie Neurodermitis durch seelische Anspannung negativ beeinflusst werden. Bei Patienten, die eine erbliche Veranlagung für diese Krankheiten haben, kann durch psychosoziale Belastungen eine Neurodermitis erstmals zum Ausbruch kommen.

Kann umgekehrt auch die Seele unter Hautkrankheiten leiden?

Menschen mit chronischen Hauterkrankungen ziehen sich oft zurück, werden isoliert und nicht selten zu Unrecht stigmatisiert. In einer Gesellschaft, in der ein makelloses Äußeres von zunehmend hohem Stellenwert ist, leiden Menschen mit Hautkrankheiten noch stärker, werden noch schneller ausgegrenzt und sind in ihren sozialen Aktivitäten deutlich eingeschränkt. Dabei spielt auch eine in vielen Fällen unbegründete Angst vor Ansteckung eine Rolle. Die Isolation eines Menschen aufgrund seiner Hautkrankheit kann fast alle Bereiche des persönlichen Lebens beeinträchtigen, angefangen beim Schwimmbadbesuch bis hin zur Partnersuche. Die Zusammenhänge verdeutlichen, wie wichtig die intakte Hauthülle für ein intaktes Seelenleben ist.

Wie spiegeln sich eine gute oder schlechte psychische Verfassung im Hautbild wider?

Oberhaut, Gehirn und Nerven entstehen in der embryonalen Entwicklung aus dem gleichen Keimblatt und sind eng miteinander verknüpft. Jeder hat schon einmal die Erfahrung gemacht, dass sich psychische Verfassung und Gefühle unmittelbar auf der Haut zeigen können: Man wird rot vor Wut und Scham, erblasst vor Schreck, schwitzt vor Angst. Früher nahm man an, dass die Nervenfasern in den unteren Hautschichten enden. Heute weiß man, dass die Fasern bis in die Schichten der Oberhaut ragen. Über Nervenverbindungen sind gewisse Zonen der Haut unmittelbar mit den Nervenfasern innerer Organe verknüpft. Deshalb können Massagen und Wärme auf der Haut sich positiv auf innere Organe auswirken.

Reagiert bei Männern die Haut anders als bei Frauen?

Männer schwitzen fast doppelt so viel wie Frauen bei körperlicher Anstrengung, und Männerhaut produziert mehr als dreimal so viel Talg, aber psychisch bedingte Reaktionen der Haut sind eher individuell bedingt und weniger durch das Geschlecht bestimmt. Der eine, egal ob Mann oder Frau, reagiert auf psychischen Druck mit Hautveränderungen, der andere mit Magenschmerzen oder Darmproblemen, der nächste mit Herzschmerzen, der eine hat es im Rücken, der andere hat Migräne.

Verändert sich bei psychischen Belastungen der Geruch der Haut?

Der Hautgeruch hängt überwiegend von der bakteriellen Zersetzung des Schweißes ab. Es gibt bestimmte Hautbakterien, die Corynebakterien, die in den Achseln und an den Füßen zu einem strengen Geruch führen können. Der Hautarzt kann Cremes und Antiseptika verordnen, die Abhilfe schaffen. Manche Menschen leiden zudem an einem verstärkten Eigengeruch. Man schwitzt übermäßig und in Verbindung mit Keimen kommt es dann zu dem unangenehmen Geruch. Die Angst vor diesem unangenehmen Eigengeruch kann zur Belastung werden und wahnhafte Züge annehmen, die psychotherapeutisch behandelt werden müssen.

Warum riecht die Haut eines Babys immer gut?

Die Natur hat es so eingerichtet, dass die Haut eines Babys gut riecht, damit das Kind geliebt wird, glücklich ist und sich wohlfühlt.

Obwohl Talg- und Schweißdrüsen schon vorhanden sind, sind sie in den ersten Jahren noch nicht komplett ausgereift und funktionsfähig. Die meisten Eltern schwärmen vom Duft und der samtigen Haut ihres Kindes. Hier hat die Natur eine intelligente Grundlage gelegt, damit Eltern sich in ihr Kind verlieben, es gerne streicheln, liebkosen und berühren.

Man fühlt sich in seiner Haut wohl oder nicht. Warum ist das so?

Hiob war ein frommer Mann, der auf eine harte Probe gestellt wurde, weil Gott und Satan eine Wette eingingen. Hiobs Haut war schlussendlich von Eiterbeulen und Geschwüren übersät. Er wurde ausgegrenzt, verlor seine Freunde. Jeder Patient mit einer Hauterkrankung kennt diese Gefühle der Stigmatisierung. Die Haut ist die Grenze zwischen unserem Inneren und der Außenwelt. Bei der Geburt ist der Mensch ein auf Berührung reagierendes Wesen mit einem »Haut-Ich«. Der kleine Mensch erfährt die Welt und sich selbst vornehmlich über die Berührung der Haut und Schleimhaut. Über Nerven- und Hormonsystem ist die Haut unmittelbar mit der Psyche, der Innenwelt, verknüpft. Die Wissenschaft der Psycho-Neuroimmunologie deckt immer mehr dieser Seele-Körper-Zusammenhänge auf. Die Zellen der Haut kommunizieren über Botenstoffe miteinander. Bei andauerndem negativem Stress wird die Abwehr der Haut geschwächt und Infektionen und Entzündungen haben leichtes Spiel. Ebenso äußern sich Gefühle auf der Haut, wenn man sich schämt oder peinlich berührt ist. Solche Gefühle führen über das vegetative Nervensystem zu einem veränderten Spannungszustand der Blutgefäße in der Haut, die sich erweitern und über die gesteigerte Durchblutung zu einer Rötung führen. Gelegentlich errötet man nicht vor Scham, sondern vor Zorn. Beidem liegt derselbe Mechanismus zugrunde.

Manchmal errötet man ohne ersichtlichen Grund. Warum?

Einem Erröten der Haut liegt immer eine vermehrte Durchblutung zugrunde. Besonders hellhäutige, blonde Menschen sind aufgrund ihrer Hautfarbe und der sichtbar unter der Haut liegenden Blutgefäße scheinbar »dünnhäutiger« und können schneller erröten. Da bei dieser Form des Errötens eine Seelenlage für alle sichtbar wird, haben die Betroffenen meist ein großes Problem damit. Schon die Angst vor dem Erröten kann zu einer Last werden. Dann spricht man von Erythrophobie. Erythro bedeutet »rot« und Phobie heißt »Angst vor etwas haben«. Diese Angst kann soziale und berufliche Bereiche wie auch die Partnerschaft stark beeinflussen. Dann wird das Erröten zu einem psychischen Problem und sollte behandelt werden. Erröten kann natürlich auch schlicht die Folge von körperlicher Aktivität oder mechanischen Reizen sein. Wenn Menschen scheinbar grundlos und anfallsartig erröten, kann das ein Hinweis auf eine mögliche hormonelle Störung sein oder körperliche Erkrankungen bis hin zu Allergien, Tumoren oder Autoimmunerkrankungen.

Frauen in den Wechseljahren quälen sich oft mit einem roten Kopf. Ist das nur ein hormonelles Problem?

Hitzewallungen und Gesichtsrötungen sind typische Beschwerden der Wechseljahre, verursacht durch die hormonelle Umstellung im Körper und eine erhöhte psychische Empfindsamkeit. In der Regel muss das Problem ausgestanden werden, da sich der Organismus nach der veränderten hormonellen Situation von alleine wieder reguliert. In Ausnahmefällen und nach Absprache mit dem Gynäkologen kann kurzfristig eine Hormonersatz-Therapie angezeigt sein. Aber auch in den Wechseljahren kann eine Gesichtsrötung andere Ursachen haben. So können sich Allergien, eine erhöhte Lichtempfindlichkeit und auch Erkrankungen wie Couperose und Rosazea ebenfalls durch Gesichtsrötungen bemerkbar machen.

Zum roten Kopf gesellt sich meist noch ein Schweißausbruch. Die Angst vor dem roten Kopf treibt das Wasser erst recht aus den Poren. Schwitzt man vor Angst?

Angst entsteht nicht nur in unangenehmen Situationen, sondern vor allem wenn man sich bedroht fühlt. Früher waren Raubtiere und andere Feinde die Ursache. Der Körper reagiert mit einer Aktivierung des vegetativen Nervensystems. Die Muskeldurchblutung und -spannung werden gesteigert, auch Herzfrequenz und Blutdruck, damit man fliehen oder angreifen kann. Außerdem aktiviert das vegetative Nervensystem die Schweißdrüsen, denn für einen Angreifer ist nasse Haut nicht so griffig. Zudem kühlt der Schweiß den erhitzten Körper. Angstschweiß entsteht, obwohl die Haut kalt ist – die berühmten kalt-schweißigen Hände. Während gewöhnlicher Schweiß geruchlos ist und erst dann riecht, wenn er auf der Haut bakteriell zersetzt wird, ist der Angstschweiß anders zusammengesetzt und hat auch eine andere Geruchsqualität. Das spiegelt die erhöhte Alarmbereitschaft wider und macht wachsamer. Die Verantwortung dafür haben zwei verschiedene Arten von Schweißdrüsen, die ekkrinen Schweißdrüsen und die apokrinen Duftdrüsen, die besonders bei Angst und Erregung aktiv werden. Während die ekkrinen Schweißdrüsen über den ganzen Körper verteilt sind, kommen die apokrinen Duftdrüsen nur in bestimmten Regionen vor wie Achselhöhlen, Brust, Genitalbereich und rund um den Anus. Das Sekret der ekkrinen Schweißdrüsen, die vor allem der Temperaturregelung dienen, ist farb- und geruchslos, während das milchige Sekret der apokrinen Duftdrüsen durch die darin enthaltenen Geruchshormone schon Eigengeruch hat, auch ohne bakterielle Zersetzung. Durch den Angstschweiß und seinen besonderen Geruch kann Angst ansteckend sein und beispielsweise Menschen im nahen Umfeld wachsam machen. Das Riechhirn und der Geruchssinn gehören zu den archaischen Sinnen der menschlichen Entwicklungsgeschichte. Der Nobelpreisträger Adolf Butenandt erforschte vor Jahrzehnten die Pheromone, die

Duft-Botenstoffe, die innerhalb einer Spezies eingesetzt werden, um ein Revier abzugrenzen, Sexualpartner anzulocken oder Futterplätze zu markieren. »Das Parfum« von Patrick Süskind hat dieses Faszinosum des Geruchssinns und die emotionale Bedeutung von Düften zum Thema gemacht.

Und was ist bei angstfreiem, ganz normalem Schwitzen anders?

Die zwei bis vier Millionen Schweißdrüsen werden durch das vegetative Nervensystem kontrolliert. Man schwitzt bei Wärme oder auch Stress. Beim Schwitzen wird die Temperatur heruntergeregelt, der Schweiß verdunstet und Verdunstungskälte entsteht. Der Mensch kann täglich mehrere Liter schwitzen. Außerdem wird der Säureschutzmantel der Haut durch den leicht sauren pH-Wert des Schweißes aufrechterhalten. Es gibt aber auch Menschen, die unter einer übermäßigen Schweißbildung, einer Hyperhidrose, leiden – vor allem an den Händen, Füßen, unter den Achseln und gelegentlich auch an anderen Körperstellen. Häufig ist eine genetische Veranlagung der Grund. Vermehrtes Schwitzen kann auch auf Krankheiten zurückzuführen sein wie eine Störung der Schilddrüsenfunktion oder Diabetes mellitus. Auch die Einnahme von Medikamenten kann zu übermäßigem Schwitzen führen. Übermäßige Schweißbildung ist gut zu behandeln mit speziellen Deos, die Aluminiumsalze enthalten, über Gleichstrombehandlung bis hin zur Blockade der Schweißdrüsen durch Botox-Injektionen.

Gelegentlich muss man sich Luft machen. Muss dann auch Luft an die Haut?

Die Haut atmet, aber ihr Anteil am Gesamtsauerstoffaustausch ist mit unter einem Prozent zu vernachlässigen. Generell können über Haut und Haare sowohl Stoffe ausgeschieden als auch aufgenommen werden. Daher sind Drogen wie Kokain in den Haaren nachweisbar.

Jeder kennt das angenehme Gefühl einer leichten Meeresbrise auf der Haut. Das trägt eindeutig zum Wohlbefinden bei. Besonders die Füße danken es, wenn sie ab und an einmal Freiheit ohne Schuhwerk genießen dürfen.

Also ist barfuß laufen ein Kick für Körper und Seele.

Barfuß laufen löst ähnlich angenehme Gefühle aus wie eine Fußmassage oder Fußreflexzonen-Therapie. Plötzlich werden sensorische Reize wahrgenommen, die im beschuhten Alltag verloren gehen. So wie man annimmt, dass bei einer Ohr-Akupunktur verschiedene Organsysteme angesprochen werden können, gibt es Theorien dazu, dass sich im Fußbereich Äquivalente zum Organsystem des Körpers befinden.

Aber weniger gut geht es der Haut, wenn der Mensch friert.

Die Körpertemperatur wird unter anderem über die Durchblutung der Haut reguliert. Kühlt die Haut unter 31 Grad Celsius ab, melden die rund 300 000 Kälte-Rezeptoren in der Haut an das Gehirn, dass man friert und sich die Blutgefäße verengen müssen, damit möglichst wenig Wärme nach außen abgegeben wird. Gelenkt vom vegetativen Nervensystem ziehen sich die Haarbalgmuskeln zusammen, sodass die Haare sich aufstellen. Es bildet sich eine Gänsehaut.

Als der Mensch noch stärker behaart war, entstand durch aufgestellte Körperhaare ein Luftpolster im Fell, das isolierend wirkte und so gegen Kälte schützte. Bei unter 17 Grad Celsius Hauttemperatur melden sich zusätzlich Schmerzfasern, sodass man gezwungen wird, sich zu bewegen und Abhilfe gegen den Schmerz und damit die Kälte zu schaffen. Schlanke Menschen haben eine dünnere isolierende Fettschicht und frieren schneller als dickleibige Menschen. Männer haben in der Regel mehr Muskelmasse, die Wärme herstellt, wodurch sie oft weniger frieren als Frauen. Bei Kälte wird die Talgproduktion der Haut reduziert, bei starker Kälte sogar komplett eingestellt. Das trocknet die Haut im Winter zusätzlich aus.

Warum bekommt man eine Gänsehaut nicht nur, wenn man friert, sondern auch, wenn man etwas als besonders prickelnd empfindet?

Das hängt mit der Verbindung zum vegetativen Nervensystem zusammen. Die Haarbalgmuskeln sind wie alle anderen Muskeln auch von Nerven durchzogen, die diese kleinen Muskeln aktivieren können. Während die großen Muskeln des Körpers bewusst bewegt und gesteuert werden, gibt es zahlreiche Muskeln, die durch das vegetative Nervensystem und damit unbewusst aktiviert werden. Das vegetative Nervensystem kann in die beiden Gegenspieler »Sympathikus« und »Parasympathikus« unterteilt werden, die einerseits für Anspannung sowie Aktivierung und andererseits für Entspannung zuständig sind. Sie haben Einfluss auf die Spannung in den Blutgefäßen und damit auf den Blutdruck. Sie spielen eine große Rolle in der Haut, aber auch bei Verdauungs- und Stoffwechselvorgängen, beeinflussen Herzschlag, Atmung, Pupillen und die Sexualorgane. Zum Teil laufen gewisse reflexartige Automatismen ab, die dem Körper helfen, seine Balance zu erhalten. So bildet sich eine Gänsehaut, wenn man friert, aber auch, wenn man besonders gerührt ist oder einem vor Angst und Erregung kalte Schauer über den Rücken laufen. Wenn sich aufgrund dieser Gefühlsregungen die Körperhaare aufrichten, signalisiert das der Umwelt einen bestimmten Gefühlszustand. Beim weitestgehend »haarlosen Wesen« Mensch ist die Reaktion ein Überbleibsel aus der Entwicklungsgeschichte, die ihre eigentliche Funktion weitgehend verloren hat.

Auf das vegetative Nervensystem kann man also keinen Einfluss nehmen?

Die meisten vegetativen Reaktionen laufen zum Glück automatisch ab, sonst müsste man ständig darüber nachdenken, wie viel man nun schwitzen soll, wie schnell das Herz zu schlagen hat und wie schnell oder langsam der Darm die Nahrung weiterbewegen soll. Dennoch gibt es Techniken, mit denen auch das vegetative Nervensystem bedingt beeinflusst werden kann. Durch das Erlernen bestimmter Entspannungsübungen wie Yoga, Meditation, autogenem Training oder progressiver Muskelentspannung übt man einen positiven Effekt auf das vegetative Nervensystem und die damit verbundenen Organe aus. Die Atmung wird tiefer, der Herzschlag ruhiger, der Blutdruck sinkt, die Verdauung wird angeregt, die Haut besser durchblutet und warm, die Schweißproduktion verringert sich – der Mensch fühlt sich wohl.

Ein unangenehmes Kratzen empfinden manche Menschen, wenn ihre Haut mit Wollsachen in Berührung kommt. Ist das Einbildung?

Das ist keine Einbildung. Grobe Wollfasern ragen oftmals aus dem Stoff heraus und können empfindliche Haut irritieren. Für Kinder sind Wollstoffe unangenehm, weil Kinderhaut generell empfindlicher und noch nicht so widerstandsfähig ist. Die Haut wird rot und juckt. Bei Menschen mit Neurodermitis, die eine gestörte Hautbarriere haben und unter trockener Haut und juckenden Ekzemen leiden, kann Wollkleidung ein Ekzem sogar verschlimmern. Wer an Neurodermitis leidet, sollte fein gewebte Stoffe aus Baumwolle oder Seide tragen. In der Qualität der Wollfasern gibt es aber große Unterschiede. Feinere Wolle der Merinoschafe, Kaschmirziegen, Angoraziegen (Mohair), Angorakaninchen sowie der südamerikanischen Kleinkamele Alpakas und Viukunjas ist weicher und oft besser verträglich bei empfindlicher Haut.

Nicht nur Wolle kratzt, es juckt auch in unangenehmen Situationen.

Das Jucken wird nicht nur ausgelöst durch Veränderungen auf der Haut, sondern auch durch Gefühle und Vorstellungen. Wenn man die Geschichte von der Krätze erzählt, dem spinnenähnlichen Krätzmilbenweibchen, wie es sich in die Oberhaut bohrt und Gänge hineinfrisst, schließlich im Milbenhügel inmitten der Haut seine Ausscheidungen hinterlässt, um nachts auf der Hautoberfläche mit dem Milbenmännchen zu kopulieren, sich fortzupflanzen und Eier abzulegen, damit die nächste Milben-Generation schlüpfen kann, um die Haut erneut zu bevölkern – spätestens dann juckt es, wenn man sich dieses ekelerregende Bild vor Augen führt. Die Vorstellung allein hat die Kraft, Empfindungen wie Jucken in der Haut auszulösen. Vorstellungswelt, Gefühle und Körper sind untrennbar miteinander verbunden. Unangenehme körperliche und seelische Zustände werden meist als Stress erlebt, wodurch der Körper in einen Zustand erhöhter nervlicher Erregbarkeit gerät. Unter Umständen zucken kleine Muskelgruppen unwillkürlich oder es juckt, weil »wir uns in unserer Haut nicht wohl fühlen« oder »weil uns etwas unter die Haut geht«. Es lässt uns hingegen kalt, »wenn uns etwas nicht kratzt«.

Warum juckt es, wenn man sieht, wie sich ein anderer kratzt?

Allein die Vorstellung, dass das Jucken des Nachbarn auf etwas beruht, was einen selbst befallen könnte, genügt offensichtlich, um etwas zu empfinden, das real nicht vorhanden ist.

Warum ritzen sich manche Menschen bei psychischen Problemen die Haut?

Durch eine äußere Verletzung kann eine Verletzung der Psyche sichtbar gemacht werden. Selbstverletzendes Verhalten ist ein nicht so seltenes Phänomen und betroffen sind davon bis zu vier Prozent der Bevölkerung. Es gibt ein breites Spektrum der offenen Verletzungen oder Beschädigungen des eigenen Körpers. Am häufigsten findet man bei Jugendlichen und Erwachsenen das Schneiden oder Ritzen der Haut, meist an Armen und/oder Beinen. Es gibt unterschiedliche Ursachen und Bedeutungen für dieses Symptom, doch liegen meist schwerere emotionale Störungen zugrunde – nicht selten in Verbindung mit Traumatisierungen in der Vergangenheit, die man weder kontrollieren noch denen man sich entziehen kann. Den Betroffenen ist es nicht möglich, sich der Selbstverletzung zu widersetzen, obwohl keine bewusste Suizid-Absicht besteht. In der Regel fühlen die Betroffenen keine Schmerzen, während sie sich ritzen, sondern sind danach erleichtert. Es ist eine Notlösung, um unerträgliche Emotionen in den Griff zu bekommen.

Sind nervöse Menschen am Hautbild zu erkennen?

Das mag gelegentlich so sein. Es gibt Menschen, die an ihrer Haut herumdrücken, scheuern und kratzen, oftmals unbewusst und so ganz nebenbei abends vor dem Fernseher, insbesondere wenn sie zur Ruhe kommen. Wenn die Ablenkung und Anspannung des Tages abfällt und man Zeit hätte, sich zu entspannen und in sich hineinzuhorchen, löst allein diese Möglichkeit oftmals große Angst aus. Stattdessen lenkt man sich ab mit irgendwas und manipuliert nervös an sich herum.

Was tut der Haut und dem Menschen gut?

Die Haut ist von der psychischen Entwicklung her gesehen das wichtigste Organ für unsere Ich-Reifung. Berührungen und Streicheleinheiten sind die Grundvoraussetzung für eine gesunde körperliche und psychische Entwicklung. Atmung, Immunsystem und Verdauung werden durch Berührungen stimuliert, die Mutter-Kind-Bindung und das Sicherheits- und Geborgenheitsgefühl werden über den Hautkontakt vertieft. Urvertrauen kann entstehen. Berührungen setzen Endorphine, die sogenannten Glückshormone, frei und auch das Hormon Oxytocin, wodurch Stress und Angst verringert werden.

Haben Lichttherapien mit blauem, rotem, gelbem oder grünem Licht positive Auswirkungen auf die Haut?

Was Licht ist, lässt sich am besten am Beispiel des Sonnenlichts erklären. Es enthält einerseits das für unser Auge sichtbare Licht und andererseits die für unser Auge unsichtbaren UV-Strahlen. Das weiße sichtbare Licht setzt sich aus den fünf Spektralfarben violett, blau, grün, gelb und rot zusammen. Durch einzelne Farben werden spezielle Effekte erzielt, zum Beispiel verringert sich die bakterielle Besiedlung bei Akne durch blaues Licht oder bösartige Hautkrebszellen werden durch rotes oder gelbes Licht vernichtet, wenn zuvor eine licht-sensibilisierende Creme aufgetragen wurde. Hoch energetisches Blitzlicht kann Gesichtsrötungen positiv beeinflussen, und mit Laserlicht verschiedener Wellenlängen werden Tätowierungen, Altersflecken, Blutschwämmchen behandelt und Haare epiliert. Auch UV-Strahlen werden aufgrund ihrer heilsamen Wirkung als Therapie bei vielen entzündlichen Hautkrankheiten eingesetzt. Das heißt, sowohl das sichtbare Licht als auch die UV-Strahlen haben therapeutischen Einfluss auf die Haut. Dabei dringt das rote Licht am tiefsten in die Haut ein. Von der Psychologie her betrachtet, wirken Farben und Licht auf den Gemütszustand und die seelische Verfassung ein. Rot wirkt kraftvoll, anregend, aktivierend und wärmend, Blau hingegen beruhigend, kühlend, heilend. Grün wirkt vor allem Angst lösend und harmonisiert, inspiriert und setzt kreative Kräfte frei. Gelb wirkt erhellend, klar und heiter.

Warum reagiert der Mensch panisch, wenn man sich mit Spritze oder Skalpell seiner Haut nähert?

Die Unversehrtheit der Schutzhülle Haut ist für den Menschen lebensnotwendig. Eine Verletzung dieser Hülle löst insbesondere bei Kindern große Angst aus. Etwas scheinbar Gefährliches, Aggressiv-Verletzendes dringt von außen in das eigene System ein, es kommt zu einer Grenzüberschreitung und -verletzung. Das kann paranoide Züge verbunden mit Todesangst auslösen. Wenn man einen solchen Eingriff nicht vernunftmäßig aus einer erwachsenen Haltung heraus begreifen kann, wird in der Fantasie das Ich beschädigt und angegriffen. Wenn eventuell noch eine blutende Verletzung entsteht, geht nach menschlichem Empfinden das Gute von innen verloren. Viele Erwachsene leiden unter Spritzen-Ängsten – der Trypanophobie. Ist diese Angst stark ausgeprägt, kann eine Psychotherapie mit systematischer Desensibilisierung helfen.

Haut und Immunsystem

Ein bisschen erinnert die Haut mit ihrem Immunsystem an Woody Allens Kinoklassiker aus den siebziger Jahren »Was Sie schon immer über Sex wissen wollten …«. Den meisten sind noch die Szenen präsent aus der Episode »Was passiert bei einem Samenerguss?«, als beim Treffen mit einer schönen Frau im Körper des Mannes die Maschinerie auf Hochtouren läuft, bis es, so Woody Allen, zum Äußersten kommt. So ähnlich ist es bei der Haut und ihren Abwehrkräften. Einen wesentlichen Unterschied zum Kinofilm gibt es allerdings: Dass es zum Äußersten kommt, ist bei der Haut und ihrem Immunsystem fast immer der Fall – bei Woody Allen nicht.

Auf einem Quadratmillimeter Haut tummeln sich Tausende von Zellen unterschiedlicher Ausrichtung. Sie haben so schöne Namen wie Helferzellen, Killerzellen, Gedächtniszellen und Zellen mit einer Türsteher-Funktion, die also kontrollieren, wer rein darf und wer nicht. Es gibt auch noch Zellen, die selig schlafen, bis sie von anderen bei Gefahr geweckt werden, und dann geht das Spielchen erst richtig los.

In den menschlichen Hautzellen gibt es zudem noch so schlagkräftige Krieger wie antimikrobielle Eiweiße. Wenn sie unerwünschte Eindringlinge wie gefährliche Viren, Bakterien und Pilze ausgekundschaftet haben, dann schlagen sie in Sekundenschnelle zu und töten. Dafür benötigen herkömmliche Antibiotika Stunden.

Dieses fantastische Abwehrsystem der Haut arbeitet zweigleisig: mit einem angeborenen und einem erworbenen Immunsystem. Beide Systeme ergänzen sich perfekt. Damit das so bleibt und die Haut des Menschen als größtes Organ auch sein größter Beschützer ist, muss das Immunsystem pfleglich behandelt werden. Aber es darf natürlich nicht über Gebühr geschont werden, damit es sich nicht zu Tode langweilt und sich in der Ödnis seines Daseins Aufgaben sucht, von denen der Mensch nicht sonderlich angetan ist. Übertriebene Hygiene oder überängstlicher Schutz vor vermeintlichen Gefahren und Infekten können der Auslöser für Hautreaktionen sein, die ihre Ursache im gelangweilten Immunsystem haben. Es ist völlig unnötig, seinen Körper und die Haut allzu intensiv vor den Angriffen aus der Umwelt zu schützen. Ein intaktes Immunsystem weiß selbst, wie es sich zu wehren hat. Wer ein Gefühl dafür entwickelt, was die Abwehrkräfte der Haut alles leisten können, der weiß auch, was er dem Immunsystem zumuten kann und was nicht.

Das Risiko, an einem Infekt zu sterben, der über die Haut eingedrungen ist und den das Immunsystem nicht kontrollieren kann, ist deutlich geringer als noch vor 200 Jahren. Es fehlen auch Daten, um sicher behaupten zu können, dass das stressige Computerzeitalter das Immunsystem negativ beeinflusst. Spannend wäre der Vergleich der antimikrobiellen Eiweiße (Peptide) auf der Haut der Ur-Ur-Ur-Ur-Großeltern mit denen auf unserer Haut. Man kann sich durchaus vorstellen, dass sich parallel zu den Keimen auf unserer Haut auch ihre immunologischen Gegenspieler im Lauf der Jahrhunderte verändert haben.

Was kann das Immunsystem der Haut leisten?

Die Haut ist die äußere Grenzfläche unseres Organismus. Als solche muss sie Erreger aus der Umwelt, die bei kleinen Verletzungen in die Haut eindringen können, abwehren und ist dafür mit einem starken Immunsystem ausgestattet. Andererseits muss das Immunsystem die vielen Keime der gesunden Hautflora (das sind Bakterien und Pilze als natürlicher Bestandteil der Hautoberfläche) nicht bekämpfen, sondern akzeptieren, in der Immunologie spricht man von tolerieren; daher benötigt das Immunsystem eine gute Kontrolle. Auch bei der Abwehr von Hautkrebs spielt das Immunsystem eine wichtige Rolle. Bei den verschiedenen Abwehrleistungen arbeiten zwei Systeme der Haut zusammen: das angeborene und das erworbene Immunsystem, sie ergänzen sich zum ureigenen Immunsystem der Haut.

Wie funktioniert das angeborene Immunsystem?

Das angeborene Immunsystem ist von der Entwicklungsgeschichte her betrachtet bereits bei einfachen Lebewesen wie zum Beispiel der Fruchtfliege zu finden. Es ist in der Haut des Neugeborenen angelegt und schon voll einsatzfähig. Zu den Zellen des angeborenen Immunsystems zählen die dendritischen Zellen, die nahe der Oberfläche in der obersten Hautschicht liegen. Dendritische Zellen sind die Wächter des Immunsystems und können als Erste eingedrungene Erreger erkennen. Auch die Deckzellen bilden nicht nur die Hornschicht, sondern können immunologische Aufgaben übernehmen, indem sie auf gefährliche Erreger reagieren und direkt erste Abwehrstoffe produzieren, die die Erreger bekämpfen. Man kann hier durchaus von einem eigenen Immunsystem der Haut sprechen. Die Forschung befasst sich intensiv mit diesen Abwehrstoffen, sodass man sie in Zukunft vielleicht nachbauen und damit eine neue Qualität von Antibiotika für die Behandlung von Infekten erreichen kann.

Was muss man sich unter Wächtern des Immunsystems, den dendritischen Zellen, vorstellen?

Der Begriff »dendriticus« wird in der Biologie immer dann benutzt, wenn eine Zelle oder ein Lebewesen eine stark verzweigte Form aufweist, etwa wie das Astwerk eines Baumes. Tatsächlich haben die dendritischen Zellen viele Ausläufer, mit denen sie innerhalb der Deckzellen ein Netzwerk bilden. Dieses Netzwerk funktioniert wie ein immunologisches Frühwarnsystem an der vordersten Front des Hautorgans. Dendritische Zellen können Erreger und Fremdstoffe, die in die Haut eindringen, identifizieren und dann das erworbene Immunsystem aktivieren. Pro Quadratzentimeter Haut liegen etwa 150 000 dendritische Zellen zwischen 7,5 Millionen Deckzellen.

Was kann das erworbene Immunsystem?

Elemente des erworbenen Immunsystems, die B-Zellen und T-Zellen, kommen fast überall im Körper vor. Diese Zellen werden erst nach der Geburt voll einsatzfähig. Die B-Zellen reifen bei Vögeln in einem Organ heran, das Bursa genannt wird, daher auch das »B« für die Bezeichnung B-Zellen. Bei den Menschen entstehen diese Zellen vor allem im Darm und im Knochenmark. Sie produzieren schützende Antikörper. Die T-Zellen dagegen reifen im Thymus, der hinter dem Brustbein liegt. Vom Wort Thymus leitet sich die Bezeichnung T-Zelle ab. Besser bekannt ist vielleicht der andere Name für Thymus, nämlich Bries. Feinschmecker schätzen vorrangig das Bries des Kalbes als kulinarischen Genuss. Diese Zellen aus dem Thymus können sozusagen Mann gegen Mann kämpfen und direkt von Erregern befallene Zellen oder auch Krebszellen abtöten. Eine Untergruppe, die T-Helferzellen, organisieren zudem die meisten Aufgaben des Immunsystems. Die Bedeutung dieser Zellen hat man auf fatale Weise bei HIV-Kranken kennengelernt. Weil das HI-Virus die Helferzellen befällt und kampfunfähig macht, können HIV-Patienten viele Infekte und auch Krebserkrankungen nicht mehr mit ihrem Immunsystem abwehren. Man kann ihnen nur bedingt durch eine umfassende medikamentöse Therapie helfen.

Sind B-Zellen und T-Zellen gleichermaßen wichtig für das Immunsystem der Haut?

Ja, beide Zellen des erworbenen Immunsystems sind für den Schutz eines Organismus wichtig. Die T-Zellen wandern mit dem Blut durch verschiedene Organe des Körpers, auch durch die Haut. Wenn sie in der Haut gebraucht werden, verlassen sie die Blutgefäße und nisten sich in der Haut ein. Sie produzieren Botenstoffe und locken andere Immunzellen an. Durch diese geballte Abwehr entfachen sie das Feuer, das für die Erreger tödlich ist. Aber dieses Feuer kann auch zu Entzündungen der Haut führen.

Haben alle Menschen ein gleich gut funktionierendes Immunsystem?

Bei schweren Defekten des Immunsystems ist der Mensch nicht lebensfähig. Es gibt seltene Erkrankungen, bei denen bestimmte Funktionen oder Zellen des Immunsystem gestört sind. Die Patienten leiden dann nicht nur an Infektionen der Haut, sondern ihre Abwehrkraft ist generell geschwächt. Diese Probleme treten oft schon im Kindesalter oder bei Jugendlichen auf. Menschen mit einer HIV-Infektion und einer dadurch gestörten Abwehr leiden auch häufiger unter Pilzinfektionen der Haut und Schleimhäute. Oft kommen noch bakterielle Entzündungen der Haarfollikel dazu, also der Einstülpungen der Haut, in denen die Haarwurzeln liegen. Auch durch Medikamente kann die Abwehrkraft des Menschen und seiner Haut beeinträchtigt werden. Das betrifft zum Beispiel Patienten, die aufgrund einer Organtransplantation starke Arzneimittel einnehmen müssen, damit der Körper das neue Organ nicht abstößt. Ebenso können Arzneien gegen Krebs, gegen eine chronische Entzündung des Darms oder gegen rheumatische Erkrankungen die Immunabwehr schwächen. Diese Patienten können auch ein erhöhtes Hautkrebsrisiko haben. Sie müssen daher bestens aufgeklärt werden über den richtigen Lichtschutz für die Haut und sich regelmäßig von einem Hautarzt untersuchen lassen. Schließlich kann die Abwehrleistung der Haut auch bei Diabetes eingeschränkt sein oder wenn die Nieren dauerhaft nicht voll funktionsfähig sind. Außerdem können Erkrankungen der Haut selbst mit einer erhöhten Infektneigung verknüpft sein. Bei einer Neurodermitis ist die Barrierefunktion der Haut vermindert und es kommt häufiger zu Infekten mit Herpesviren und dem Keim *Staphylococcus aureus*, der zu den Eiter bildenden Bakterien gehört.

Welche Rolle spielen die Gene für ein starkes oder schwaches Immunsystem?

Fast alle Immunfunktionen der Haut stehen unter der Kontrolle von Genen. Mit zunehmender Entschlüsselung der menschlichen Gene ist klar geworden, dass Gen-Variationen eher die Regel als die Ausnahme sind. Das lässt sich an einem Bild verdeutlichen: Wenn ein Gen als Satz verstanden wird, steht bei dem einen Menschen: »Am Mittwoch mache ich die Wäsche«; beim nächsten: »In der Mitte der Woche wasche ich«, und wieder beim nächsten: »Die Reinigung der Kleidung erfolgt einmal pro Woche«. Drei Aussagen zu ein und demselben Thema mit leichten Abwandlungen. Und mit diesen Abwandlungen funktionieren auch die Gene beim Menschen – bei jedem ein bisschen anders. Nur bei grober Abweichung führt ein gestörtes Gen zu einer Erkrankung. Wenn bei einer Person mehrere genetische Abweichungen in eine ganz bestimmte funktionelle Richtung weisen, zum Beispiel dass die Haut verstärkt auf Reize reagiert, dann steigt das Risiko, dass sich chronische Hautentzündungen bilden. Ein Beispiel dafür ist die Schuppenflechte. Bei den betroffenen Patienten finden sich bestimmte genetische Variationen häufiger als bei Patienten ohne Schuppenflechte. Allerdings haben diese genetischen Variationen nicht nur Nachteile. Die an Schuppenflechte erkrankte Haut bildet viele Abwehrstoffe und ist möglicherweise besonders gut vor Infekten geschützt.

Gegen Gene und ihren Einfluss auf das Immunsystem hat man nichts in der Hand – oder?

Die Immunfunktionen sind nicht ausschließlich durch Gene bestimmt, sondern auch durch Umwelt und Lebensweise maßgeblich beeinflusst. Damit sich ein gesundes Immunsystem entwickeln kann, sollten Babys etwa vier Monate lang gestillt werden. Die Kinder müssen später auch mit Erregern und Fremdstoffen in Kontakt kommen, sollten geimpft werden und auch den ein oder anderen Fieber-Infekt durchmachen, ohne dass gleich zu einem Medikament gegriffen wird. Nach der Hygienetheorie nimmt zum Beispiel die Zahl an Kindern mit Neurodermitis oder allergischen Reaktionen wie Heuschnupfen und Asthma in Deutschland auch deshalb zu, weil die Kinder zu sauber aufwachsen. In der ehemaligen DDR gingen die meisten Kinder in eine Kinderbetreuung, hatten daher regelmäßig Kontakt mit Krankheitserregern und seltener Allergien. Das Immunsystem hatte sozusagen eine andere Aufgabe als eine allergische Reaktion zu entwickeln. Eine gesunde Abwehrleistung basiert auch auf richtiger Ernährung, dem maßvollen Konsum von Genussgiften wie Nikotin und Alkohol, einem vernünftigen Umgang mit Sonnenlicht sowie ausreichend Bewegung und einer guten Hautpflege. Alles zusammen sorgt dafür, dass das Immunsystem gut arbeiten kann und das Hautorgan in Balance bleibt. Die Betonung bei der Lebensführung liegt auf ausgewogen und maßvoll. Bei extremen Leistungssportlern zeigt sich, dass bestimmte Immunfunktionen geschwächt werden.

Ist das Immunsystem der Haut von Körperregion zu Körperregion unterschiedlich aktiv?

Wir stehen erst am Anfang unseres Wissens über das Immunsystem der Haut. Vor allem das stammesgeschichtlich alte, das angeborene Immunsystem scheint an verschiedenen Stellen des Körpers unterschiedlich zu arbeiten. Eine zentrale Rolle spielen die antimikrobiellen Eiweiße, die wirkungsvoll schützen gegen unerwünschte Eindringlinge wie Viren, Bakterien und Pilze. Sie töten diese Eindringlinge in Sekundenschnelle ab. Ein als Tablette eingenommenes Antibiotikum braucht dafür viel länger. Misst man die Menge der antimikrobiellen Eiweiße an verschiedenen Stellen des Körpers, sind sie dort besonders stark vertreten, wo von Natur aus die meisten Keime sind: auf der Kopfhaut, an den Handinnenflächen und Fußsohlen. Beim nächsten Gang durch das öffentliche Schwimmbad oder beim Händeschütteln auf Stehpartys sollte man sich vielleicht einmal klarmachen: Jetzt, in diesem Augenblick, gibt das angeborene Immunsystem der Haut gerade Vollgas.

Funktioniert es nur bei gesunder Haut so tadellos?

Bei der Schutzfunktion der Haut greifen viele Mechanismen ineinander. Dazu gehört erstens ein mikrobiologischer Schutz, das ist die normale Hautflora aus auf gesunder Haut lebenden Bakterien und Pilzen, die das Wachstum gefährlicher Krankheitserreger hemmen. Zweitens ein chemischer Schutz, der saure pH-Wert der Haut, der sogenannte Säureschutzmantel. Drittens ist der mechanische Schutz zu nennen. Er wird duch die Festigkeit und Undurchlässigkeit der obersten Hautschicht gewährleistet. Und viertens darf der immunologische Schutz nicht vergessen werden, der vor allem dann greift, wenn Erreger bereits in die Haut eingedrungen sind.

Sind diese Schutzmechanismen gestört oder funktionieren nicht ausreichend, kann das Immunsystem überfordert sein – mit der Folge, dass Infekte auftreten. Man kann daraus ableiten, dass eine gut gepflegte, nicht zu trockene und nicht zu oft mit Seife gewaschene Haut zu einer reibungslosen Abwehrleistung der Haut entscheidend beiträgt. Die Immunpolizei muss insbesondere dann gut funktionieren, wenn es Krawall gibt, also die Hautbarriere zum Beispiel durch eine Verletzung oder Verbrennung geschädigt ist. Dann spielt vor allem das erworbene Immunsystem eine wichtige Rolle mit seiner schnellen Eingreiftruppe, die aus dem Blut an die Stellen der Haut wandert, wo sie gebraucht wird. In der Haut findet man dann vermehrt T-Zellen und auch sogenannte Fresszellen, die Zelltrümmer und Bakterien abräumen. Zusätzlich zu diesem Abwehrprogramm wird in der Haut bei größeren Verletzungen ein Reparaturprogramm aktiviert. Ist die Wunde zu groß oder zu tief, entsteht kein normales Hautgewebe mehr, sondern eine Narbe. Man spricht dann von einer Defektheilung. Bei sehr großflächigen Verbrennungen der Haut kann die Immunpolizei überfordert sein, sodass die Gefahr lebensbedrohlicher Infektionen besteht. Deswegen müssen Menschen mit großflächigen Verbrennungen auch auf speziellen Stationen unter besonders geschützten Bedingungen behandelt werden.

Schaden Operationen dem Immunsystem, weil die Haut dabei durchtrennt wird?

Es gehört zum Wesen einer Operation, dass die Haut in irgendeiner Form verletzt wird. Jeder operative Zugang setzt voraus, dass die Haut durchtrennt wird. Operationen finden im Allgemeinen unter keimfreien Bedingungen statt, sodass das Immunsystem der Haut nicht allzu viel Arbeit hat. Die Haut wird am Ende der Operation durch feine Nähte oder Klammern wieder verschlossen. Trotzdem dauert es etwa ein bis zwei Wochen, bis die Haut richtig zusammengewachsen und die Barrierefunktion wieder hergestellt ist. Dringen während oder nach der Operation Keime in die Wunde ein, kann es zu Infektionen kommen. Das Immunsystem kann in dieser Ausnahmesituation überfordert sein und der Infekt dann nur mit Antibiotika kontrolliert werden. Bei Operationen mit besonders hohem Infektionsrisiko, wie beispielsweise in der Gelenkchirurgie oder bei Operationen an bereits infizierten Wunden, werden schon vor, während und unmittelbar nach dem Eingriff vorbeugend Antibiotika eingesetzt (prophylaktische Antibiotikatherapie). Nur bei größeren Operationen und bereits sehr kranken Patienten, etwa bei Krebspatienten, die vorher eine Chemotherapie erhalten haben, ist das Immunsystem so stark geschwächt, dass der Patient vielleicht für einige Wochen und Monate vermehrt anfällig ist. In der Regel aber sind Operationen aufgrund des starken Immunsystems der Haut unproblematisch, denn für die Immunpolizei der Haut ist so eine Operation reine Routine.

Wenn Keime und Bakterien in die Haut eindringen, sind das ernste Anzeichen für ein geschwächtes Immunsystem?

Hunderte bis Milliarden Keime leben auf einem einzigen Quadratzentimeter gesunder Haut. Das Wachstum dieser Keime, also der normalen Hautflora, wird von der Haut gefördert, weil damit verhindert wird, dass sich gefährliche Keime breitmachen. Auf der Haut bedeutet tatsächlich »auf« der Haut und »in« den obersten Hautschichten. Die Haut kämpft sozusagen mit guten Bakterien gegen schlechte Bakterien. Nicht jeder Nachweis von Keimen in der Haut ist also ein gefährliches Anzeichen. Die Haut verfügt über genügend Möglichkeiten, um Erreger in Schach zu halten. Das Gleiche gilt für Schleimhäute, die alles andere als steril sind. Man denke nur an die Darmschleimhaut, die engsten Kontakt mit einer riesigen Zahl von Bakterien hat, ohne dass es dadurch zu Infektionen kommt.

Wann treten dabei Probleme auf?

Erst dann, wenn die Schutzmechanismen falsch reagieren und aggressive Keime in die Haut eindringen. Ein gestörter immunologischer Schutz kann sich durch Pilz- und Virusinfektionen der Haut bemerkbar machen, zum Beispiel bei einer HIV-Infektion oder der Unterdrückung des Immunsystems durch Medikamente. An den Schleimhäuten zeigen sich dann häufig Hefepilz-Infektionen als weißliche Beläge, die von einer mehr oder minder starken Entzündung begleitet sein können. Auch häufige Virusinfektionen der Haut und Schleimhäute können Zeichen einer Immunschwäche sein. Das sind meist gewöhnliche Warzen und Feigwarzen, aber auch Infektionen durch Herpesviren. Die meisten gesunden Menschen kennen Herpesviren nur als Lippenherpes. Die Bläschen, die sich durch Herpesviren bilden, meist verbunden mit geröteten Hautstellen, können aber auch am Rumpf oder Gesäß auftreten. Auch eine schwere Gürtelrose, ausgelöst durch reaktivierte Windpockenviren, kann Zeichen einer Immunschwäche sein.

Warzen sind also gleichbedeutend mit einer Immunschwäche?

Nein. Warzen treten auch bei gesunden Menschen häufig auf und lassen insbesondere bei Kindern keine Rückschlüsse auf Immunschwächen zu. Anders ist dies, wenn Erwachsene plötzlich zahlreiche Warzen entwickeln. Hier ist eine gründliche Untersuchung nötig.

Was passiert, wenn die Hautbarriere gestört ist?

Wenn die Hautbarriere geschwächt ist, können leichter Entzündungen auftreten. Über Neurodermitis haben wir schon gesprochen. Man kennt auch Austrocknungsekzeme, die vor allem bei älteren Männern vorkommen. Ein wichtiger Faktor für die Entstehung der Austrocknungsekzeme mit geschwächter Hautbarriere ist, dass sich im Alter der Säureschutz der Haut verringert und die Fettauflagerung der Haut, die aus Schweiß und Talgabsonderungen besteht, schlechter aufrechterhalten werden kann. Es kommt zu Wasserverlust. Wird die Haut nicht mit Wasser bindenden Pflegesubstanzen wie zum Beispiel Harnstoff in einer Konzentration von fünf bis zehn Prozent oder Glycerin gepflegt, kann sie regelrecht austrocknen. Offensichtlich cremen vor allem ältere Herren nur sehr ungern, daher wird bei ihnen das Austrocknungsekzem nicht selten diagnostiziert.

Verändert sich dadurch das Bild der Haut?

Unter dem Elektronenmikroskop sieht man dann keine glatte, widerstandsfähige Hautoberfläche mehr, sondern eine aufgeraute Wüste mit Lücken und Rissen. In eine derart geschädigte Haut können Erreger natürlich viel leichter eindringen.

Entstehen diese Austrocknungsekzeme auch durch zu intensives Waschen?

Ja, ähnlich negative Effekte treten ein, wenn der Säureschutz- und Fettmantel der Haut durch Chemikalien oder zu häufiges Waschen gestört wird, vor allem wenn zu viel Seife benutzt wird.

Wie kann man das Immunsystem der Haut stärken?

Hier gilt zunächst, was Ärzte immer sagen: gesund leben, genügend Obst, genügend Vitamine, nicht rauchen, mäßig Alkohol, nicht zu viel Stress – denn das irritiert insbesondere den Fettmantel der Haut. Vor allem aber nicht bei jedem Infekt sofort Antibiotika einnehmen. Viele Infekte der oberen Atemwege sind durch Viren ausgelöst, die auf Antibiotika sowieso nicht reagieren. Durch die Therapie mit Antibiotika können auch Keime der schützenden Hautflora angegriffen werden, bei Frauen zum Beispiel die schützende Scheidenflora – vermehrte Pilzinfektionen sind die Folge.

Die natürliche Barriere der Haut sollte tunlichst nicht durch Kontakt mit Chemikalien oder zu häufiges Waschen geschädigt werden. Bei Desinfektionsmitteln, das gilt insbesondere für Menschen in Pflegeberufen und Ärzte, müssen möglichst rückfettende Produkte verwendet werden. Unter Rückfettung versteht man Produkte, die reinigen und mit pflegenden Substanzen angereichert sind. Auch der pH-Wert der verwendeten Seifen sollte möglichst nah am pH-Wert der Haut liegen – das heißt unter sieben. Gelegentlich muss der Feuchtigkeits- und Fettgehalt der Haut zusätzlich durch Pflegeprodukte stabilisiert werden, vor allem bei Menschen, die viel Sport treiben und viel schwitzen. Für ein gut funktionierendes Immunsystem sollte man zudem beim Sonnenbaden den Sonnenschutz nicht vergessen, denn die UV-Strahlung kann bestimmte Immunfunktionen der Haut unterdrücken.

Wird das Immunsystem durch Kosmetika und Cremes überfordert und gereizt?

Es genügt, einmal an allem zu riechen, was im Badezimmer steht. Alles, was duftet, enthält auch Duftstoffe, die Allergien auslösen können. Damit im Haarshampoo nicht nach zwei Wochen Bakterien oder Pilze wachsen, sind Konservierungsmittel zugesetzt. Das Immunsystem der Haut hat nun die schwierige Aufgabe, einerseits gegen gefährliche Erreger sofort vorgehen zu müssen und andererseits das duftende Aftershave und das Deo mit Konservierungsmitteln zu dulden, wir haben schon gelernt, wie das auf Immunologisch heißt: zu tolerieren. Diese Toleranz soll sich bitte auch auf viele andere Fremdstoffe beziehen, zum Beispiel auf das Nickel im Ohrring oder auf den Textilfarbstoff im neuen T-Shirt. Klappt es mit der Toleranz nicht und die Haut entwickelt eine Immunreaktion auf einen dieser Stoffe, spricht man von einer Kontaktallergie. Die daraus resultierende Hautentzündung heißt Kontaktekzem.

Wie bildet sich ein Kontaktekzem?

Die Substanz dringt in die Haut ein, wird von dendritischen Zellen aufgenommen, diese aktivieren T-Zellen, die T-Zellen wandern in die Haut und lösen dort eine Entzündung aus. An der Haut sieht man rötliche Flecken, kleine Papeln, also kleinste Knötchen, und Bläschen – das Ganze bezeichnet man als Ekzem. Die Haut steuert dieser unerwünschten Entzündungsreaktion übrigens gegen und bildet beruhigende Botenstoffe, die nach Tagen das Ekzem wieder zum Abklingen bringen, obwohl unter Umständen noch kleine Mengen des auslösenden Stoffes in der Haut verblieben sind. Das klappt aber nur, wenn der Kontakt mit der auslösenden Substanz gemieden wird.

Kommt es zu einem erneuten Kontakt, kann das Ekzem wieder auf-flammen. Welcher Stoff in welcher Menge bei einem Betroffenen zum Ekzem führt, ist bei verschiedenen Menschen unterschiedlich. Man schätzt, dass etwa 15 Prozent der Menschen im Laufe ihres Lebens eine Kontaktallergie entwickeln. Besonders betroffen sind dabei Personen, die beruflich mit Substanzen zu tun haben, welche Kontakt-allergien auslösen können, wie zum Beispiel Friseure. Es ist nach-zuvollziehen, dass dabei die Hände häufig der Ort des Geschehens sind. Da der Kontakt mit der auslösenden Substanz oft nicht voll-ständig gemieden werden kann und nicht selten noch eine Haut-schädigung durch irritierende Stoffe dazukommt, entwickeln sich chronische Handekzeme. Hier sind detektivisches Geschick im Auf-spüren verdächtiger Substanzen und dann möglichst deren Meidung verbunden mit einer guten Hautpflege und konsequenten -therapie der Schlüssel zum Erfolg. Natürlich wünschen sich Hautärzte, dass die Haut mit möglichst wenigen Fremdstoffen in Berührung kommt, um das Immunsystem nicht zu reizen. Das gilt übrigens auch für Na-turkosmetika, die ebenfalls Allergie auslösende Substanzen enthalten können.

Zurück zur Vielfalt der Pflegeprodukte. Wie viele hat der Mensch denn in Gebrauch?

Wenn man Patienten bittet, zu Testzwecken alle Produkte mitzubrin-gen, die täglich beim Waschen, zur Pflege oder zur Verbesserung von Aussehen und Geruch mit der Haut in Berührung kommen, brin-gen viele Patienten so viele Produkte, dass man den Eindruck hat, sie könnten damit eine eigene Apotheke oder ein eigenes Kosmetikstu-dio einrichten. Es gibt keine Richtwerte, wie viele Produkte jeder Ein-zelne in Gebrauch haben sollte, sondern ausschlaggebend ist, wie viel die Haut verträgt. Das können bei dem einen sechs bis acht Pro-dukte sein, beim anderen das Doppelte oder mehr. Grundsätzlich sollten es aber bitte möglichst wenig sein. Wobei auch ein längerer

Gebrauch ohne Probleme nicht davor schützt, dass sich eine Kontaktallergie entwickeln kann.

Können nicht nur Pflegeprodukte, sondern auch Lebensmittel das Immunsystem der Haut reizen?

Viele Menschen glauben, dass ihre Hautveränderungen Folge von Lebensmittelallergien seien. Lebensmittel werden als Auslöser von Hautallergien jedoch weit überschätzt. Das nutzen einige Labore aus und verlangen viel Geld, um bestimme Antikörper gegen Lebensmittel vom Typ IgG zu bestimmen, die sich auch bei gesunden Menschen nachweisen lassen. Antikörper sind Eiweiße, die im Dienst des Immunsystems stehen. Die Abkürzung Ig steht für die Bezeichnung Immunglobuline. Von diesen gibt es insgesamt fünf Klassen: M, A, G, D und E. Nach heutigem Verständnis zeigen nur Antikörper vom Typ IgE eine allergische Reaktion an, die sich allerdings in der Regel nicht als Ekzem, sondern als Schwellung der Schleimhäute und an der Haut als Quaddel mit Jucken äußert. Zusätzlich können Durchfall oder Bauchschmerzen auftreten.

Welche allergischen Reaktionen sind da zu unterscheiden?

Grundsätzlich muss man mindestens zwei wichtige Formen allergischer Reaktionen unterscheiden. Erstens ein Kontaktekzem, das als Ekzem erst nach einem oder mehreren Tagen hauptsächlich an der Stelle auftritt, wo der Kontakt mit dem Fremdstoff stattgefunden hat. Man spricht auch von einer allergischen Reaktion vom verzögerten Typ. Also zum Beispiel am Ohr, wenn der falsche Ohrring getragen wurde. Kontaktallergien gegen Lebensmittel, etwa wenn die Hände des Kellners oder Kochs mit bestimmten Nahrungsmitteln in Kontakt kommen, sind eine echte Rarität. Zweitens die sich ganz anders verhaltende allergische Reaktion vom Soforttyp. Hier reagiert der Betroffene schon wenige Minuten, nachdem der Allergie-auslösende Stoff auf ihn einwirkt: Der Heuschnupfen-Patient mit Augenjucken und Nasenlaufen beim Gang über das Feld im Sommer oder der Wespengiftallergiker Minuten nach dem Stich mit geröteter Haut, Quaddeln und Juckreiz. Das Gefährliche bei schweren Soforttypreaktion ist, dass die Schleimhäute bis hin zur Atemnot anschwellen und Kreislaufreaktionen bis hin zum Schock auftreten können.

Wodurch werden solche Reaktionen ausgelöst?

Hauptakteure einer Sofortreaktion sind bestimmte Entzündungszellen, sogenannte Mastzellen, Antikörper vom Typ IgE und der Botenstoff Histamin. Mastzellen befinden sich bei jedem Menschen in der Atemwegs- und Darmschleimhaut, aber auch in der Lederhaut, der bindegewebigen Schicht der Haut. Diese Zellen sind gemästet, sind voll mit Botenstoffen, zum Beispiel Histamin, aber auch vielen anderen. Hat ein Mensch Antikörper vom Typ IgE gegen zum Beispiel Wespengift, macht ihn das zum Allergiker. Über das IgE kann Wespengift dann Mastzellen aktivieren, plötzlich all ihre Botenstoffe auszuschütten, darum erfolgt die Reaktion plötzlich und heftig. Die Botenstoffe, darunter das Histamin, verursachen die allergischen Symptome wie Schwellungen, Quaddeln und Juckreiz.

Werden Lebensmittelallergien auch so ausgelöst?

Die meisten Lebensmittelallergien führen zu dieser Art allergischer Reaktion. Bei Verdacht macht es also eher Sinn, Antikörper vom Typ IgE zu messen und nicht vom Typ IgG. Die Symptome bei einer echten Lebensmittelallergie können sich zunächst im Magen-Darm-Trakt abspielen. Bauchschmerzen, Übelkeit, Blähungen und Durchfall treten auf. Bei heftigen Reaktionen reagiert auch die Haut mit Schwellungen, Rötungen, Juckreiz und Quaddeln. Bei einer Allergie auf Nüsse beispielsweise können allergische Reaktionen sogar lebensbedrohlich sein, ähnlich wie bei der Allergie gegen Wespengift.

Sind Allergien und Krankheiten Folge eines geschwächten Immunsystems?

Bei fast allen allergischen Reaktionen und Entzündungen der Haut spielt das Immunsystem eine wichtige Rolle. Ist das Immunsystem geschwächt, ist die Abwehrleistung vermindert und es treten vermehrt Pilzinfektionen oder Virusinfekte auf. Bei allergischen Reaktionen und den meisten chronischen Entzündungen macht das Immunsystem eher zu viel. Daher besteht die Therapie dann darin, die Immunfunktionen zu dämpfen. Ein gesundes Immunsystem hat eben nicht nur die Aufgabe loszuschlagen, sondern auch Entzündungen zu kontrollieren und auf körpereigene Stoffe tolerant zu reagieren. Es ist ein bisschen wie beim Autofahren: Gas geben, aber das Bremsen nicht vergessen.

Und bei allergischen Reaktionen funktioniert dann die Bremse nicht?

Richtig, bei allergischen Reaktionen und bei den meisten chronischen Entzündungen gibt es ein Problem mit der Bremse. Deutlich wird das bei Autoimmunerkrankungen der Haut, bei denen körpereigene Stoffe nicht als solche erkannt werden und die Haut quasi sich selbst bekämpft. Bei bestimmten Autoimmunerkrankungen der Haut verlieren die obersten Hautzellen die Haftung. Es bilden sich Blasen oder offene Stellen. Solche Erkrankungen sind zum Glück selten. Will man sie behandeln, muss das Immunsystem sogar stark unterdrückt werden – eine Vollbremsung ist also vonnöten.

Regeneriert sich das Immunsystem der Haut wieder, wenn eine Krankheit überstanden ist?

Bei Infektionskrankheiten ist das in der Regel der Fall. Bei allergischen und chronischen Hautentzündungen spricht man nicht von Regeneration. Tatsächlich macht das Immunsystem, wie gesagt, bei den meisten Allergien und chronischen Entzündungen der Haut eher zu viel als zu wenig. Wer eine Kontaktallergie gegen Nickel hat und versehentlich den falschen Schmuck anlegt, hat nach einem bis drei Tagen eine Entzündung beziehungsweise ein Ekzem. Wenn der Kontakt mit Nickel aufhört, bildet sich das wieder zurück, obwohl noch Nickelpartikel in der Haut sein können. Die Haut steuert also gegen. Das heißt aber nicht, dass ab jetzt Nickel vertragen wird. Im Gegenteil: Die Allergiebereitschaft bleibt bestehen. Bei erneutem Kontakt mit Nickel kann die Entzündung der Haut noch stärker ausfallen und die Haut hat es noch schwerer, die neue allergische Reaktion zu bekämpfen. Bei chronischen Entzündungen der Haut, wie der Schuppenflechte oder bei Autoimmunerkrankungen, bleibt die Neigung zur Entzündung über viele Jahre oder sogar ein ganzes Leben lang bestehen. Hier spielen ja auch die Gene eine Rolle. Trotzdem gibt es selbst bei diesen Krankheiten Phasen der Beruhigung. Bisher weiß man allerdings noch nicht in allen Einzelheiten, was die Gründe für den Wechsel zwischen aktiver und ruhiger Phase sind.

Kann man testen lassen, ob das Immunsystem intakt ist?

Viele Immunfunktionen lassen sich testen. Dabei wird Blut abgenommen und die Tests werden an Immunzellen des Blutes durchgeführt. Mit bestimmten Hauttests kann man untersuchen, ob reaktive T-Zellen vorhanden sind und in die Haut einwandern. Das macht sich der Hautarzt beim sogenannten Epikutantest (Pflastertest) zunutze, mit dem eine mögliche Kontaktallergie aufgedeckt werden soll. Ähnlich funktioniert auch der Tuberkulose-Hauttest, mit dem untersucht wird, ob das Immunsystem schon einmal mit dem Erreger gekämpft hat.

Muss das Immunsystem aufgrund der Umweltbelastungen mehr leisten als noch vor Jahren?

Es gibt Umwelteinflüsse, die das Immunsystem schädigen können. Das ist der Fall, wenn man beispielsweise von Berufs wegen Lösungsmittel einatmet. Aber dass das zwanzig Kilometer entfernte Atomkraftwerk, das Handy am Ohr oder das Leben in Hamburg im Vergleich zum Leben in der Lüneburger Heide das Immunsystem beeinträchtigen, ist nicht sicher nachgewiesen.

Haut und Immunsystem können viele Jahre einwandfrei funktioniert haben und plötzlich treten Allergien und Hautentzündungen auf. Warum?

Bei Allergien lernt das Immunsystem erst, auf einen Fremdstoff empfindlich zu reagieren, ein falsches Lernen also, das der Immunologe Sensibilisierung nennt. Erst ein sensibilisiertes, sozusagen scharfgestelltes Immunsystem wird bei Kontakt mit einem Ekzem reagieren. Wie lange diese Phase der Sensibilisierung dauert, hängt davon ab, wie aggressiv und von welcher Art der Fremdstoff ist, wie die Haut beschaffen ist und vieles mehr. Unter Umständen kann es Jahre dauern, bis die Haut reagiert. Warum der eine urplötzlich allergisch auf sein Lieblingsparfüm reagiert, der andere aber das gleiche Parfüm ohne Probleme weiterverwenden kann, ist bisher nicht schlüssig geklärt.

Was chronische Hautentzündungen betrifft, so lässt sich das am besten an der Schuppenflechte erklären. Die Gene, die das Risiko für eine Schuppenflechte erhöhen, liegen bei Geburt schon vor. Aber das Immunsystem hat ja noch Lehr- und Wanderjahre. Es dauert eine Zeit, bis das Immunsystem ausgebildet und gereift ist. Bei den meisten Patienten mit einer entsprechenden Neigung bricht die Schuppenflechte daher erst im zweiten oder dritten Lebensjahrzehnt aus. Autoimmunerkrankungen treten sogar meist erst im höheren Lebensalter auf, wenn das Immunsystem zwischen Freund und Feind nicht mehr so genau unterscheiden kann. Von Autoimmunerkrankungen sind bundesweit rund 0,5 Prozent der Menschen betroffen.

Gene und die Lernfähigkeit des Immunsystems bestimmen also, ob sich Entzündungen oder Allergien ausbilden. Woher weiß das Immunsystem der Haut, welche Stoffe es akzeptieren soll und welche nicht?

Wir reden ja jetzt vor allem vom erworbenen Immunsystem, also B-Zellen und, für die Haut besonders wichtig, den T-Zellen. Während ihrer Reifung lernen diese Zellen zumindest körpereigene Stoffe als Freund zu erkennen und nicht zu bekämpfen. Wenn die gute Prägung nicht funktioniert oder im Alter wieder verloren geht, können Autoimmunkrankheiten entstehen. Welche Duftstoffe das Immunsystem tolerieren soll, weiß es eigentlich nicht. Es reagiert einfach auf bestimmte Stoffe, egal ob sie in der teuren Hautpflege, dem billigen Selbstbräuner oder der Biocreme aus der grünen Drogerie enthalten sind. Daher ist es wichtig, dass die verschiedenen Inhaltsstoffe auf den Produkten angegeben sind und bei Verdacht auf eine Allergie auch getestet werden können. Das geschieht mit einem Pflaster- oder Epikutantest in der Hautarztpraxis, bei dem die verdächtigen Inhaltsstoffe einzeln meist am Rücken für einen bis zwei Tage aufgetragen werden. Dort wo ein Ekzem entsteht, liegt offensichtlich eine Kontaktallergie vor. Der Patient kann aber eine ähnliche Creme, die den verdächtigen Stoff nicht enthält, meist problemlos anwenden. Gute Cremes aus Sicht der Hautärzte enthalten möglichst wenige oder besser keine Stoffe, die leicht Allergien auslösen können.

Wenn die Haut einmal allergisch reagiert hat, bleibt das ein Leben lang so?

Das Immunsystem hat ein gutes Gedächtnis. Wie lange sich das Immunsystem erinnert, hängt auch von den Stoffen ab, die es erkennt. Manche Impfungen, die bei einem Kind erfolgen, schützen den Menschen ein Leben lang. Bei anderen Impfungen, wie Tetanus, muss nach zehn Jahren nachgeimpft werden. Auch bei der Hepatitis-B-Impfung kann der Schutz nach Jahren verloren gehen. Bei diesen Impfungen sind von B-Zellen gebildete schützende Antikörper für die Wirkung verantwortlich. Bei den allergischen Reaktionen der Haut spielen T-Zellen eine wichtige Rolle. Ihr Gedächtnis ist noch besser als das der B-Zellen. Wenn sich durch Kontakt mit einem bestimmten Stoff einmal eine Allergie entwickelt hat, genauer gesagt, eine Sensibilisierung, kann es sein, dass die Haut über viele Jahrzehnte immer wieder mit einem Ekzem reagiert, wenn sie mit dem Allergie auslösenden Stoff in Kontakt kommt. Das Urteil lautet aber nicht zwangsläufig lebenslänglich; im Alter können allergische Reaktionen abklingen, besonders wenn zwischenzeitlich jeder Kontakt mit dem verdächtigen Stoff vermieden wurde.

Wie verhält es sich bei Menschen, die auf Fernreisen mit bisher unbekannten Viren und Bakterien in Kontakt kommen?

Die Fähigkeit des Immunsystems, auf alle erdenklichen Erreger zu reagieren, ist das Ergebnis der langen Menschheitsgeschichte und im Pool der menschlichen Gene verankert. Es wird aber immer wieder Erreger geben, die das Immunsystem austricksen können. Schließlich haben auch Erreger ihre lange Geschichte, ihre Evolution. Außerdem hat die Durchmischung der Gene erst in jüngerer Zeit globale Ausmaße angenommen. Als die Spanier im 15. und 16. Jahrhundert nach Mittel- und Südamerika kamen, starben große Teile der Ureinwohner an eingeschleppten Krankheiten. Ihr Immunsystem konnte mit den für sie neuen Erregern nicht fertig werden. Auch mancher Indienreisende mit Durchfall wird sich fragen, ob sein Immunsystem für diese Fernreise schon optimal gerüstet war.

Gibt es Impfstoffe, die das Immunsystem zu sehr belasten?

Impfstoffe schädigen das Immunsystem nicht, sondern nutzen seine Fähigkeit, einen lang anhaltenden Schutz aufzubauen. Das Gesundheitsrisiko, das durch eine Erkrankung entstehen würde, ist viel größer als das Risiko eines möglichen Impfschadens. Gerade Patienten, die Medikamente einnehmen, die das Immunsystem beeinträchtigen, sollten gegen Grippeviren oder Lungenentzündung geimpft werden. Auch die in Deutschland bei Kindern empfohlenen Impfungen sollten von den Eltern nicht abgelehnt werden. Durch eine möglichst flächendeckende Impfung können Erreger ausgerottet werden, weil sie keinen Menschen mehr finden, den sie anstecken können. So spielen Pockenviren in den meisten Industrienationen keine Rolle mehr. Interessant ist, dass Impfungen offensichtlich auch das Immunsystem erziehen und geimpfte Kinder seltener an Neurodermitis und Atemwegsallergien erkranken als nicht geimpfte Kinder.

Wie sieht es im Alltag aus: Werden die Abwehrkräfte der Haut durch häufiges Waschen geschwächt?

Das ist individuell unterschiedlich und hängt vom Alter, von der Belastung der Haut sowie weiteren Umweltfaktoren ab. Wer regelmäßig zehn Mal am Tag seine Hände mit Seife wäscht, ohne die Hände danach zu pflegen und davor zu schützen, dass die Haut austrocknet, kann seine Hautbarriere erheblich schädigen. Es gibt spezielle Pflegecremes, sogenannte Hautschutzcremes, die der Haut helfen, sich vor Chemikalien zu schützen und rasch zu regenerieren. Und es gibt Cremes, die speziell den Fettmantel der Haut erneuern und verhindern, dass es zu einem Fett- und Feuchtigkeitsverlust kommt. Fett- und Wassergehalt sind hier optimiert und zusätzlich sind diesen regenerierenden Salben hohe Konzentrationen an wasserbindenden Wirkstoffen (Moisturizern) zugesetzt.

Wie kann man ein chronisches Handekzem behandeln?

Wir haben bei den Kontaktallergien schon einmal von den chronischen Handekzemen gesprochen. Meistens liegen mehrere ursächliche Faktoren vor, eine Störung der Hautbarriere, eine Kontaktallergie und auch eine Neigung zu Ekzemen, wie man sie bei Patienten mit Neurodermitis findet. Hat sich dieser Teufelskreis aus verschiedenen Faktoren erst einmal an den Händen manifestiert, kann es zu sehr hartnäckigen Ekzemen kommen, die über Jahre bestehen bleiben. Aber selbst diese chronischen Handekzeme lassen sich durch neue Medikamente sehr gut behandeln. Der Kontakt zu den die Haut schädigenden Stoffen muss jedoch dauerhaft unterbleiben, selbst wenn dafür der Beruf gewechselt werden muss. Außerdem muss der Hautarzt die Barrierestörung und Entzündung behandeln. In schweren Fällen werden Tabletten verordnet. Für das chronische Handekzem gibt es seit kurzem eine Tablettentherapie mit dem Wirkstoff Alitretinoin, womit sehr gute Erfolge erzielt werden können.

Das Immunsystem der Haut ist extrem lernfähig. Ist es bei denjenigen besser aufgestellt, die in der Kindheit im Dreck gespielt haben?

Wer in seiner Kindheit zu viel mit dem falschen Dreck spielt, kann schwere Infektionen bekommen. Das ist ein großes Problem in manchen Entwicklungsländern. Wer zu wenig im Dreck gespielt hat und ohne Impfungen aufwächst, dessen Immunsystem erhält zu wenig erzieherische Signale. Solche Signale können verhindern, dass sich Erkrankungen wie Neurodermitis oder Allergien entwickeln. Wie so oft liegt also auch hier die Wahrheit in der Mitte.

Verlernt das Immunsystem im Lauf des Lebens, was es zu tun hat?

Generell nimmt die Aufmerksamkeit des Immunsystems im Alter ab. So erkranken an Gürtelrose vermehrt ältere Menschen, aber natürlich haben nicht alle älteren Menschen mit Gürtelrose ein krankhaft geschwächtes Immunsystem. Nicht nur die Abwehr, offensichtlich auch die Toleranz des Immunsystems funktionieren im Alter nicht mehr so genau. So treten bestimmte Autoimmunerkrankungen, bei denen das Immunsystem Bestandteile der eigenen Haut bekämpft, bei älteren Menschen häufiger auf als bei jungen.

Macht nicht nur das Alter, sondern machen auch psychische Probleme und Stress dem Immunsystem zu schaffen?

Psychischer Stress ist negativ für Immunfunktionen und auch andere Schutzfunktionen wie etwa den Fettmantel der Haut. Wer unter Stress leidet, der schläft schlechter und die Lebensweise ist ungesünder als bei ausgeglichenen Menschen. Andererseits steht bei Stress auch das Immunsystem unter Anspannung und versucht, den Körper leistungsfähig zu halten. Man kennt das: Vor dem Urlaub ist noch einmal richtig viel zu tun, alles steht unter Dampf, und im Urlaub wird man dann krank. Dauerstress ohne Erholungsphasen ist kein immunologisches Erfolgsrezept. Auf die Balance kommt es an: auch in stressigen Zeiten zwischendurch eine Auszeit nehmen, sich Gutes tun, auf gesunde Ernährung und körperlichen Ausgleich achten.

Schadet zu wenig Schlaf dem Immunsystem?

Man muss nicht jede Nacht acht oder mehr Stunden schlafen, um das Immunsystem gesund zu halten. Aber auf Dauer nur fünf Stunden sind auch nicht gut. Die meisten Menschen spüren, wenn es zu viel wird und der Körper nach einer langen Nacht verlangt. Es gibt immer wieder Beispiele für Menschen, die mit sehr wenig Schlaf auskommen. Albert Schweitzer, der berühmte Urwaldarzt, kam schon als Medizinstudent in Straßburg mit extrem wenig Schlaf aus. Obwohl er über viele Jahre auch immunologisch unter harten Bedingungen gelebt hat, war er selten krank und erreichte ein hohes Alter.

Wenn man sich mit seiner Biografie beschäftigt, hat man das Gefühl, dass dieser Mensch sehr im Einklang mit sich selbst gelebt hat und von sich, hätte er den Begriff gekannt, wahrscheinlich niemals gesagt hätte, er sei gestresst.

Mensch und Immunsystem benötigen also gleichermaßen Erholungsphasen?

Die Abwehrkräfte der Haut müssen sich nicht erholen. Sie arbeiten am Tag so gut wie in der Nacht. Wenn das Immunsystem an vielen Fronten gleichzeitig kämpfen muss, etwa bei schwerkranken Menschen, kann es überfordert sein. Dann können auch häufiger Hautinfekte auftreten. Das Beste, das man für sich, seine Haut und das Immunsystem tun kann, ist: ausgeglichen leben, ein spezieller Hautschutz in besonderen Situationen, vernünftiger Umgang mit Sonne und Solarium. Die Hauptarbeit erledigen die Haut und ihr Immunsystem ganz allein. Die Abwehrkräfte agieren erfolgreich an der äußeren Hülle des Menschen, ohne dass man viel davon mitbekommt.

Haut und Ernährung

Die Haut »isst« sich gern satt – besonders gern mag sie Vitamine. Nichts leichter als das, stehen doch die Regale in den Geschäften voll mit Vitaminpräparaten als Pille, Pulver oder Kombipräparat. Auf den Packungen wird versprochen, was ins Zentrum menschlicher Wunschvorstellungen trifft: gesunde und glatte Haut, Schutz vor vorzeitigem Altern, volles Haar, starke Nägel. Warum also nicht zugreifen und sich in komprimierter Form gleich morgens die Schönheit einverleiben? Zumal diese Art, sich mit Vitaminen und Nährstoffen zu versorgen, einfach, sauber und komplikationslos erscheint. Man muss nicht mühsam Obst und Gemüse nach Hause schleppen, schälen, putzen und zubereiten, sondern drückt die Pille aus der Packung, hat alles für Haut, Haar und Nägel ohne Umwege geschluckt und vielleicht zeitgleich die Haut so programmiert, dass sie keine Lust verspürt, viel zu früh zu altern.

Das Dumme ist, dass die schönen bunten Vitamine in der Packung und die sprudelnden Pülverchen zum Trinken kein Ersatz für gesunde Ernährung sind. Ihre Wirksamkeit ist bisher nicht eindeutig nachgewiesen, ihre Schädlichkeit in bestimmten Bereichen dagegen schon. Vitaminpillen werden synthetisch hergestellt und aus ihrer natürlichen Zusammensetzung herausgelöst. Es ist also schwer, die wichtigen Wirkstoffe für die optimale Versorgung der Haut richtig zu dosieren und zu kombinieren. Vielmehr riskiert, wer die genaue Zusammensetzung von wichtigen Vitaminen für die Haut nicht kennt, dass er mit den Pillen zu viel des Guten tut und damit Schlechtes erzielt.

Das komplizierte System der Vitamine und Nährstoffe speziell für die Haut kann nur dann reibungslos funktionieren, wenn der Mensch sich mit frischen Lebensmitteln versorgt, selber kocht und weitgehend auf Fastfood und Fertiggerichte verzichtet. Der zufriedene Blick in den Spiegel ist dabei der Dank für diese Mühe. Die Haut zeigt sich ein Leben lang von ihrer schönen Seite, wenn sie ein Leben lang versorgt wird mit genügend wertvollen Vitaminen, Ballaststoffen, Fetten und Spurenelementen.

Wenn Ernährung so wichtig für die Haut ist, kann man sich dann mit Buttermilch schön trinken oder mit Avocado jung essen?

Über die Ernährung werden alle Organe im Körper, auch die Haut, mit allen Baustoffen versorgt, damit der Stoffwechsel optimal funktioniert. Zu den Nährstoffen für die Haut zählen Fette, Eiweiße, Kohlenhydrate, Vitamine, Mineralstoffe und Spurenelemente. Buttermilch enthält viele Proteine, also Eiweiße, die Grundnahrungsmittel jeder Zelle sind und die die Haut für ihren Stoffwechsel benötigt. Avocado liefert dem Körper viel Vitamin E, das für die Körper- und Hautzellen eine Art Schutz bietet. Beides sind wichtige Bausteine in der Hauternährung, bewirken aber allein keine Wunder.

Muss man sich für jeden Tag einen optimalen Ernährungsplan zusammenstellen?

Das ist nicht zwingend notwendig, denn der Körper hat verschiedene Möglichkeiten, Nährstoffe unterschiedlich lange zu speichern, damit die Körperzellen selbst dann gut versorgt sind, wenn mehrere Tage kein Nachschub erfolgt. Das gilt für die Mikronährstoffe wie Vitamine, Mineralstoffe, Spurenelemente, und für die Makronährstoffe wie Fette, Eiweiße und Kohlenhydrate.

Wie sieht die optimale Ernährung aus?

Die Deutsche Gesellschaft für Ernährung hat »Richtwerte für die Nährstoffzufuhr« herausgegeben und Mengenangaben für Männer und Frauen je nach Lebensalter berechnet. Am einfachsten geht es mit der fast jedem bekannten Lebensmittelpyramide und ihren fünf Ebenen. Die unterste und größte Ebene besteht aus Obst und Gemüse mit der Empfehlung »fünf Mal am Tag«. Das heißt: Jeder sollte fünf Portionen Obst und Gemüse am Tag essen, davon möglichst drei Portionen Gemüse, da Gemüse einen niedrigeren Zuckeranteil hat als Obst. Eine Portion entspricht etwa 150 Gramm, ungefähr die Menge, die in eine Hand passt. Die Maßeinheit »Hand« gilt für jedes Alter, sogar für die Kleinen, die kleinere Hände haben und mit fünf Gemüse-Obst-Portionen in ihrer Handgröße genau richtig versorgt sind. Für Menschen, die nicht so gern in einen Apfel beißen, gilt: Ein Glas Apfelsaft (200 Milliliter) kann eine Portion ersetzen.

Sind Getränke wie Smoothies ein Obstersatz?

Bei Smoothies wird zwar oft das Fruchtmark mitverwendet, die Fruchtschalen werden aber vorher entfernt. Somit gehen viele Mikronährstoffe und Ballaststoffe verloren. Hinzu kommt, dass man gerade bei Smoothies auf die Zusammensetzung achten sollte. Der Fruchtgehalt sollte über 50 Prozent liegen. Bei manchen werden Fruchtkonzentrate verwendet, die mit frischen Früchten nicht zu vergleichen sind. Außerdem sind diese Drinks erhitzt, um sie haltbar zu machen, wodurch Vitamine verloren gehen.

Was ist mit Sattmachern wie Brot, Kartoffeln und Reis?

Bei Nahrungsmitteln wie Brot und Müsli, Kartoffeln, Nudeln und Reis sollten Vollkornprodukte vorgezogen werden, weil das ganze Korn inklusive aller Randschichten verwendet wird, in denen die Mineralstoffe, Vitamine und Ballaststoffe sind. Bei Weißmehlprodukten oder geschältem Reis werden diese Schichten entfernt und nur der stärkehaltige Kern verwendet. Kartoffeln sind eigentlich ein Gemüse, gehören aber bei der Lebensmittelpyramide in die zweite

Ebene. In der dritten Ebene werden proteinreiche Nahrungsmittel wie Milchprodukte, Eier, Fleisch und Fisch aufgelistet. Milchprodukte liefern Kalzium, was gut für die Knochen ist, Fleisch ist ein guter Eisenlieferant, wichtig für die roten Blutkörperchen, und Fisch liefert Jod, Selen und hochwertige Fette. Man unterscheidet zwischen gesättigten und ungesättigten Fettsäuren. Gesättigte Fettsäuren kommen hauptsächlich in tierischen Produkten wie Fleisch, Wurst, Eiern und Milchprodukten vor, die ungesättigten in pflanzlichen Fetten und Ölen. Die Fettsäuren werden im Körper unterschiedlich verarbeitet, was die Körperzellen beeinflusst. Omega-3-Fettsäuren, die man in dieser Form nur in Kaltwasserfischen findet, sind positiv für das Herz-Kreislauf-System. Zum Kochen und Braten sollten pflanzliche Öle wie Raps- oder Olivenöl verwendet werden. All dies zusammen tut nicht nur dem Körper und der Haut gut, sondern auch deren Zellen, die von innen alles bekommen, was sie für ihren Stoffwechsel benötigen. Und natürlich gehört zu einem guten Ernährungsplan, dass man reichlich trinkt: zwei Liter am Tag für einen erwachsenen Menschen.

Sollte man Multivitamin- oder Mineralstoff-Präparate zu sich nehmen?

Vitamine und Mineralstoffe sind ausreichend in den täglichen fünf Portionen Obst und Gemüse enthalten. Und zwar nicht nur in Bio-Produkten, sondern auch in konventionell erzeugten Waren, die allen Unkenrufen zum Trotz einen guten Mikronährstoffgehalt haben. Bei einseitigen Diäten, Mangelernährung im Alter und bei chronisch kranken Patienten sollte im Einzelfall der Arzt entscheiden, ob und welche Stoffe ergänzt werden müssen. Auf eigene Faust Präparate einzunehmen, ohne dass ein Mangel nachgewiesen ist, birgt Risiken. Man kann schnell zu viel des Guten tun.

Welche Vitamingaben benötigt die Haut?

Vitamin A zeigt sehr eindrucksvolle und nachgewiesene Wirkungen auf die Haut. Vitamin A und seine Abkömmlinge werden als Retinol beziehungsweise Retinoide bezeichnet. Sie spielen eine wichtige Rolle für Aufbau und Funktion der Haut und Schleimhäute. Zudem schützt Vitamin A die Zellen vor den freien Radikalen. Freie Radikale entstehen beim ganz normalen Verbrennungsprozess im Körper. Vermehrt aber entstehen sie durch Rauchen, Stress, schädliche Umwelteinflüsse, UV-Strahlen und zu wenig Schlaf. Störungen im Vitamin-A-Haushalt kann zu trockener Bindehaut der Augen, trockener Körperhaut, zu Störungen der Verhornung und Haarausfall führen. Vitamin A ist fettlöslich, das bedeutet, ohne Fett als Transportmittel gelangt es nicht in den Körper. Vitamin A wird dann in der Leber verarbeitet und bei einem Überangebot dort auch gespeichert. Zu viel Vitamin A ist schädlich, vor allem für Schwangere, was sich leicht vermeiden lässt, wenn man dieses Vitamin nur über die Ernährung zu sich nimmt und Pillen und Tabletten vermeidet.

Welche Lebensmittel enthalten Vitamin A?

Vitamin A kommt nur in tierischen Nahrungsmitteln vor. Mit Abstand am meisten Vitamin A enthält Leber. Aber auch Seefisch, Eier, Milch, Milchprodukte und Butter enthalten Vitamin A. In pflanzlichen Lebensmitteln kommt nur die Vorstufe von Vitamin A, das Provitamin A vor. Daraus kann der Körper bei Bedarf selber Vitamin A herstellen. Überdosierung ist dabei nicht möglich.

Ist Vitamin B genauso wichtig?

Alle B-Vitamine bezeichnet man als Vitamin-B-Komplex. Dazu gehören: B1, B2, B3, Pantothensäure, B6, Biotin, Folsäure und B12. Ein B-Vitamin kann seine Aufgabe nicht ohne die anderen erledigen. Vitamin-B-Lieferanten sind tierische Produkte wie Fleisch, Fisch, Milch und Eier. Auch die meisten Getreidesorten wie Weizen, Roggen und Hafer enthalten B-Vitamine. Strenge Vegetarier oder Veganer, die auf Fleisch, Fisch, Milch und Eier verzichten, riskieren einen Vitamin-B-Mangel. Das gilt insbesondere für Schwangere, die einen hohen Vitamin-B-Bedarf haben, damit sich beim werdenden Kind Zellteilung, Blutbildung und das Nervensystem optimal entwickeln können. Das Vitamin B3, auch Niacin genannt, hilft der Haut, sich zu regenerieren, und fördert das Haar- und Nagelwachstum. Ein Mangel an Vitamin B3 entsteht nur durch sehr einseitige Diäten und Mangelernährung bei Alkoholikern, manchmal auch bei Patienten mit Leberzirrhose. Pantothensäure, auch als Vitamin B5 bezeichnet, hilft der Haut beim Aufbau von Fetten, regt den Energiestoffwechsel der Hautzellen an und fördert ebenfalls die Regeneration der Haut. Pantothensäure ist auch in Cremes oder Salben enthalten, da es die Wundheilung fördert und bei Sonnenbrand hautberuhigend wirken soll. Biotin wird auch Vitamin B7, Vitamin H oder Hautvitamin genannt, da es die Gesundheit von Haut, Haaren und Nägeln beeinflusst. Es hilft bei brüchigen Nägeln und gestörtem Haarwachstum. Ein Mangel ist bei einer ausgewogenen Ernährung nicht möglich. Bei Haar- und Nagelwachstumsstörungen wird Biotin von Hautärzten mit offensichtlich gutem Erfolg verordnet, auch wenn keine Studien mit eindeutig positiven Ergebnissen vorliegen.

Wie kommt die Haut an genügend Vitamin C?

Vitamin C wirkt auf das Immunsystem, die Eisenaufnahme und die Bildung von Bindegewebe und Knochen. Es stimuliert die Bildung von kollagenen und elastischen Fasern der Haut, beides wichtige Baustoffe für das Bindegewebe und die Festigkeit der Lederhaut. Bei einem Vitamin-C-Mangel können Zahnfleisch- und Hautbluten, kleine Hautentzündungen, Anfälligkeit für Infektionen, Müdigkeit, Muskelschwund und Knochenschmerzen auftreten (Skorbut).

Empfohlen werden täglich 100 Milligramm für Erwachsene. Es reichen auch 50 Milligramm aus, aber weniger als 20 Milligramm pro Tag sollten es nicht sein. Vitamin C ist ein wasserlösliches Vitamin und ein Überschuss im Körper wird mit dem Urin ausgeschieden. Das ist der Fall bei 400 bis 500 Milligramm Vitamin C am Tag. Mehr wird vom Körper nicht aufgenommen. Alle Sorten an Obst und Gemüse sind sehr reich an Vitamin C. Wer zwischendurch ein Stück Obst isst, mittags und abends Gemüse oder Salat, der macht alles richtig.

Gehört auch Vitamin D zur Hautnahrung?

Vitamin D hemmt Entzündungen und hilft bei der Abwehr von Infekten. In der Haut reguliert es die Zellteilung und Reifung der Zellen in der Oberhaut. Nur etwa 10 bis 30 Prozent des für den Körper notwendigen Vitamin D nimmt man über die Nahrung auf. Der größte Teil wird vom Körper selbst produziert, und zwar durch Einwirken von UVB-Strahlen auf die Haut. Dadurch wird in der Haut eine Vorstufe von Vitamin D bereitgestellt, die in Leber und Niere weiter zur aktiven Form des Vitamin D umgewandelt wird. Groß angelegte Untersuchungen an Tausenden Kindern und Erwachsenen haben gezeigt, dass über die Hälfte der Bevölkerung einen zu niedrigen Vitamin-D-Spiegel hat und dass für eine optimale Abwehr bestimmter Krebszellen höhere Vitamin-D-Werte möglicherweise günstig wären. Früher haben sich die Menschen mehr draußen aufgehalten. Heute sitzen die meisten im Büro oder in der Wohnung – vor allem die Kinder. Außerdem gibt es viele Frauen, die sich aus religiösen Gründen nur verschleiert zeigen, und alte Menschen, die kaum oder gar nicht mehr an die frische Luft gehen. Das sind die Risikogruppen, bei denen oft ein ausgeprägter Mangel festgestellt wird. Alte Haut verliert ferner zunehmend die Fähigkeit, Vitamin D zu bilden, ebenso die stark gebräunte oder dunkle Haut. Farbige Menschen in hiesigen Breiten riskieren somit einen Vitamin-D-Mangel. Vitamin D ist ein fettlösliches Vitamin und kann lange Zeit in der Leber gespeichert werden, sodass Durststrecken im Winter theoretisch ausgeglichen werden können. Oft reicht aber die Produktion im Sommer nicht aus, um Reserven zu bilden. Ein Grund sind auch die Sonnenschutzcremes, denn schon ein geringer Lichtschutzfaktor filtert die UVB-Strahlen, sodass eben kein Vitamin D mehr gebildet wird. So schützt man die Haut mit der Sonnencreme zwar vor den krebserregenden Strahlen, verhindert aber andererseits, dass ausreichend Vitamin D produziert wird. Das Beste ist, sich so oft wie möglich im Freien aufzuhalten, denn über die Nahrung lässt sich Vitamin D nicht so leicht aufnehmen. Fette Fische wie Hering, Lachs und Sardinen sind reich an Vitamin D, werden aber von den meisten Menschen nicht regelmäßig verzehrt. Auch Butter und Käse enthalten Vitamin D, aber davon müsste man viel zu große Mengen essen, um den Bedarf zu decken. In einigen Ländern sind Grundnahrungsmittel wie Milch bereits mit Vitamin D angereichert, bei uns noch nicht.

Eine beeindruckende Wirkung auf die Haut soll Vitamin E haben.

Tocopherole, der Sammelbegriff für alle Vitamin-E-Formen, wirken extrem zellschützend. Vitamin E wirkt auf diese Weise nicht nur in Cremes oder Salben, sondern auch durch die Aufnahme mit der Nahrung. Das Vitamin E kommt besonders in fettreichen pflanzlichen Lebensmitteln vor wie Keimen, Samen und Nüssen und ist in den daraus gepressten Ölen enthalten. Besonders reich an Vitamin E ist das Weizenkeimöl. Vitamin E gelangt in alle Hautschichten und wird im Talg angereichert, genauer in den Fetten der Talgdrüsen. Diese Fette gelangen samt Vitamin E durch die Haarfollikel auf die Hautoberfläche, wo Vitamin E dann in den oberen Hautschichten schützend wirkt. Gerade diese oberen Hautschichten sind besonders gefährdet durch das UV-Licht, das Krebs auslösen kann. Vitamin E fängt freie Radikale ab – also die aggressiven Sauerstoffverbindungen, die die Zellstrukturen angreifen und stark schädigen können, hautkrebsfördernd wirken und die Alterung der Haut beschleunigen.

Immer wieder ist in Zusammenhang mit Vitaminen und deren Wirkung die Rede von freien Radikalen. Was ist das?

Freie Radikale entstehen im Körper durch den ganz normalen Verbrennungsprozess. Vermehrt entstehen sie durch Rauchen, zu wenig Schlaf, Stress, UV-Strahlen und schädigende Einflüsse aus der Umwelt. Es sind sehr reaktionsfreudige und teils auch aggressive Sauerstoffverbindungen, die alle Körperzellen angreifen können. Sie verändern Enzyme, die äußere Hülle der Zelle und sogar das Erbgut – die DNA. Sie haben eine sehr kurze Lebensdauer, die meist weniger als einen tausendstel Bruchteil einer Sekunde beträgt. Diese kurze Lebenszeit reicht aber aus, um immense Schäden am Gewebe anzurichten. Ein einziges freies Radikal kann in diesem tausendstel Bruchteil bis zu tausend Zellen schädigen. Sie greifen prinzipiell alle Körperzellen und alle Zellteile an, häufig die Fette im Körper, die sich größtenteils in der Zellhülle befinden. Bei einem Massenangriff durch freie Radikale können große Schäden an der Zellhülle entstehen, was zum Zelltod führen kann. Die Schlachtfelder, die die freien Radikale hinterlassen, sind maßgeblich Ursache für die Hautalterung und die Entstehung von Hautkrebs. Das verdeutlicht, wie wichtig die Fänger der freien Radikale sind, die Antioxidantien, zu denen auch die Vitamine C und E gehören.

Wüten freie Radikale vor allem in der Haut?

Nein, überall im Körper, aber in der Haut besonders ausgeprägt. Der Körper ist diesen Angriffen aber nicht schutzlos ausgeliefert. Jede Zelle enthält auch Enzyme, die die freien Radikale abfangen können. Sie werden ständig neu gebildet, genauso wie die freien Radikale laufend neu entstehen. Weitere Schutzmechanismen des Körpers sind die Vitamine E und C, die der Körper über die Nahrung erhält. Man kann sich das wie eine Waage vorstellen. In der einen Waagschale liegen die freien Radikale, in der anderen die schützenden Enzyme und Vitamine. In einem gut funktionierenden Körpersystem sind diese beiden Schalen in Balance. Dazu muss der Körper ausreichend mit Vitamin C, E, aber auch mit Zink und Selen versorgt werden. Diese beiden Spurenelemente sind notwendig für die Wirkung von Enzymen, die gegen die freien Radikale kämpfen können. Es wird intensiv daran geforscht, ob auch die sekundären Pflanzenstoffe in der Lage sind, freie Radikale unschädlich zu machen.

Was sind sekundäre Pflanzenstoffe, die als mögliche Wunderwaffe gegen freie Radikale in Frage kommen?

Sekundär werden diese Verbindungen in der Pflanze genannt, weil sie nicht zu den primären Pflanzenstoffen zählen wie Kohlenhydrate, Proteine, Fette, Ballaststoffe und nicht am Energiestoffwechsel und Auf- und Abbau der Zellen beteiligt sind. Von vielen sekundären Pflanzenstoffen weiß man, dass sie positiv auf den Menschen wirken. Sie können einen Schutz aufbauen gegen Bakterien und Viren sowie entzündungshemmend sein. Andere stimulieren die Immunabwehr oder verhindern das Verkleben von Blutplättchen, sodass keine Thrombosen entstehen. Wieder andere können Blutdruck, Blutzucker und Cholesterinspiegel senken. Die wichtigste Wirkung ist aber ihre Eigenschaft, freie Radikale unschädlich zu machen. Auch scheinen sie vorbeugend gegen Krebs zu wirken. Die bekannteste Gruppe ist die der Carotinoide. Beta-Carotin kommt in Karotten vor, in Kürbis, Brokkoli, Spinat, Aprikose, Guave sowie in orangefarbenem Obst und Gemüse. Neben dem Beta-Carotin gibt es noch viele andere Carotinoide, die in Tomaten, roter Grapefruit und Wassermelone vorhanden sind. Carotinoide werden vom Darm am besten zusammen mit Fett aufgenommen. Sie befinden sich im Zellinnern der Pflanze und werden erst freigesetzt, wenn ihre Zellstruktur zerstört wird – also beim Kochen und Pressen. Karottensaft oder gekochte Karotten sind gute Carotin-Quellen. Mit etwas pflanzlichem Öl ist die Aufnahme optimal. Ähnlich sieht es bei Tomaten aus. Tomatenmark oder -saft sind gute Lieferanten von Carotinoiden. Seriöse Studien belegen, dass ein hoher Konsum von Carotinoiden bei Männern das Risiko für Hoden- oder Prostatakrebs senken kann.

Carotin kann die Haut leicht gelb oder bräunlich wirken lassen. Warum?

Oberhaut und Fettgewebe sind bevorzugte Speicherorte für Carotin. Carotinoide haben in der Pflanze die Aufgabe, das Chlorophyll in den Blättern vor Oxidation zu schützen. Das machen sie auch in der Haut. Die Haut ist als äußere Barriere besonders belastet, denn sie ist den gefährlichen UV-Strahlen ausgesetzt, die die Haut schneller altern lassen und wesentlich dazu beitragen, dass Fältchen und Pigmentflecken sowie Vorstufen von Hautkrebs und Hautkrebs entstehen. Bei der Entstehung von Hautkrebs und der Hautalterung durch Licht spielen Freie Radikale eine Schlüsselrolle. Carotinoide schützen vor den schädigenden Wirkungen von UV-Strahlen auf unterschiedliche Weise. Zum einen werden sie als fettlösliche Substanzen mit dem Talg auf die Haut abgegeben und lagern sich in die Hornhaut ein. Hier verhindern sie das Eindringen von UV-Strahlen in die Haut. Zum anderen können sie die freien Radikale unschädlich machen, die durch die gefährliche UV-Strahlung entstehen. Für künstlich zugeführte Carotinoide gelten die schützenden antioxidativen Effekte allerdings nur bis zu einer Menge von etwa zehn Milligramm pro Tag. Mehr als diese Menge an künstlich zugeführten Carotinoiden kann Schaden anrichten und vermutlich sogar die Entstehung bestimmter Krebsarten wie Lungenkrebs bei Rauchern fördern. Bei mit der Nahrung zugeführten natürlichen Carotinoiden wurden derartige negative Effekte nicht beobachtet.

Zu den sekundären Pflanzenstoffen gehören außerdem noch die Poly-
phenole. Braucht die Haut diese Stoffe?

Polyphenole sind aufgeteilt in Flavonoide, Stilbene und Phenolsäu-
ren. Jedes Obst und jedes Gemüse hat sein eigenes Profil. Polyphenole kommen vor allem in der Haut der Pflanze, in Schalen und am
Randbereich vor. Dort schützen sie gegen schädigende Einwirkungen von UV-Licht. Rote Weintrauben haben beispielsweise einen
hohen Gehalt an Polyphenolen, speziell dem Resveratrol. Das findet
sich im Rotwein wieder. Die Farbe kommt allerdings nicht durch
das Resveratrol zustande, sondern durch die verschiedenen Flavonoide in der Schale roter Trauben. Vor Jahren wurde propagiert, dass die
Franzosen länger leben und weniger Herz-Kreislauf-Erkrankungen
haben. Man hat das auch auf den höheren Rotweinkonsum zurückgeführt und die Polyphenole im Wein für diesen günstigen Effekt
gelobt. Das ist schön zu hören, aber wissenschaftlich umstritten. Polyphenole werden positiv für die Haut eingestuft beim Kampf gegen
freie Radikale und die Alterung der Haut. Bestimmte Polyphenole
mit ihren zellschützenden Wirkungen werden auch in Hautcremes
verarbeitet. Untersuchungen an Zellkulturen im Labor haben teils
vielversprechende Ergebnisse geliefert. Mittlerweile gibt es erste Studien mit positiven Effekten bei Einnahme von Polyphenolen auch
bei Menschen. Für Polyphenole in Cremes liegen ebenfalls Daten
vor. Dennoch lassen sich zum jetzigen Zeitpunkt keine konkreten
Empfehlungen aussprechen, dass diese Produkte tatsächlich die Haut
verjüngen. Polyphenole sind nicht nur im Rotwein enthalten, sondern
in großen Mengen in grünem und schwarzem Tee, in der Kakaobohne, in Obst- und Gemüsesorten, vor allem in solchen mit dunkler
und violetter Schale wie Heidelbeeren, Trauben, Brombeeren, Auber-
ginen, Pflaumen. Optimal für Körper und Haut ist ein bunter Speiseplan einmal quer durch die ganze Farbpalette.

Schwarzer und grüner Tee sind reich an Polyphenolen, Kaffee nicht. Heißt das, der Haut zuliebe keinen Kaffee?

Wenn es nur um die Fähigkeit geht, Radikale effektiv einzufangen, ist Tee nicht unbedingt der haushohe Sieger. Denn auch Kaffee enthält Säuren, die das können. Diese gehören zum Teil auch zu den Polyphenolen. Kaffee sollte man in Maßen genießen, maximal zwei bis drei Tassen pro Tag. Das gilt für Tee nicht. Trinkt man seinen Kaffee mit Milch, wird ein großer Teil der Polyphenole gebunden, sodass sie sich nicht mehr so positiv im Körper entfalten können. Das gilt auch für Tee.

Was passiert mit den Polyphenolen im Kakao, den man ja bekanntlich mit Milch zubereitet?

Die Kakaobohne enthält sehr viele Polyphenole, genauer Flavonoide. Auch hier zeigen sich Eigenschaften als Freie-Radikale-Fänger nur bei echtem Kakao, der mit Wasser gekocht wird.

Was schmeckt der Haut sonst noch auf dem großen Gebiet der sekundären Pflanzenstoffe?

Sekundäre Pflanzenstoffe mit nachgewiesenen positiven Wirkungen für den Körper und zum Teil auch für die Haut sind die Aromastoffe, die sehr reichhaltig in Limonen und frischem Orangensaft enthalten sind, die Protease-Inhibitoren, die in so eiweißreichen Pflanzen wie Kartoffeln, Hülsenfrüchten und Getreide enthalten sind, und die Phytoöstrogene.

Kann man seiner Haut mit Soja, einem Phytoöstrogen, einen Gefallen tun?

Diese pflanzlichen Hormone, die besonders reichhaltig in der Sojapflanze vorkommen, zeigen ähnliche Eigenschaften wie die Östrogene, allerdings viel schwächere. Auch hier macht sich die Industrie diese Wirkung zunutze, indem sie Präparate mit Phytoöstrogenen gegen Beschwerden in den Wechseljahren anbietet. Die wissenschaftlichen Nachweise sind sehr dünn. Auch für die Haut werden immer wieder Phytoöstrogene propagiert. Man kann sie aber derzeit weder empfehlen noch ablehnen.

Haut und Hormone

Hormone sind kleine Wunderwaffen. Sie zirkulieren durch das über 100 000 Kilometer lange Netz der Arterien und Venen im gesamten Körper und wissen genau, wo ihr Ziel liegt. Sie haben ein eingebautes Navigationssystem, mit dem sie sich in einem gesunden Organismus nicht verfahren können, und docken immer an den richtigen Stellen an. Sie passen ganz genau auf ihre Zellen und Organe, für die sie bestimmt sind – so wie ein Schlüssel ins Schlüsselloch passt. Ohne Hormone geht gar nichts, denn sie übermitteln die lebenswichtigen Nachrichten, wie Zellen und Organe zu funktionieren haben. Sie regulieren den Blutzuckerspiegel, den Wasserhaushalt, den Blutdruck, sind unverzichtbar für die gesamte Entwicklung des Menschen, sie steuern die sexuelle Lust und das Wohlbefinden, sie mischen in jeder Lebensphase und in jedem Winkel des Körpers mit – bei Neugeborenen, in der Kindheit, der Pubertät und später auch im Alter mit all den damit verbundenen Folgen für die menschlichen Organe.

Die Hormonproduktion und ihre Wirkungsweise auf den gesamten Körper, seine Organe und selbstverständlich auch die Haut ist ein intelligentes, exakt aufeinander abgestimmtes und ausgeklügeltes System mit enormer Schlagkraft. Dieser hochkomplizierte Hormonhaushalt lässt erahnen, was es bedeuten kann, wenn man sich im fortgeschrittenen Alter künstlich Hormone zuführen lässt, unter anderem auch, um den Alterungsprozess aufzuhalten und die Spuren des Alterns – vor allem auf der Haut – zu glätten.

Produziert werden Hormone in Drüsen wie der Schilddrüse, der Hirnanhangdrüse und den Nebennieren, jenen dreieckig geformten orangefarbenen Drüsen, von denen jeder Mensch zwei besitzt. Aber auch in Nervenzellen und speziellen auf die Hormonproduktion ausgerichteten Zellen entstehen diese Wunderwaffen für einen reibungslos funktionierenden Körper. Bei ihrer Arbeit, die unter anderem darin besteht, die biologischen Prozesse zu steuern, lassen sich die Hormone relativ viel Zeit im Gegensatz zu den Nerven, die Nachrichten in Windeseile aufnehmen, verarbeiten und weiterleiten. Manche Hormone sind einige Minuten, andere sogar einige Stunden unterwegs, bis sie ihr Ziel erreicht haben. So ein Zielhafen ist natürlich auch die Haut. Dort wirken die Hormone so, dass das Ergebnis für jeden sichtbar ist.

Welche Hormone beeinflussen Aussehen und Beschaffenheit der Haut?

Die auf diesem riesigen Gebiet wohl interessantesten Hormone für die Haut sind Sexualhormone und Schilddrüsenhormone. Daneben beeinflussen aber auch andere Hormone die Haut, darunter Stresshormone der Nebenniere sowie Wachstums- und Steuerhormone aus dem Gehirn, vor allem aus der Hirnanhangdrüse und der Zirbeldrüse.

Erklären Sie bitte noch mal kurz die Schilddrüse.

Die Schilddrüse sitzt unterhalb des Kehlkopfs am Hals, bevor die Luftröhre hinter dem Brustbein verschwindet. Normalerweise kann man sie nur tasten, aber nicht sehen. Wenn sie als Schwellung am Hals sichtbar auffällt, ist sie in der Regel bereits vergrößert. Es gibt zwei biologisch aktive Hormone: Thyroxin (T4), das man auch als Medikament einnehmen kann, wenn die Funktion der Schilddrüse gestört ist, und Trijodthyronin (T3). Beide fallen – vereinfacht ausgedrückt – unter den Begriff Schilddrüsenhormon. Wie stark die Schilddrüse arbeitet, wie viel Hormon sie produziert, wird unter anderem von Faktoren der Hirnanhangsdrüse reguliert. Vereinfacht gesagt: Macht die Schilddrüse zu wenig, wird sie zu mehr Arbeit angeregt, macht sie zu viel, fallen anregende Faktoren weg. Auch von der Jodzufuhr hängt ab, wie viel Schilddrüsenhormon produziert wird. Fehlt Jod, wird zu wenig Schilddrüsenhormon gebildet, die Schilddrüse vergrößert sich (Struma), um den Mangel auszugleichen, was zu Knoten in der Schilddrüse führen kann. In Deutschland werden im Gegensatz zu anderen Ländern wie den USA und der Schweiz Lebensmittel nicht generell mit Jodsalz angereichert. Deshalb deckt die durchschnittliche Jodzufuhr in Deutschland nur etwa zwei Drittel des Tagesbedarfs. Rund zwanzig Millionen Menschen leiden bundesweit unter einer vergrößerten oder knotigen Schilddrüse.

Verändern Krankheiten die Hormonproduktion der Schilddrüse und reagiert die Haut auf eine Unterfunktion?

Entzündungen der Schilddrüse wie zum Beispiel eine Hashimoto-Thyreoiditis können die Hormonproduktion beeinflussen. Das Hashimoto-Syndrom zerstört das Gewebe der Schilddrüse, wodurch anfänglich gelegentlich vermehrt, später oft weniger Hormone produziert werden. Die Haut ist bei einem Mangel an Schilddrüsenhormonen (Hypothyreose) kalt, trocken, blass, teigig und manchmal gelblich verfärbt. Das fällt besonders an Handinnenflächen und Fußsohlen auf. Der Grund ist, dass die Haut schlechter durchblutet ist, die Schweiß- und Talgdrüsen nicht mehr so aktiv sind, Wasser sich im Bindegewebe der Haut einlagert und der Abbau des Naturfarbstoffs Carotin nicht mehr richtig funktioniert. Im Gesicht können Schwellungen (Ödeme) rund um die Augen auftreten, bei seit Geburt bestehender Unterfunktion auch hängende Oberlider, eine verbreiterte Nase und auch geschwollene Lippen, was zu einem stumpfsinnigen Gesichtsausdruck führen kann. Bei einem Mangel an Schilddrüsenhormonen werden die Haare auf dem Kopf und am Körper trocken, dünn und brüchig. Etwa die Hälfte der betroffenen Menschen leiden zudem an Haarausfall. Auch die Nägel können langsamer wachsen, sind oft brüchig und haben Längs- oder Querstreifen.

Was passiert bei einer Überfunktion der Schilddrüse?

Bei Frauen tritt eine Überfunktion der Schilddrüse (Hyperthyreose) etwa fünfmal häufiger auf als bei Männern. Etwa ein Prozent der jungen Frauen hat eine Überfunktion, meistens aufgrund einer Autoimmunerkrankung der Schilddrüse (Morbus Basedow). Diese Erkrankung, bei der ein Auto-Antikörper die Schilddrüsenfunktion anregt, kann, wenn sie nicht behandelt wird, dazu führen, dass man Glubschaugen bekommt. Bei älteren Frauen haben bis zu fünf Prozent eine Überfunktion. Die häufigste Ursache für eine Überfunktion in diesem Alter sind einer oder mehrere Knoten (heiße Knoten) in der Schilddrüse, die unkontrolliert Hormone produzieren. Als Folge ist die Haut warm, feucht und glatt. Besonders an den Handinnenflächen und Fußsohlen schwitzt man stärker und die Hautfalten an Händen und Füßen sind oft bräunlich verfärbt. Die Haare sind dünn und weich; ein diffuser Haarausfall kann auftreten. Bei jeder zwanzigsten Frau verändern sich die Nägel, sie werden gelblich und wachsen nur ganz langsam. Das Nagelhäutchen und der weißliche Halbmond können komplett fehlen, Dellen können sich bilden und die Nägel können sich komplett vom Nagelbett lösen.

Welchen Einfluss haben Sexualhormone auf die Haut?

Sexualhormone oder ihre Vorläufer werden in den Eierstöcken beziehungsweise den Hoden und der Nebenniere gebildet. Die Nebennieren – sie sitzen wie Kappen auf den Nieren – sind kleine Fabriken für wichtige Botenstoffe und Hormone. Erst in den letzten Jahren hat man herausgefunden, dass auch Zellen der Haut, insbesondere der Haarfollikel, Hormone umwandeln und auch produzieren können. Die Haut ist somit nicht nur Zielscheibe, sondern auch wichtige Quelle für Sexualhormone. Die Haut reagiert daher nicht nur auf die im Blut vorhandenen Hormone, sondern hat genügend Zellen und Enzyme, um sich ein eigenes hormonelles Umfeld zu schaffen. Bei Frauen und Männern regulieren sowohl weibliche Hormone – vor allem Östrogene, Prolactin und Progesteron – als auch männliche Hormone – das sind Testosteron und Dihydrotestosteron – wichtige Funktionen der Haut und des Haarwachstums. Ein bedeutendes Vorläufermolekül für männliche und weibliche Hormone aus der Nebenniere, das DHEA (Dehydroepiandrosteron), wirkt auch auf die Haut.

Wie arbeiten männliche und weibliche Sexualhormone und wie wirken sie?

Bei Männern und Frauen werden grundsätzlich die gleichen Hormone hergestellt. Unterschiede zwischen Mann und Frau bestehen zum einen in den Mengen der produzierten Hormone und der Art, wie sie verstoffwechselt werden, und zum anderen darin, dass die Gewebe geschlechtsspezifisch eine unterschiedliche Empfindlichkeit für die Wirkung der Hormone aufweisen. Ein gutes Beispiel ist Testosteron. Das haben eben nicht nur Männer, sondern auch Frauen. Beim Mann wird es vor allem im Hoden hergestellt, bei der Frau aus Vorläufern in der Nebenniere. Bei Frauen wird das Testosteron im Haarfollikel vornehmlich in das für die Haut wichtige weibliche Hormon 17-beta-Östradiol umgewandelt, bei Männern in das noch stärker wirkende männliche Hormon Dihydrotestosteron. Hemmt man bei der Frau die Umwandlung zu Östradiol, wie es durch bestimmte bei Brustkrebs eingesetzte Therapien der Fall ist, kommt es zu Haarausfall. Hemmt man die Umwandlung zu Dihydrotestosteron beim Mann, kann das als Therapie bei bestimmten Formen des Haarausfalls (der sogenannten androgenetischen Alopezie) eingesetzt werden.

Sexualhormone können auf Zellen wirken, wenn diese über eine Andockstelle, einen sogenannten Rezeptor, für das Hormon verfügen. Weibliche Hormone benutzen dabei einen anderen Rezeptor als männliche Hormone. Die vielfältigen Effekte der Sexualhormone lassen sich daher gut an der Verteilung ihrer Rezeptoren in der Haut ablesen. Rezeptoren für Sexualhormone finden sich in Hornzellen der Oberhaut, den Bindegewebszellen der Lederhaut, den Horn- und den Pigmentzellen der Haarfollikel, in Talg- und Schweißdrüsen sowie in Blutgefäßen.

Vereinfacht kann man sagen, dass weibliche Hormone (Östrogene) die Barrierefunktion der Haut, also ihre Schutzfunktion gegenüber Umwelteinflüssen stärken, die Produktion und Qualität von Kollagen erhöhen und dessen Abbau vermindern. Kollagen ist das wichtigste Strukturgerüst der Lederhaut und deshalb für das Aussehen der Haut von immenser Wichtigkeit. Außerdem sorgen Östrogene dafür, dass Wasser in der Lederhaut gespeichert wird. Die Haut ist straff und elastisch und kleine Fältchen werden unsichtbar. Östrogene helfen bei der Heilung von Wunden und können Entzündungen verhindern.

Dann müsste die Haut während der Schwangerschaft besonders intakt sein, weil der Östrogenspiegel sehr hoch ist?

Genauso ist es – Schwangere sehen meistens strahlend aus. Die antientzündliche Wirkung von Östrogenen ist ein Grund, warum sich während der Schwangerschaft bestimmte Hautkrankheiten wie die Schuppenflechte eher bessern. Weibliche Hormone verstärken aber auch die Hautpigmentierung. Das erleben manche Frauen in der Schwangerschaft, wenn im Gesicht eine bräunliche Verfärbung um den Mund herum auftritt. Östrogene verbessern zudem die Durchblutung der Haut und der Haarfollikel und sorgen auch sonst dafür, dass das Kopfhaar fülliger wird, ein Effekt, der in der Schwangerschaft gut zu beobachten ist. Nach der Geburt kehren allerdings mit einem vermehrten Haarausfall wieder die normalen Verhältnisse beim Haarwuchs zurück.

Wenn Östrogene das Kopfhaar fülliger machen, dann müsste Haarausfall gut mit östrogenhaltigen Lösungen behandelt werden können.

Noch ist wissenschaftlich umstritten, ob Haarausfall mit östrogenhaltigen Lösungen nachhaltig behandelt werden kann, da zumindest bei Mäusen das Haarwachstum durch Östrogene gehemmt wird. Die Praxis hat jedoch in vielen Fällen gezeigt, dass dies zu funktionieren scheint.

Und was bewirken männliche Hormone in der Haut?

Männliche Hormone führen dazu, dass Ober- und Lederhaut dicker werden. Zusätzlich wird das Kollagengerüst der Lederhaut stärker vernetzt und damit fester und widerstandsfähiger. Die männlichen Hormone, Androgene, haben eine Schlüsselfunktion für die Talgdrüsen und steuern deren Aktivität. Sie sind wichtig für das normale Wachstum der Haare und dafür verantwortlich, dass sich Scham- und Achselhaare bilden. Aber diese männlichen Hormone haben auch noch eine ganz andere Wirkung. Sie lassen die Haarfollikel im Lauf des Lebens schrumpfen (Miniaturisierung). Und dann wächst eben kein schönes kräftiges Haar nach, sondern es wachsen nur noch kleine Härchen. Bei Männern, deren Rezeptoren besonders empfindlich auf männliche Hormone reagieren, kommt es zu dem typischen Haarausfall bis hin zur Glatzenbildung (androgenetische Alopezie).

Wie unterscheidet sich aufgrund hormoneller Einflüsse die Haut bei Frauen und Männern?

Natürlich sind nicht alle Unterschiede auf die Wirkungsweise von Sexualhormonen zurückzuführen, aber viele schon. Männer haben in allen Altersgruppen eine bis zu 20 Prozent dickere Ober- und Lederhaut, Frauen haben mehr Unterhautfettgewebe. Männer haben größere Hautporen, die mehr als dreimal so viel Talg produzieren wie bei Frauen, weshalb Männer auch häufiger von einer schweren Akne betroffen sind als Frauen. Der normale Wasserverlust über die Haut ist gleich, aber Männer schwitzen bei körperlicher Anstrengung fast doppelt so viel wie Frauen. Ihr pH-Wert (Säureschutzmantel) der Haut und Oberhaut ist etwas niedriger. Die Haut von Männern ist dunkler, trotz gleicher Anzahl von Pigmentzellen. Dazu trägt auch ein höherer Gehalt des braunen Farbstoffs (Melanin) in den Pigmentzellen bei – ein Unterschied, der mit der Pubertät beginnt. Zudem bräunen Männer schneller und die Bräune hält länger an. Die Haut von Frauen ist glatter und wirkt daher strahlender und glänzender. Männer haben häufiger Hautinfektionen durch Viren und Bakterien, und die Rate an Stachelzellkrebs und schwarzem Hautkrebs bei älteren Männern ist doppelt so hoch wie bei Frauen gleichen Alters. Natürlich trägt auch eine unterschiedliche Lebensweise dazu bei, aber daneben scheint eine stärkere Produktion von Stresshormonen bei Männern die Immunreaktionen der Haut negativ zu beeinflussen. Andererseits entwickeln Frauen häufiger Autoimmunerkrankungen der Haut.

Wie wirkt sich die hormonelle Umstellung bei Frauen in den Wechseljahren auf die Haut aus und gibt es eine vergleichbare Phase bei Männern?

Die Sexualhormone sind von Geburt an vorhanden, ihre Produktion steigt während der Pubertät stark an und nimmt im Alter ab. Das allmähliche und im Verlauf des Lebens stärkere Absinken des männlichen und weiblichen Sexualhormon-Spiegels spielt eine große Rolle bei der Hautalterung und verstärkt die Alterung der Haut durch äußere Faktoren wie UV-Strahlung und Rauchen. Die Haut wird bei Männern und Frauen ab dem 45. Lebensjahr dünner. Man geht davon aus, dass der Verlust an Kollagen im Erwachsenenalter etwa ein Prozent pro Jahr beträgt, wobei Männer ein größeres Kollagen-Reservoir haben als Frauen. Gleichzeitig verschlechtert sich die Barrierefunktion der Haut, also ihre Funktion als Schutz vor der Umwelt. Sie trocknet schneller aus und verliert an Elastizität und Straffheit. Auch die Durchblutung der Haut nimmt hormonbedingt langsam ab, wodurch sie weniger Nährstoffe bekommt. Wenn die Produktion der Sexualhormone nachlässt, heilen Wunden schlechter und die Abwehrkraft der Haut sinkt.

Gilt das alles für Männer und Frauen gleichermaßen?

Prinzipiell ja, bei Männern verringert sich die Produktion der Sexualhormone langsamer und ist ein über Jahre schleichender Prozess, der sich erst ab dem 60. Lebensjahr bemerkbar macht und in diesem Alter bei Männern auch zu einer Art männlicher Wechseljahre führen kann. Bei Frauen hört die Produktion der wichtigen weiblichen Hormone nach der Menopause schlagartig auf. Die Folge sind Hitzewallungen, die Lust auf Sex nimmt ab und auch die Haut verändert sich. Frauen bemerken eine plötzliche Hautalterung schon einige Monate nach der Menopause. Es bilden sich mehr Falten und sie sind auch tiefer, die Haut wird trockener und ist weniger straff und elastisch.

Kann man mit einer künstlichen Zufuhr von Hormonen den Mangel ausgleichen und das Hautbild verbessern?

Hormontherapie bei Frauen nach der Menopause wurde über Jahrzehnte propagiert und man weiß, dass eine solche Hormontherapie mit Östrogenen die altersbedingten Veränderungen der Haut verringern kann. Mit einer Hormonzufuhr wird die Oberhaut wieder dicker, mehr Kollagenfasern werden produziert, die Haut wird besser durchblutet, straffer, glatter und elastischer. Tabletten mit weiblichen Hormonen können einen bereits eingetretenen Alterungsprozess der Haut deutlich rückgängig machen. Aber all diese Beobachtungen beruhen auf zum Teil sehr unterschiedlichen Hormontherapien. Außerdem zeigen neuere Untersuchungen, dass Hormonersatztherapien mit Östrogenen das Brustkrebsrisiko und auch das Risiko von Herz- und Kreislauferkrankungen erhöhen können. Nutzen und Risiko müssen also unter ärztlicher Kontrolle abgewogen werden. Wichtig ist, die Gesundheit zu erhalten und vielleicht Wechseljahresbeschwerden wie Hitzewallungen, Nervosität, Müdigkeit, Kopfschmerzen, Depressionen, wiederholte Harnwegsinfekte, Harninkontinenz und Osteoporose in den Griff zu bekommen. Hautveränderungen und Hautalterung spielen da eine eher untergeordnete Rolle.

Wie ist es bei Männern und dem Testosteron?

Während die Behandlung mit weiblichen Hormonen die Haut günstig beeinflusst, verbessert die Therapie mit Testosteron bei älteren Männern vor allem die körperliche und geistige Fitness, die Knochendichte und die sexuelle Aktivität. Allerdings erhöht diese Therapie auch das Risiko für Prostatakrebs und Herz-Kreislauf-Erkrankungen. Eine Testosteron-Behandlung kommt nur dann in Frage, wenn ein krankhaftes Absinken der männlichen Sexualhormone vorliegt, und sollte von einem darauf spezialisierten Arzt vorgenommen werden.

Lassen sich bei einer Hormontherapie nicht die positiven Eigenschaften nutzen und die schädlichen verhindern?

Wenn man es schafft, die erwünschten Effekte der Östrogene von den unerwünschten Effekten besser zu trennen, dann wäre das ein Durchbruch in der Hormonersatztherapie bei Frauen. Ziel wäre es, ein Molekül zu entwickeln, das auf Haut und Knochen so positiv wirkt wie Östrogen, aber keine oder möglichst wenig Effekte auf Brustdrüse oder Gebärmutter mit sich bringt. Das scheint mit Blick auf die derzeitigen Forschungen in Zukunft nicht unmöglich zu sein.

Wie verhält es sich mit DHEA? Kann man diese Vorstufe von Hormonen nicht nutzen?

Ja, die Möglichkeit einer Behandlung mit DHEA (Dehydroepiandrosteron) ist in der Tat gegeben. Hierdurch ließen sich die Risiken einer Östrogen- oder Testosteron-Behandlung möglicherweise verringern. DHEA wird in der Nebenniere gebildet und ist wichtig für die Produktion von männlichen und weiblichen Hormonen. Bei erwachsenen Männern und Frauen sind die DHEA-Spiegel 100 bis 500 Mal höher als die Testosteron-Spiegel und 1000 bis 10 000 Mal höher als die Östrogen-Spiegel – am höchsten im Alter von fünfundzwanzig bis dreißig Jahren. Ab dann sinkt der DHEA-Spiegel stetig ab. So haben Sechzigjährige nur noch fünf bis zehn Prozent der Menge im Blut, die man bei jungen Erwachsenen messen kann. In einer klinischen Studie nahmen Männer und Frauen mit 60 und älter DHEA über ein Jahr lang ein. Der Effekt: Der Knochenabbau verringerte sich, die sexuelle Aktivität stieg, und besonders bei Frauen verbesserte sich die Haut. Sie wurde wieder straff, der Wassergehalt erhöhte sich und Pigmentveränderungen der Haut verringerten sich. Die Therapie und ihre Langzeitfolgen müssen aber noch besser erforscht werden, bevor man eine Empfehlung aussprechen kann.

Mit der Antibabypille ist eine künstliche Hormonzufuhr geschaffen. Hat das einen positiven oder einen negativen Einfluss auf die Haut?

Im Gegensatz zur Hormonersatztherapie in den Wechseljahren wird die Pille bei Frauen im gebärfähigen Alter eingesetzt. Der wichtigste

Effekt für die Haut ist vor allem bei jungen Frauen, dass die Talgdrüsen nicht mehr so aktiv sind und damit eine Akne behandelt oder verhindert werden kann. Das schaffen vor allem Pillen, die zusätzlich zu Östrogenen auch noch Gestagene enthalten, die die männlichen Hormone in Schach halten. Es gibt auch Pillen, in denen ein Gestagen enthalten ist (Cyproteronacetat), das die Wirkung von Testosteron noch stärker einschränkt. Diese Pille wird nicht nur zur Schwangerschaftsverhütung eingesetzt, sondern zeitlich begrenzt auch bei Frauen mit ausgeprägter Akne, männlichem Haarwuchs oder hormonell bedingtem Haarausfall.

Klappt eine künstliche Hormonzufuhr nur mit Medikamenten oder auch mit Cremes?

Weibliche und männliche Sexualhormone werden nach Auftragen in Form von Cremes gut in die Haut aufgenommen. Sie durchdringen sogar die Haut und gelangen ins Blut. Das hat Vor- und Nachteile. Zum einen haben Cremes, die Östrogene oder Progesteron enthalten, die gleichen positiven Effekte auf die Haut wie in Form einer Tablette zugeführte Hormone, und zwar bei Frauen und Männern in derselben Weise. Die Haut wird nach zwei Wochen um bis zu zehn Prozent dicker und straffer, Falten bilden sich zurück. Für einige Cremes existieren kontrollierte klinische Studien. Weil die Hormone aus den Cremes aber auch ins Blut gelangen, sind die möglichen negativen Effekte einer systemischen Hormontherapie wie ein verändertes Krebs- und Herz-Kreislauf-Risiko nicht auszuschließen. Das wurde in den Studien nicht beobachtet, aber da wurden in der Regel auch nur kleine Bereiche des Körpers einige Male über einen Zeitraum von wenigen Wochen behandelt. Gefahr droht vor allem bei einer unkontrollierten regelmäßigen Anwendung der Cremes auf größeren Teilen des Körpers über einen längeren Zeitraum. Außerdem hat die Anwendung auf der Haut dort nicht nur Vorteile, sondern auch Nebenwirkungen, wie zum Beispiel eine mögliche vermehrte Pigmentierung, also bräunliche Verfärbung, des behandelten Areals.

Und wie ist es mit Hormon-Pflastern?

Mit Pflastern wurden tatsächlich andere Erfahrungen gemacht, da sie die Hormone in kleinen Mengen und langsam und kontinuierlich über eine längere Zeit abgeben. Es gibt Hinweise, dass diese Pflaster mit Östrogenen und Testosteron weit weniger Risiken bergen als Hormontabletten, aber durchaus positive Effekte auf die Haut haben können. So konnte man bei durch Östrogenpflaster entnommenen Hautproben eine bessere und schnellere Wundheilung nachweisen.

Gilt das auch für DHEA?

Ja, auch DHEA wurde schon auf die Haut aufgetragen, mit dem Erfolg, dass die Struktur des Bindegewebes und die Produktion von Kollagen verbessert wurden. DHEA wird auch Zäpfchen beigemischt, die in die Scheide eingeführt werden, und wirkt dort wie Östrogen, aber vermutlich ohne die beschriebenen Risiken, auf den Körper.

Welche sichtbaren Ergebnisse kann man mit diesen Hormoncremes und Hormonpflastern erzielen?

Man weiß schon, welche Hormone (zum Beispiel 17-beta-Östradiol, Progesteron, DHEA) in welchen Konzentrationen nach Auftragen auf die Haut zu einer Verschönerung des Hautbilds führen und Anzeichen der Hautalterung zu einem gewissen Grad behandeln können. Die wichtige Botschaft ist aber, dass die Therapie mit Tabletten oder auch Cremes, die Sexualhormone enthalten, aufgrund der möglichen Nebenwirkungen in die Hand von Spezialisten gehört und keine kosmetische Allerweltsbehandlung darstellt. Man weiß einfach noch zu wenig, um sichere Behandlungskonzepte auf der Basis einer

Hormontherapie nur zur Verschönerung der Haut empfehlen zu können. Auch die Anwendung von östrogenhaltigen Lösungen zur Behandlung des hormonell bedingten Haarausfalls (androgenetische Alopezie) bei Frauen sollte durch Experten erfolgen, die wissen, welche Rezepturen wo und wie lange zur Anwendung kommen können.

Welche Alternative gibt es zu Hormonpillen oder -cremes?

Es gibt homöopathische Kügelchen, für die auch positive Effekte auf die Haut angenommen werden. Das Problem ist, dass genaue Erkenntnisse über die Wirksamkeit fehlen, weil wissenschaftlich haltbare Studien zu teuer und für diese Produkte, im Gegensatz zu rezeptpflichtigen Arzneimitteln, auch nicht gesetzlich vorgeschrieben sind. Daher sind verlässliche Aussagen schwer zu machen. Natürlich beschäftigt sich eine riesige Industrie mit der Erforschung wirkungsvoller Mittel gegen den hormonell bedingten Haarausfall und unerwünschtes Haarwachstum. Für die vielfach auf diesem Gebiet angepriesenen Produkte mit Vitaminen, Spurenelementen, exotischen Kräutern, Aminosäuren und Ähnlichem liegen keine überzeugenden Studien vor. Auch für pflanzliche Östrogene, die sogenannten Phytoöstrogene (in Soja), liegen keine wirklich guten Daten vor. Diese Phytoöstrogene sind in den letzten Jahren ja euphorisch gefeiert worden. Doch wie so oft waren auch hier eher die Wünsche als objektivierbare Daten Väter der Werbeaussagen.

Haut und Schwangerschaft

Die Zeit der Schwangerschaft ist für die werdenden Mütter – und natürlich Väter – eine Zeit der großen Freude auf das Kind. Aber in den neun Monaten, in denen aus der befruchteten Eizelle ein kleiner Mensch wird, muss der Körper der Frau Enormes leisten, angefangen beim Immunsystem, das sich auf einmal auf einen völlig anderen Organismus einstellen muss, nämlich den des werdenden Kindes, der auch durch das Erbgut des Mannes gebildet wird. Das ist eine grandiose Herausforderung.

In den rund 267 Tagen einer Schwangerschaft, in denen die Frau durchschnittlich 250 Gramm pro Woche zunimmt, wird auch der Haut einiges zugemutet. Sie muss sich am Bauch extrem dehnen, sie muss so stabil sein, dass sie das zusätzliche Gewicht gut »ertragen« kann, und damit fertig werden, dass auch die Blutmenge im mütterlichen Kreislauf von 5,5 auf 6,5 Liter steigt, um das werdende Kind gut zu versorgen. Also auch die Blutgefäße arbeiten hart. Die erhöhte Menge an Blut, der Druck und die hormonell bedingte Erweiterung der Gefäße können dazu führen, dass Schwangere Krampfadern und Besenreiser bekommen. Östrogene sorgen zudem dafür, dass sich mehr Flüssigkeit im Hautgewebe einlagert. Das lässt die Haut einerseits frisch und prall erscheinen, kann aber auch die Ursache sein für geschwollene und schmerzende Beine. Der Trost, dass das alles nach neun Monaten vorbei ist, mag gelegentlich nicht ausreichen, denn nicht alle Veränderungen der Haut während der Schwangerschaft bilden sich wieder zurück. Die Dehnungsstreifen am Bauch und Krampfadern können nämlich bestehen bleiben.

Mittlerweile sind die Behandlungsmethoden in der Medizin so weit fortgeschritten, dass die sichtbaren Veränderungen der Haut bei

Schwangeren gut therapiert werden können. Vor allem die sichtbaren Zeichen der Schwangerschaft auf der Haut können in vielen Fällen gemildert werden. Dennoch ist es nicht ratsam, alles, was machbar ist, auch anzuwenden. Vorrang bei allen Therapien sollte das ungeborene Kind haben.

Bei vielen Beschwerden lässt sich Abhilfe schaffen, damit die werdenden Mütter nicht unnötig leiden, wenn sich in ihrem Körper das Wunder der Schwangerschaft vollzieht.

Was passiert mit der Haut während der Schwangerschaft?

Während der Schwangerschaft kommt es zu ausgeprägten Veränderungen, bedingt durch Hormone, das Immunsystem und den Stoffwechsel. Die Haut verändert Form, Farbe, Struktur und ihr Erscheinungsbild. Am auffälligsten sind die Veränderungen der Hautfarbe, der Blutgefäße, der Lederhaut und des Unterhautfettgewebes. Mit Ende der Schwangerschaft bildet sich all dies meist langsam wieder zurück.

Treten diese Veränderungen gleich zu Beginn der Schwangerschaft auf?

Teils, teils. Die meisten Hautveränderungen treten im mittleren Drittel der Schwangerschaft auf beziehungsweise dann bemerkt man sie. Dazu gehören die Farbveränderungen. Wer eine Veranlagung zu Neurodermitis hat, bei dem können sich bereits in der Frühschwangerschaft Ekzeme bilden. Der typische Schwangerschaftsjuckreiz, der keine Hautveränderungen verursacht, tritt eher in der Spätschwangerschaft auf.

Welches sind die häufigsten Hautveränderungen?

Am stärksten wird das Pigmentsystem beeinflusst. Je dunkelhäutiger eine Schwangere ist, desto mehr fällt diese Veränderung auf, was besonders bei südeuropäischen oder südamerikanischen Frauen zu beobachten ist. Während der Schwangerschaft steigt die Produktion der Hormone Östrogen, Progesteron sowie alpha-MSH an. Das aktiviert die Pigmentzellen der Haut (Melanozyten). Im Gesicht kommt es oft zur sogenannten Schwangerschaftsmaske mit dunklen Flecken in der Gesichtsmitte, also an Nase, Wangen, Stirn, am Jochbein oder Unterkiefer. Dies wird auch als Melasma oder Chloasma bezeichnet. Diese Schwangerschaftsmaske wird durch die UV-Strahlen der Sonne noch verstärkt, sodass sie mit aufhellenden Cremes und hohem Lichtschutz gepflegt werden muss.

Treten diese Flecken im Gesicht nur während der Schwangerschaft auf?

Nein, die Flecken können auch bei der Antibabypille auftreten, da diese ja ebenfalls Hormone enthält. Bei manchen Frauen können sich diese Veränderungen auch aufgrund einer individuellen Neigung entwickeln. In der Regel sind es drei Dinge, die eine Schwangerschaftsmaske verursachen: genetische Veranlagung, Hormone und UV-Licht.

Wie lassen sich solche Flecken im Gesicht am besten behandeln?

Da sich die Veränderungen nach einer Schwangerschaft häufig von selbst zurückbilden und alle möglichen Therapien während der Schwangerschaft nicht unproblematisch sind, sollte ein hoher Lichtschutz unbedingt durchgeführt werden. Bleiben die Veränderungen nach einer Schwangerschaft bestehen, gilt als Standardtherapie eine Creme mit Hydrochinon (Hemmstoff der Pigmentsynthese), Vitamin-A-Säure und Kortison. Kundige Hautärzte verzichten meist auf Kortison und arbeiten stattdessen mit einer kombinierten Creme aus Hydrochinon, Vitamin-A-Säure, Vitamin E und C. Alternativ können Cremes mit Azelainsäure oder Fruchtsäure angewendet werden, die aber deutlich schwächer wirken. Bisherige Laseranwendungen haben durchweg enttäuscht. Eine Ausnahme ist der relativ neu auf dem Markt befindliche fraktionierte Laser, der punktuell Hautpartien bearbeitet und bei diesen Hautverfärbungen relativ gute Ergebnisse liefert. Am besten lasert man zu Anfang nur einen kleinen Hautbereich, um zu sehen, ob es wirkt. Begleitend muss man sich immer – egal bei welcher Behandlung – konsequent vor der Sonne schützen. Das wird bedauerlicherweise oft vergessen.

Bleibt es bei den Flecken im Gesicht oder sind noch andere Körperregionen betroffen?

Brustwarzen, Warzenvorhöfe, Achselhöhlen sowie die Hautlinie, die vom Oberbauch über den Bauchnabel zur Mitte der Schamregion führt, können sich verfärben. Diese »weiße Linie« (linea alba) wird durch die Schwangerschaft zur »schwarzen Linie« (linea nigra). Auch Sommersprossen, Muttermale sowie Mund- und Genitalschleimhäute werden meist dunkler.

Vor allem aber muss sich die Haut während der Schwangerschaft dehnen. Schafft sie das problemlos?

Nur bedingt. Das hängt davon ab, wie fest das Bindegewebe der Frau ist und wie schnell und stark sich der Bauch dehnen muss. Insbesondere bei jüngeren Frauen hat die Haut keine Probleme, sich nach der Schwangerschaft zurückzubilden. Wird das Dehnungsvermögen des Bindegewebes überreizt, bleiben oft sichtbare Spuren der Schwangerschaft zurück: Schwangerschaftsstreifen, auch »stretch marks« oder Dehnungsstreifen genannt. Zudem bilden sich vermehrt Krampfadern. Sie entstehen und werden begünstigt, weil die Blutgefäße weit gestellt sind und das Bindegewebe aufgelockert ist. Hiervon ist etwa jede zweite Frau betroffen.

Sind Schwangerschaftsstreifen zu verhindern, und wenn nicht, wie kann man sie behandeln?

Schwangerschaftsstreifen sind kleine Bruchstellen im Bindegewebe der Haut. Wie sie genau entstehen und warum die elastischen Fasern der Lederhaut überdehnt werden, weiß man bis heute nicht genau. Eine Rolle spielt unter anderem, wie fest das Bindegewebe der Frau zu Beginn der Schwangerschaft ist, aber auch das Ausmaß der mechanischen Belastung und die hormonell bedingte Auflockerung des Bindegewebes sind maßgeblich. Die Fasern können dann der Dehnung nicht standhalten und reißen. Fast jede Frau entwickelt während der Schwangerschaft kleinere oder größere Schwangerschaftsstreifen, oft sind diese jedoch kaum sichtbar. Markante Schwangerschaftsstreifen sind zu Beginn meist rötlich, verblassen später und werden im günstigsten Falle hautfarben und relativ unauffällig. Schwangerschaftsstreifen werden als kosmetisch störend empfunden und Frauen unternehmen in der Regel alles, um sie zu verhindern oder aber später behandeln zu lassen. Bei den angebotenen Mitteln gilt es, die Spreu vom Weizen zu trennen – doch die Mehrzahl der angebotenen Produkte ist bedauerlicherweise nur Spreu. Salben, Cremes, Lotionen, »wertvolle« Öle, Vitamine, Heilpflanzenextrakte und andere pflanzliche Inhaltsstoffe versprechen Hilfe. Nichts davon verhindert, dass diese Dehnungsstreifen entstehen. Einigermaßen erfolgreich soll der pflanzliche Wirkstoff Centella asiatica sein, worüber vereinzelte Studien berichten. Untersuchungen zu anderen Wirkstoffen wie Vitamin E, Panthenol, Hyaluronsäure, Aloe vera, Allantoin sowie schlecht definierten und exotischen pflanzlichen Extrakten haben bisher keine positive Wirkung erwiesen. Am besten hilft, übermäßige Gewichtszunahme möglichst zu vermeiden.

Muss man aufgrund all dieser Veränderungen die Haut während der Schwangerschaft anders pflegen?

Das ist absolut nicht nötig. Die Haut soll während der Schwangerschaft genauso gereinigt und gepflegt werden wie davor und danach. Viele Frauen neigen dazu, sich während der Schwangerschaft zu überpflegen, was zu hausgemachten Problemen wie einer Akne rund um den Mund führen, die sich bis zur Nase oder seitlich der Unterlider ausweiten kann. Ursache dieser Akne und Entzündungen ist meist eine Überfettung der Haut durch zu viel Pflegecreme.

Darf man während der Schwangerschaft Peelings anwenden, Masken auftragen und wie üblich zur Kosmetikerin gehen?

Kosmetika sind keine Arzneimittel und können bedenkenlos während der Schwangerschaft verwendet werden. Generell sollte man keine großen Experimente machen, das sagt schon der gesunde Menschenverstand.

Welche Hauterkrankungen können während der Schwangerschaft auftreten?

Glücklicherweise wenige. Neben dem generellen Jucken in der Schwangerschaft kommt es am Bauch gelegentlich zu kleinen juckenden Quaddeln, meist beim ersten Kind und dann fast nur in den letzten drei Monaten der Schwangerschaft. Zudem bilden sich Ekzeme mit juckenden und trockenen Stellen, meist aufgrund einer Veranlagung zu Neurodermitis. In der Schwangerschaft entstehen häufig neue kleine Blutgefäße in der oberen Körperregion, also kleine erweiterte Äderchen (Spider Nävi) oder auch kleine, leicht blutende, aber völlig harmlose Blutschwämmchen und Knötchen. Die siedeln sich gern am Zahnfleisch und in der Mundhöhle an, deren Schleimhaut wie auch die Genitalschleimhaut während der Schwangerschaft stark durchblutet ist. Auch Wassereinlagerungen können das Bindegewebe zusätzlich belasten. Nach der Schwangerschaft bilden sich diese Hautveränderungen fast immer zurück. Hautkrankheiten, die schon vor der Schwangerschaft bestanden, können sich in der Schwangerschaft verbessern oder verschlechtern. Das hat mit der hormonellen Umstellung und Veränderungen im Immunsystem der Schwangeren zu tun. Aus immunologischer Sicht handelt es sich bei dem ungeborenen Kind um einen völlig anderen Organismus – bedingt durch das väterliche Erbgut –, und das Immunsystem der Mutter muss lernen, diese Andersartigkeit erst einmal zu akzeptieren. Dies stellt höchste Anforderungen an die immunologische Toleranz der Mutter.

Also kann man während der Schwangerschaft an Neurodermitis erkranken?

Ja, sehr häufig. Gefördert durch die veränderte immunologische Situation treten Hauterkrankungen wie Neurodermitis während der Schwangerschaft leicht auf.

Und was ist mit der Schuppenflechte?

Sie profitiert von der auf Toleranz eingestellten Immunlage in der Schwangerschaft und verbessert sich häufig.

Ist die Haut während der Schwangerschaft anfälliger für Pilzinfektionen?

Pilzinfektionen der Scheide sind in der Schwangerschaft relativ häufig, offensichtlich begünstigt durch den erhöhten Östrogenspiegel. Es handelt sich fast immer um Hefepilze, eine harmlose Infektion, die mit Antipilzmitteln gut behandelt werden kann.

Verschlechtert sich Akne durch die Schwangerschaft?

Akne ist eine Erkrankung der Talgdrüsen. Die Aktivität der Talgdrüsen steigt während der Schwangerschaft. Dies bedeutet aber nicht, dass man während einer Schwangerschaft zwangsläufig zur Akne neigt, sondern oft ist das Gegenteil der Fall. Die meisten Frauen haben in der Schwangerschaft eine glatte, reine und sehr schöne Haut. Selten kommt es jedoch auch während einer Schwangerschaft zu einer schweren Akne, deren Behandlung dann nicht ganz einfach ist.

Warum ist die Behandlung einer Akne während der Schwangerschaft problematisch?

Viele Medikamente, die zur Behandlung der Akne lokal aufgetragen werden, dürfen auch während der Schwangerschaft angewendet werden. Das sind Benzoylperoxid, Azelainsäure und auch das Antibiotikum Erythromycin. Um aber eine wirklich schwere Akne zu behandeln und Narben zu verhindern, müssen Arzneimittel verordnet werden, die während der Schwangerschaft nicht eingenommen werden dürfen, wie insbesondere das Antibiotikum Tetrazyklin oder der Vitamin-A-ähnliche Stoff Isotretinoin. Mit Rücksicht auf das Kind darf die schwere Akne während der Schwangerschaft und während der Stillzeit nicht so behandelt werden, wie es eigentlich erforderlich wäre.

Die meisten Schwangeren haben keine Hautkrankheiten, leiden aber unter Juckreiz. Warum juckt die Haut so fürchterlich?

Ein gewisser Juckreiz gehört zum normalen Verlauf einer Schwangerschaft und betrifft rund 70 Prozent der Schwangeren. In seltenen Fällen ist der Juckreiz sehr stark. Ausgelöst wird er durch einen Anstieg der Gallensäuren im Blut, wodurch vor allem die Handflächen und Fußsohlen, aber auch die Außenseiten der Arme und Beine oder gelegentlich der ganze Körper jucken. Steigen die Gallensäure-Werte sehr stark an, ist nicht auszuschließen, dass das ungeborene Kind gefährdet ist. Durch normalen Juckreiz verändert sich die Haut nicht, sondern höchstens, wenn gekratzt wird. Wenn der Juckreiz während der Schwangerschaft sehr heftig ist, muss der Arzt konsultiert werden.

Sind sichtbare Äderchen und rote Knötchen auf der Haut unvermeidbar?

In der Schwangerschaft ist alles auf den sich neu bildenden kindlichen Organismus eingestellt. Daher muss sich auch das Versorgungssystem der Blutgefäße auf Zuwachs einrichten. Das geht am mütterlichen Organismus nicht spurlos vorüber. Die Schleimhäute sind stark durchblutet, es kommt leichter mal zu einer Gesichtsrötung und die Handinnenflächen, besonders am kleinen Finger, sind oft deutlich gerötet. Neue, erweiterte Äderchen bilden sich im Gesicht und im Dekolleté (sogenannte Spider Nävi), und auch kleine Blutknötchen sind typisch für die Schwangerschaft. Die erweiterten Äderchen verschwinden meist nach der Schwangerschaft von allein. Vereinzelt kann ein Blutknötchen schon bei der kleinsten Berührung bluten – ein sogenanntes Granuloma pyogenicum. Mit einem chirurgischen Minieingriff, der nicht länger als drei Minuten dauert, können diese Knötchen ohne Gefahr entfernt werden.

Da sich während der Schwangerschaft fast alles verändert – verändern sich auch die Muttermale?

Bei den typischen Muttermalen, den Leberflecken, handelt es sich um harmlose Ansammlungen von Pigmentzellen. Muttermale werden während der Schwangerschaft meist dunkler und auch neue Muttermale können entstehen. Ursache dieses Phänomens ist, dass die hormonelle Umstellung in der Schwangerschaft dazu führt, dass auch Stoffe vermehrt gebildet werden, die die Pigmentbildung in der Haut anregen. Die dadurch dunkleren Muttermale sind aber nicht mehr oder weniger gefährlich als sonst auch. Muttermale sollten – egal ob schwanger oder nicht – immer kontrolliert werden, da sie auch entarten können. Auch der schwarze Hautkrebs, das Melanom, tritt während der Schwangerschaft weder gehäuft auf, noch verschlechtert er sich.

Muss man die Haut während der Schwangerschaft intensiv vor der Sonne schützen?

Sonnenschutz ist vor, während und nach einer Schwangerschaft immer gleich wichtig und muss an den Hauttyp angepasst werden. Beachtet werden sollte die individuelle Sonnenverträglichkeit, die genetische Vorbelastung, die Anzahl der Muttermale, ob die Haut bereits an Sonne gewöhnt ist, die Nähe zum Äquator, die Höhe über dem Meeresspiegel, Jahreszeit und die Tageszeit. Ein Sonnenbrand ist während der Schwangerschaft genauso gefährlich wie davor und danach und sollte unbedingt vermieden werden.

Warum bilden sich in der Schwangerschaft Krampfadern?

Durch die Entwicklung des Kindes in der Gebärmutter wächst der Bauch, was den Druck in den großen Venen, den Blutadern des Beckens, der Leisten und der Beine erhöht. Es kommt zu einem Blutrückstau in der unteren Körperhälfte. Außerdem werden die Gefäße in der Schwangerschaft weitgestellt und das Bindegewebe wird gelockert. Als Folge dieser Vorgänge wird die Entstehung von Krampfadern begünstigt. Erweiterte Venen können ohne Probleme nach der Schwangerschaft entfernt werden. Eine sehr effektive und vor allem sehr schonende Methode ist die Radiofrequenz-Technik. Die Vene wird von innen mit einem Katheter unter Ultraschall-Kontrolle mit Hitze verödet. Die verödete Vene verbleibt im Bein und wird durch körpereigene Zellen abgebaut. Bei dieser Operation ist man am nächsten Tag schon wieder fit und kann Tennis spielen oder Wandern gehen, was unter anderem gegenüber dem herkömmlichen »Stripping«, dem operativ-blutigen Herausziehen von Krampfadern, von Vorteil ist. Kleine Venen, die Besenreiser, werden am besten verödet, da der Laser sich hier nicht bewährt hat. Auch dies macht man nach der Schwangerschaft.

Wie können Schwangere Krampfadern vorbeugen?

Damit es während einer Schwangerschaft erst gar nicht zu Krampfadern kommt, sollten Schwangere von Beginn an Stützstrümpfe tragen. Außerdem gibt es eine goldene Regel, die besagt, dass LL gut und SS schlecht ist. LL steht für Laufen und Liegen, was das Venensystem entlastet, und SS steht für Sitzen und Stehen, was das Venensystem belastet. Das Befolgen dieser Regel hilft, das Problem klein zu halten.

Sind Krampfadern für Schwangere gefährlich?

Prinzipiell sind Krampfadern relativ ungefährlich. Wenn sie kosmetisch nicht stören, könnte man sie eigentlich unbehandelt lassen. Dennoch gibt es eine Reihe von medizinischen Gründen, weshalb Krampfadern behandelt oder zumindest untersucht und kontrolliert werden sollten. Durch den Rückstau des Blutes in einer Krampfader verlangsamt sich der Blutfluss, das Blut dickt ein, das Risiko einer Thrombose erhöht sich und die Vene kann sich leichter entzünden (Thrombophlebitis). Unabhängig davon leidet auch die Haut dort, wo sich Krampfadern bilden. Sie wird schlechter mit Nährstoffen versorgt, kann sich bräunlich verfärben und Ekzeme können sich bilden (Stauungsdermatitis). Alles spricht also doch für eine Behandlung der Krampfadern.

Warum verändert sich bei Schwangeren der Haarwuchs?

Während der Schwangerschaft wachsen die Haare besser, weil sie länger in der Wachstumsphase bleiben. Alle Haare der Kopfhaut unterliegen in ihrem Wachstum einem Zyklus, der aus der Wachstumsphase von drei bis sechs Jahren, der Übergangsphase von wenigen Tagen und der Ruhephase von drei bis vier Monaten besteht. Bei einer gesunden Kopfhaut sind mehr als 80 Prozent der Haare in der Wachstumsphase, rund ein bis drei Prozent der Haare in der Übergangs- und weniger als 20 Prozent in der Ruhephase. Durch die höheren Östrogenwerte während der Schwangerschaft wird die Wachstumsphase der Haare verlängert. Weniger Haare fallen aus. Die Kopfhaare sind also während der Schwangerschaft verstärkt auf Wachstum ausgerichtet. Die Haare wirken voller und attraktiver. Mit Ende der Schwangerschaft wechseln dann aufgrund des plötzlichen Östrogenabfalls sehr viele Haare gleichzeitig in die Ruhephase und werden nach circa drei Monaten durch neu wachsende Haare abgestoßen. Das ist dann der gefürchtete, aber normale Haarausfall nach einer Schwangerschaft (postpartales Effluvium). Nach maximal 15 Monaten pendelt sich das normale Haarwachstum wieder ein.

Krampfadern, veränderter Haarwuchs, Dehnungsstreifen, all das sind Begleiterscheinungen der Schwangerschaft. Sind auch Finger- und Fußnägel betroffen?

Eher in positiver Hinsicht, denn normalerweise wachsen die Nägel gut und unkompliziert während einer Schwangerschaft. Es können sich aber Querrillen bilden, die Nägel können brüchig werden und sich vom Nagelbett lösen. All das bildet sich nach der Schwangerschaft wieder zurück.

Tut eine spezielle Ernährung der Haut während der Schwangerschaft besonders gut?

Es gibt keine spezielle Ernährung während der Schwangerschaft, von der die Haut besonders profitiert. Gut ist für die Haut, wie für jedes andere Organ auch, eine Ernährung mit genügend Obst und

Gemüse, das heißt, pro Tag fünf Portionen Obst oder Gemüse. Jede Portion entspricht der Menge, die in eine Hand passt. Bei der Wahl zwischen Obst und Gemüse sollte der Schwerpunkt auf Gemüse liegen, sodass von den fünf täglichen Portionen drei für Gemüse reserviert sind. Allerdings ist der Bedarf an Vitaminen und Mineralstoffen in der Schwangerschaft erhöht, da das ungeborene Kind auf die Zufuhr durch die mütterliche Ernährung angewiesen ist. Schwangere sollten besonders auf eine ausreichende Calcium- und Vitamin-D-Zufuhr achten, da diese für den Aufbau von Knochen und Zähnen und für das Immunsystem wichtig sind.

Die besten Calciumlieferanten sind Milch und Milchprodukte. Vitamin D wird in der Haut durch Lichteinwirkung selbst produziert, daher ist es wichtig, sich viel im Freien aufzuhalten. In Nahrungsmitteln kommt Vitamin D vor allem in fettreichen Seefischen wie Hering und Makrele vor, in Eigelb und Butter. Margarine ist oft mit Vitamin D angereichert. Ein bis zwei Fischmahlzeiten pro Woche sind in der Schwangerschaft zu empfehlen, vor allem, weil Seefisch der beste Jodlieferant ist. Die Verwendung von Jodsalz allein reicht nicht aus. Die Einnahme von Jodtabletten muss mit dem Arzt abgeklärt werden.

Sind Folsäuretabletten während der Schwangerschaft zu empfehlen?

Gynäkologen verschreiben Frauen meist gleich zu Beginn der Schwangerschaft Folsäuretabletten, was Missbildungen des Kindes verhindern soll. Am besten wäre es, Folsäuretabletten schon vier Wochen vor der Empfängnis einzunehmen. Folsäure muss man aber nicht in Tablettenform zu sich nehmen, sondern sie ist reichlich enthalten in grünem Blattgemüse wie Spinat und Blattsalat, aber auch Brokkoli und Grünkohl. Tomaten, Hülsenfrüchte, Spargel und Vollkorngetreide liefern ebenfalls Folsäure.

Damit kann es in der Schwangerschaft schon mal eng werden. Fleisch und Wurst, am besten mager, liefern das Hämeisen, eine Form von Eisen, die vom Körper besonders gut aufgenommen wird. Pflanzliche Eisenlieferanten sind Vollkorngetreide, vor allem Hirse, Roggen und Weizen, ebenfalls Wirsing, Spinat, Fenchel und Hülsenfrüchte. Die Eisenlieferung aus Pflanzen kann durch Vitamin C, Zitronen- und Apfelsäure so verändert werden, dass sie gut vom Körper aufgenommen wird. Folglich sollte man bei einer Mahlzeit eisenreiche Nahrungsmittel und Vitamin C kombinieren. Beispiel: Ein Vollkornbrot mit roher Paprika oder einem Glas frischem Orangensaft ist eine gute Zusammenstellung. Schwarzer Tee und Kaffee hemmen die Aufnahme von Eisen und sollten daher nicht unmittelbar nach dem Essen getrunken werden.

Welche Bedeutung haben Fettsäuren für die werdende Mutter und das Kind?

Man weiß seit einiger Zeit, dass bestimmte Fettsäuren, die in nennenswerten Mengen nur im Seefisch vorkommen, eine besonders wichtige Funktion für das ungeborene Kind haben. Die Omega-3-Fettsäuren sind bedeutend für die Entwicklung des Gehirns und der Nerven sowie des Sehvermögens des Kindes. Deshalb gilt auch hier: ein bis zwei Mal pro Woche Fisch.

Haut und Klima

Man muss es ja nicht einem Reinhold Messner gleichtun, einem der erfolgreichsten Extrem-Bergsteiger der Welt, der beim Bezwingen der Achttausender erfuhr, wie sich außergewöhnliche klimatische Verhältnisse auf Haut und Körper auswirken. Messner kam von seinen Expeditionen mit schweren Erfrierungen zurück. Ihm wurden sechs Zehen amputiert.

Für den ganz normalen Sterblichen wird es schon ziemlich ungemütlich, wenn er bei klirrender Kälte seine Gliedmaßen und die Haut nicht schützt, während er im Wintersport vor lauter Begeisterung außer Acht lässt, wie intensiv die Sonneneinstrahlung ist und wie kalt es ihm trotzdem werden kann. Oder wenn er im Sommer nach einem viel zu langen Schläfchen bei großer Hitze auf der Sonnenliege förmlich zerfließt und seine Haut sich mit Blasen auf den verbrannten Stellen wehrt.

Die Haut hat zwar gelernt, mit widrigen klimatischen Situationen ganz gut fertig zu werden, aber selbst das ausgeklügelte Reaktionssystem der Haut kommt bei mangelnder Vorsicht und gedankenloser Unachtsamkeit an einen Punkt, wo es ihm zu viel wird. Dann macht die Abwehr schlapp und dauerhafte Schäden des Gewebes bis hin zu Hautkrankheiten können die Folge sein.

Solche Konsequenzen sind völlig unnötig, wenn man weiß, was man dem Körper und der Haut zumuten kann und wie man sich am besten schützt. Das gilt für Skifahrer genauso wie für Segler, für Sonnenanbeter, Saunagänger und all jene, die ein paar Wochen im Jahr in ferne Regionen reisen, wo oft klimatische Verhältnisse herrschen, die Körper und Haut außergewöhnliche Leistungen abverlangen.

Obwohl es eigentlich geboten wäre, die Begriffe Wetter und Klima schärfer zu trennen, kann man es in diesem Kapitel wohl unterlassen. Drei Faktoren sind für die Haut wichtig: Temperatur, Luftfeuchtigkeit und Sonneneinstrahlung. Man kann sich die Haut bei der Anpassung an das Klima wie eine sich fortwährend erneuernde, weitgehend halb durchlässige Hülle vorstellen, wie eine Goretex-Membran, die wasserdurchlässig und gleichzeitig schmutzabweisend ist. An unterschiedliche Temperaturen passt sich die Haut an, indem sie die Durchblutung entsprechend reguliert und indem sie schwitzt. Bei hohen Temperaturen wird die Durchblutung gesteigert und mehr Schweiß wird produziert, denn je mehr Schweiß verdunstet, desto intensiver wird die Haut gekühlt. Das ist das Prinzip des Saunaprogramms. Wenn es aber kalt ist, reduziert sich die Durchblutung der Haut, damit die Körpertemperatur nicht zu stark abfällt. Wer also im Winter nach einer Zechtour in den Graben fällt und dort liegen bleibt, droht zu erfrieren, weil der Alkohol die Durchblutung der Haut steigert und sie daran hindert, die Durchblutung zum Schutz vor der Kälte zu reduzieren. Unkontrollierter Wärmeverlust ist lebensgefährlich.

Wie wird die Haut mit extrem hohen Temperaturen fertig?

Sowohl bei zu hohen als auch bei zu niedrigen Temperaturen kann das Hautgewebe geschädigt werden. Dabei ist nicht unbedingt die Außentemperatur entscheidend, sondern die Temperatur, die auf beziehungsweise in den oberen Hautschichten herrscht. Ein Aufenthalt in einer 80 Grad Celsius heißen Sauna wird für eine gewisse Zeit von der Haut problemlos toleriert. Das sieht schon anders aus, wenn man auf eine 80 Grad Celsius heiße Herdplatte fasst. Bei langsamer Veränderung der Temperatur – wie in der Sauna – kann die Haut für eine gewisse Zeit mit einer veränderten Durchblutung und durch vermehrtes Schwitzen gegensteuern, um Schaden abzuwenden. In der Sauna lässt sich auch gut der Effekt der Luftfeuchtigkeit auf die Temperatur der Haut testen. Bei einem Aufguss steigt die Hauttemperatur an. Sind die Mechanismen der Wärmeregulation ausgeschöpft oder überfordert, weil die Temperaturveränderung zu schnell, zu hoch ist oder zu lange andauert, gehen Zellen der Haut zugrunde. Beim Griff auf die Herdplatte kann das Gewebe so stark geschädigt werden, dass Narben zurückbleiben.

Wann wird es für die Haut richtig gefährlich?

Verbrennungen der Haut können innerhalb von Minuten bei über 45 Grad auftreten, bei 50 bis 70 Grad Celsius reichen Sekunden, bei noch höheren Temperaturen tritt der Schaden sofort ein. Am häufigsten verbrennt man sich durch Flammen oder verbrüht sich mit heißen Flüssigkeiten oder Dämpfen. Bei Kleinkindern unter vier Jahren sind Verbrühungen mit Abstand die häufigste Art von Verletzung. Vorsicht mit der Kaffeekanne auf dem Tisch oder dem zu heißen Badewasser!

Für alle Altersgruppen gilt: Achtung bei Sonnenlicht. UV-Strahlen können nicht nur langfristig zu Veränderungen im genetischen Material der Hautzellen und damit zu Hautkrebs führen, sondern als Sonnenbrand akut zu einer Verbrennung der Haut. Man weiß, dass insbesondere vermehrte Sonnenbrände im Kindes- und Jugendalter das Risiko erhöhen, später an einem schwarzen Hautkrebs zu erkranken.

Schützt nicht der Schweiß vor zu viel Hitze?

Schweiß hat die Aufgabe, den Körper zu kühlen und so die Körpertemperatur auch bei hohen Außentemperaturen konstant zu halten. Es ist eine Art Wasserkühlung, damit der Motor nicht heißläuft. Erreicht wird dies durch die Verdunstung des Schweißes, wodurch Kälte auf der Haut entsteht, die Verdunstungskälte.

Warum schmeckt Schweiß salzig?

Im Körperwasser sind Salze enthalten. Wenn der Körper schwitzt, verliert er auch Salz. Bei längerem starkem Schwitzen beugt der Körper vor, indem er den Salzgehalt des Schweißes absenkt, um nicht zu viel Salz zu verlieren. Der Verlust von Wasser und Salz muss durch Trinken ausgeglichen werden. Bei starkem Schwitzen sollten auch Salze (Elektrolyte) zugeführt werden, damit sich nicht nur der Wasser-, sondern auch der Salzhaushalt wieder regulieren kann. Die Hoffnung, dass man allein durch Schwitzen Gewicht verliert, ist leider ein Trugschluss. Stellt man nach dem dritten Saunagang einen leichten Gewichtsverlust auf der Waage fest, dann ist der schöne Traum spätestens an der Mineralwasser-Theke geplatzt.

Wie viel Wasser verliert die Haut durch Schwitzen?

Für den Wassergehalt der Haut ist das unbemerkte Schwitzen, also der stete Wasserverlust über die Haut entscheidend. Die Menge hängt davon ab, wie hoch die Luftfeuchtigkeit ist. Bei geringer Luftfeuchtigkeit, zum Beispiel im Winter, wird die Haut schneller trocken als bei hoher Luftfeuchtigkeit. Um der trockenen Haut zu helfen, nützt es nichts, viel zu trinken, sondern man muss die Haut so pflegen, dass ihr Feuchtigkeit zusammen mit wasserbindenden Substanzen angeboten werden. Wenn sich der Mensch zum Beispiel ins Badewasser legt und dort noch eine Zeitung liest, nimmt die Haut reichlich Wasser auf, was auch zu sehen ist: Die Haut wird schrumpelig. Wer diese Feuchtigkeit zumindest zum Teil in der Haut halten will, sollte die noch warme Haut sofort nach dem Bad eincremen, am besten mit Pflegeprodukten, die Wasser-bindende Substanzen wie Harnstoff oder Glycerin enthalten. Harnstoff, lateinisch Urea, was oft auf Kosmetik-Packungen zu lesen ist, ist nicht mit Harnsäure zu verwechseln und kommt als organische Verbindung im Urin vor. Aber keine Sorge: Harnstoff besteht aus geruchlosen, weißen Kristallen, die die Fähigkeit haben, viel Wasser zu binden. Daher wird Harnstoff in der Kosmetikindustrie auch als Feuchtigkeitslieferant eingesetzt.

Welche anderen Mechanismen setzt die Haut noch ein, um auf Sonnenlicht zu reagieren?

Um die Haut vor den schädlichen UV-Strahlen der Sonne zu schützen, ist vor allem der Pigmentgehalt von Melanin in der Haut verantwortlich. In der Oberhaut, der Epidermis, sitzen pigmentbildende Zellen, die Melanozyten. Wenn man davon ausgeht, dass die Wiege der Menschheit in Afrika liegt, muss man so formulieren: Im Lauf der Jahrmillionen und der Völkerwanderung in alle Erdteile der Welt hat sich die Haut an verschiedene Klimaregionen mit unterschiedlicher Sonneneinstrahlung angepasst, indem sie sich eine jeweils darauf abgestimmte Hautpigmentierung zugelegt hat. Für die dunkle und schwarze Haut sind besonders aktive pigmentbildende Zellen charakteristisch, was für sonnenintensive Gebiete absolut passend ist. Obgleich Schwarze nicht mehr Pigmentzellen haben als Weiße, produzieren die Pigmentzellen der Schwarzen jedoch wesentlich mehr und auch wesentlich größere Pigmentpartikel (Melanin, verpackt in Melanosomen). Wenn Menschen mit dunkler Hautfarbe in Regionen leben, in denen die Sonneneinstrahlung gering ist, laufen sie Gefahr, dass die Haut aufgrund der hohen Anzahl an schützenden Pigmenten nicht genug Vitamin D erzeugen kann.

Die Hülle Haut kann sich also perfekt ans Klima anpassen. Wie reagieren die einzelnen Bestandteile der Haut, beispielsweise die Talgdrüsen?

Etwa ein bis zwei Gramm Talg wird täglich von den Talgdrüsen produziert. In der T-Zone im Gesicht, also Kinn, Nase, Stirn, ist die Dichte an Talgdrüsen besonders hoch. An Fußsohlen und Handinnenflächen gibt es keine Talgdrüsen. Auf der Haut entsteht durch den Talg ein fettiger Film, der das Hautmilieu im Gleichgewicht hält. Der Fettfilm schützt vor Austrocknung, Keimen und Chemikalien. Insofern spielt die Talgproduktion für den Schutz der Haut bei klimatischen Veränderungen durchaus eine Rolle. Die Talgproduktion wird aber weniger durch klimatische als vielmehr durch genetische und hormonelle Faktoren geregelt und ändert sich bei Krankheiten und im Alter. Nach der Geburt sind in der Haut viele aktive Talgdrüsen vorhanden, die sich aber während des ersten Lebensjahres mengenmäßig zurückbilden. Während der Pubertät werden die bestehenden Talgdrüsen durch den Einfluss männlicher Hormone voll ausgebildet. Von da an steigt die Talgproduktion ständig bis zum 25. Lebensjahr. Ab dann verringert sie sich langsam etwa bis zum 40. Lebensjahr und sinkt danach stark ab. Deshalb muss die Haut besonders im Alter intensiver gepflegt werden. Aber nicht nur im Alter, sondern auch im Winter bei Temperaturen unter 8 Grad Celsius. Dann nämlich sinkt die Talgproduktion, sodass fetthaltige Pflegeprodukte die Haut zusätzlich schützen müssen.

Wann treten Erfrierungen auf?

Meistens treten Erfrierungen erst bei deutlichen Minusgraden, ab etwa minus 10 Grad Celsius auf. Allerdings können auch bei geringeren Minusgraden Erfrierungserscheinungen auftreten, an empfindlichen Stellen sogar bei leichten Plustemperaturen, wenn Wind oder Feuchtigkeit die Temperatur der Haut weiter reduzieren. Zu den empfindlichen Stellen gehören aufgrund von Lage, Form und Durchblutung Nase, Kinn, Ohren, Finger und Zehen. Sie müssen im Winter durch hoch gewickelte Schals, Mützen, Handschuhe und dicke Wollsocken besonders geschützt werden. Piercings an der Nase, am Mund oder an den Brauen können bei eisigen Temperaturen zu Erfrierungen führen und sollten besser herausgenommen werden.

Sind trotzdem Eispackungen als Therapie zu empfehlen?

Erfrierungen können auch dann auftreten, wenn zum Beispiel eine Kühl- oder Eispackung Schmerzen lindern oder Fieber senken soll, aber falsch aufgelegt wurde. Eis oder im Gefrierfach gekühlte Packungen sollten nie direkt auf die Haut gelegt, sondern in ein Handtuch gewickelt werden und möglichst nur einige Minuten auf der Haut verbleiben. In Intervallen können sie dann immer wieder neu aufgelegt werden. Die Haut hat zwar viele Kälterezeptoren, aber ein andauernder Kältereiz führt zu Gefühllosigkeit, was fatal ist. Denn anders als bei einer Verbrennung spürt man bei Erfrierungen keine Schmerzen oder ein Brennen als Alarmsignal. Die Tatsache, dass erfrorenes Gewebe abstirbt, macht sich der Hautarzt zunutze, wenn er Warzen, Fehlbildungen der Gefäße oder Tumore mit Kälte therapiert. Dabei wird das kranke Gewebe mit flüssigem Stickstoff bei minus 180 Grad Celsius vereist. Das kranke Gewebe geht zugrunde, an der behandelten Stelle kann sich eine Blase bilden. Schließlich heilt die behandelte Stelle wie jede andere Wunde auch.

Was genau spielt sich in der Haut bei Erfrierungen ab?

Bei der leichtesten Form der Erfrierung kommt es zunächst zu einer bläulichen oder weißlichen Verfärbung der kalten Haut. Erwärmt sich diese Hautpartie wieder, dann wird sie rot. Eine ähnliche charakteristische Abfolge kann bei Kälte an den Fingern und Zehen bei bestimmten Durchblutungsstörungen auftreten. Einzelne Finger verfärben sich erst blau oder rötlich-violett, sterben dann regelrecht ab, sodass sie wie Leichenfinger aussehen, und werden nach Erwärmung rot. Wenn dies bei relativ normaler Außentemperatur oder geringer Kälte passiert, spricht man auch von einem Raynaud-Syndrom. Dies kann ein Hinweis auf eine rheumatische oder Autoimmunerkrankung sein. Bei einer leichten Erfrierung und auch beim Raynaud-Syndrom kommt es in der Regel nicht zu einer bleibenden Schädigung des Gewebes. Anders ist es bei ausgeprägten Erfrierungen. Die Haut reagiert mit bläulich geschwollenen Entzündungen, den Frostbeulen, und es können sich Blasen bilden. Wenn das Gewebe abstirbt, verfärbt sich die Haut blau-schwarz, was Kälte- oder Frostbrand genannt wird.

Und was passiert bei Verbrennungen?

Ähnlich wie bei Erfrierungen wird auch bei Verbrennungen das Gewebe unterschiedlich geschädigt, je nachdem wie tief und ausgeprägt der Defekt ist. Ein leichter Sonnenbrand geht einher mit einer geröteten Haut, die auch geschwollen sein kann. Die Haut reagiert überempfindlich auf Berührung. In dem Fall spricht man vom leichtesten Grad der Verbrennung (Grad I). Er betrifft nur die oberste Hautschicht der Deckzellen und heilt ohne sichtbare Veränderung ab. Wenn auch die tieferen Hautschichten betroffen sind, dort wo das Bindegewebe und die Gefäße sitzen, wie das bei einem starken Sonnenbrand der Fall ist, führen die Entzündungen und Schäden des Gewebes dazu, dass sich Blasen bilden und starke Schmerzen einsetzen (Grad II). Selbst in diesem Stadium ist eine vollständige Heilung noch möglich. Bei einer stärkeren Verbrennung kommt es zur Ausbildung von Narben. Tiefere Verbrennungen, bei denen die Haut und das darunterliegende Gewebe schwarz oder weißlich werden (Grad III), verursachen kaum Schmerzen, da auch die Nervenenden verbrannt sind. Diese schweren Schäden sind nicht mehr zu reparieren und große Narben und bleibende Defekte sind die Folge.

Wie sieht die Erste Hilfe bei Erfrierungen aus?

Erfrorene Körperteile dürfen nicht massiert und auch nicht mit Schnee abgerieben werden. Sind Ohren, Kinn oder Nase erfroren, kann man die Stellen zunächst mit den Händen oder mit den Handschuhen abdecken. Kalte Hände kann man unter die Achseln stecken und wärmen. Haut und Gliedmaßen sollten immer langsam aufgewärmt werden, nie mit heißem, sondern allenfalls mit warmem Wasser. Am besten den Menschen an einen warmen Ort bringen, wo man ihm auch die nasse Kleidung ausziehen kann. Warme Getränke können helfen, aber kein Alkohol. Bei stärkeren Erfrierungen muss so schnell wie möglich ein Arzt geholt werden.

Und bei Verbrennungen?

Bei Verbrennungen wird vom Körper eine Reaktionskette in Gang gesetzt, die zu erheblichen Veränderungen des Immunsystems und des Kreislaufs führt. Schon wenn zehn Prozent der Körperhaut eines Erwachsenen und fünf Prozent der Hautoberfläche bei einem Kind Verbrennungen zweiten bis dritten Grades aufzeigen, ist das lebensgefährlich. Der Notarzt muss sofort alarmiert werden. Bei kleineren Verbrennungen sollte möglichst innerhalb weniger Minuten mit nicht zu kaltem Wasser, zum Beispiel Leitungswasser, für etwa eine Viertelstunde gekühlt werden. Das lindert die Schmerzen und begrenzt den Schaden. Weder Öl, Mehl oder sonstige Hausmittel verwenden! Auch eingebrannte Kleidung sollte am besten nur vom Arzt entfernt werden. Bei einem deutlichen Sonnenbrand können Cremes helfen, die lokal aufgetragen werden, entzündungshemmend und kühlend wirken. Aber Vorsicht: Verbrannte Haut ist anfällig für Infektionen. Am besten sollte nur ein Arzt die geschädigte Haut behandeln. Er kann auch entscheiden, ob zusätzlich Medikamente eingenommen werden müssen, gegen Schmerzen und um eine Entzündung zu vermeiden.

Sind extreme Wetterverhältnisse Stress für die Haut?

Im medizinischen Sinn entsteht eine Stressreaktion der Haut dann, wenn zum Beispiel durch Sonneneinstrahlung so viele schädliche Sauerstoffverbindungen (sogenannte freie Radikale beziehungsweise

Sauerstoff-Radikale) entstehen, dass sie die Haut bei der Reparatur und Entgiftung überfordern. Diese Sauerstoffverbindungen können zu Entzündungen und Schädigungen der Haut führen, die Alterung der Haut beschleunigen und das Entstehen von Hautkrebs fördern. Insofern kann übermäßige Sonnenbestrahlung am Strand, aber auch im Skiurlaub tatsächlich die Haut stressen, und ein guter Sonnenschutz ist für hellhäutige Europäer besonders wichtig. Natürlich hat die Haut nicht nur bei Hitze, sondern auch bei Kälte zu tun. Im Sommer muss die Haut gekühlt, im Winter vor Kälte geschützt werden, in beiden Fällen muss die Haut ihren Feuchtigkeits- und Fettgehalt anpassen. Das komplizierte System Haut mit seinen Komponenten Verhornung und Pigmentierung, Kälte- und Wärmerezeptoren, Immunzellen, Durchblutung, Schweiß- und Talgproduktion bekommt das in der Regel gut hin, ohne dass man etwas davon merkt. Man kann aber die gesunde Haut durch Kleidung, vernünftiges Verhalten und eine kluge Pflege bei ihrer Arbeit unterstützen. Das klappt allerdings nicht immer, wovon sich jeder überzeugen kann, wenn er in die knallroten Gesichter der Skifahrer blickt, die mit der letzten Gondel ins Tal fahren.

Die Haut kann sich ziemlich gut wehren und schützen. Kann sie für diese Aufgaben noch besser trainiert werden?

Bedingt. Ein echtes Training gibt es nicht. Bei bestimmten Hauterkrankungen, die durch Sonnenlicht ausgelöst werden (›Lichtallergien‹), wird manchmal eine Art Abhärtung – ein sogenanntes Hardening – eingesetzt, mit dem die natürlichen Lichtschutzmechanismen der Haut schon vor der vermehrten natürlichen Lichtbestrahlung im Sommer durch eine spezielle Bestrahlung mit UV-Licht angeregt werden. Zu diesen Schutzmechanismen zählt eine vermehrte Pigmentierung und die Ausbildung einer unsichtbar verdickten Hornhaut, einer Lichtschwiele, die die Haut physikalisch vor der Sonneneinstrahlung schützt.

Gibt es auch für die Kälte ein »Hardening«?

Man kann sicherlich trainieren, gegen Kälte und Wärme unempfind-licher zu werden, dabei spielt das Herz- und Kreislaufsystem eine wichtigere Rolle als die Haut. In Russland ist Eisbaden en vogue. Bei minus 20 bis minus 30 Grad Celsius trifft man sich zum Baden an einem See und steigt durch ein ins Eis gesägtes Loch ins eiskalte Was-ser – wenn man es am 19. Januar tut, wird man dabei auch noch seine Sünden los. Wie schön. Die Russen haben diese Rituale lange trai-niert, und es machen auch nur die Kerngesunden mit.

Liebt die Haut generell Klimareize?

Eine gesunde Haut braucht und ›genießt‹ Luft, Wasser und Sonne, muss frieren und schwitzen. Aber in Maßen. Jeder kennt so arbeits-wütige Kollegen, die Jahr und Tag zwischen Flieger und Büro pen-deln, fünf Stunden Schlaf müssen reichen. Aber die Quittung kommt: Die Haut wirkt schlaff, faltig, fast grau. Andererseits sind da die fa-natischen Mallorca-Urlauber, die mit vierzig eine gegerbte Haut ha-ben, vor allem im Gesicht und Dekolleté – dauerbraun und wie aus Leder. Oder der fünfzigjährige Segler, bei dem Gesichtshaut, Nacken und Hände mit erweiterten Blutgefäßen, vergröberter Haut und Son-nenflecken rund zwanzig Jahre älter aussehen als die Haut auf dem Bauch. Früher hat man bei diesem Hautbild von einer Seemanns-oder Landsmannhaut gesprochen. Zum Wohle der Haut muss gel-ten: Alles in Maßen und vor allem mit dem richtigen Lichtschutz.

Gehört in diese Kategorie auch der Ledernacken?

Diese verdickte Haut im Nacken ist vorrangig bei älteren Menschen zu beobachten, die sich viel im Freien aufgehalten haben und deren Nacken über Jahrzehnte stark dem Sonnenlicht ausgesetzt war. Da-durch verändert sich das Bindegewebe in der Haut. Statt der schön geordneten Faserbündel bilden sich ungeordnete verdickte und sonnengeschädigte Fasern – solare Elastose –, und zwar unter einer dünner gewordenen Oberhaut. Um weiteren Schaden zu vermeiden, sollte ein konsequenter Lichtschutz angewendet werden: also schützende Kleidung tragen und bitte Sonnenschutzmittel nehmen. Mit Vitamin-A-Säure-haltigen Cremes oder Peelings mit Glykolsäure lässt sich ein Ledernacken tendenziell bessern. In jedem Fall sollte der Hautarzt bei solch chronischen Lichtschäden auch immer gezielt nach bösartigen Hautveränderungen schauen.

Ist reife Haut widerstandsfähiger als junge Haut?

Kinder haben eine empfindlichere Haut. Regulationsmechanismen wie das Schwitzen und die Talgproduktion sind noch nicht ausgereift und aufeinander eingespielt. Vor Kälte, Wärme, Feuchtigkeit und insbesondere Sonnenbestrahlung müssen gerade Säuglinge und kleine Kinder besonders gut geschützt werden. Auch im Alter lassen die Schutzfunktionen der Haut langsam nach, sodass sich ältere Menschen ebenfalls besonders gut gegenüber klimatischen Extrembedingungen schützen müssen. Die Durchblutung der älteren Haut wird schlechter, ebenso sinken Schweiß- und Talgproduktion, die Haut wird dünner und weniger elastisch. Im Lauf des Lebens können bereits Lichtschäden aufgetreten sein, wodurch die Abwehrbereitschaft der Haut verringert ist. Medikamente und Krankheiten können die Funktionen der Haut weiter beeinträchtigen. Trotzdem ist die ältere Haut beim Lichtschutz der kindlichen Haut überlegen. Die Folgen einer Überdosis Sonne wiegen bei junger Haut schwerer. Daher ist Sonnenschutz bei Kindern ein Muss. Schützende Kleidung, T-Shirts oder spezielle Badeanzüge am Strand sind das A und O sowie speziell auf die Kinderhaut abgestimmte Lichtschutzmittel. Sie sollten auch bei Wasserkontakt relativ gut haften, keine Duftstoffe enthalten, aber reichlich physikalische und möglichst wenig chemische Lichtfilter. Zu den empfehlenswerten physikalischen Lichtfiltern gehören Zinkoxid und Titandioxid, was auf den Packungen nachzulesen ist. Diese Lichtfilter haben den Vorteil, dass sie in der Regel keine Allergien hervorrufen. Nachteilig ist, dass sie meist auf der Haut einen weißlichen Film hinterlassen.

Muss die Haut im Winter anders gepflegt werden als im Sommer?

Kälte trocknet aus. Wer seine Wäsche bei Frost im Garten aufhängt, stellt fest, dass sie gut trocknet. Im Winter braucht die Haut also mehr Fett und mehr Feuchtigkeit, um nicht auszutrocknen. Ein höherer Fettgehalt schützt die Haut zudem vor Kälte. In den Wohnungen entzieht die Heizungsluft der Haut zusätzlich Feuchtigkeit. Die Haut muss also im Winter an zwei Fronten kämpfen, gegen die Kälte draußen und die Heizungsluft drinnen. Das hat zur Folge, dass viele Menschen im Winter eine fettarm-trockene Haut haben, die empfindlich ist, rau und rissig. Oftmals ist sie auch gerötet, juckt und schuppt. Im Winter muss die Haut mit besonders fettreicher Creme gepflegt werden, gegebenenfalls noch mit einem Feuchtigkeit spendenden Serum oder Ampullen. Je besser die Haut mit Fetten versorgt ist, desto besser kann sie auch die Feuchtigkeit speichern, da sich Fett und Feuchtigkeit in der Haut gegenseitig stabilisieren. Hautpflege hat im Winter daher einen besonderen Stellenwert.

Haut und Sonne

Ohne Sonne kann kein Leben auf unserer Erde existieren – schon gar nicht der Mensch. 150 Millionen Kilometer weit von der Erde entfernt bestimmt die Sonne, einer von 100 Millionen Sternen in der Galaxis, das Dasein aller Lebewesen und Pflanzen. Schon immer war die Sehnsucht des Menschen nach Sonne, Licht und Wärme unermesslich groß, und schon immer verband der Mensch mit der Sonne meist auch das Angenehme. Wer auf »der Sonnenseite des Lebens steht«, der gehört zu den Glücklichen, wer sich »im Erfolg sonnen kann«, der gehört zu den Mächtigen oder zu denen, die die Mächtigen in ihre Schranken weisen können, wie einst der griechische Philosoph Diogenes es mit Alexander dem Großen gemacht hat. Von ihm gefragt, welchen Wunsch er habe, meinte Diogenes: »Geh mir aus der Sonne.«

Leicht abgewandelt, nämlich »Geh aus der Sonne« hätte der Ausspruch von Diogenes in der heutigen Zeit eine besondere Gültigkeit. Denn diese wunderbare Sonne, die Haut und Psyche streichelt, kann zu einem gefährlichen Freund werden. Wer ihre Kraft und Intensität nicht respektiert, der läuft Gefahr, dass seine Haut Schaden nimmt, dass sie verbrennt und krank wird.

Besonders gefährdet sind Kinder und Jugendliche, die beim Spiel in der Sonne nicht darauf achten wollen und können, dass die Haut ausreichend geschützt ist. Und die Eltern, die es für ihre Kinder tun könnten, versäumen es meist. Dabei sind 80 Prozent der durch das Sonnenlicht bedingten Hautschäden in der Kindheit und Jugend erworben – und zwar bis zum 20. Lebensjahr. Die Haut des Menschen vergisst so schmerzhafte Ereignisse wie Sonnenbrände nicht. Die Spuren brennen sich in das Haut-Gedächtnis und die Haut-Oberfläche ein.

Wer dann noch künstlich nachhilft und zusätzlich auf die Sonnenbank geht, weil ihm die Strahlen der natürlichen Sonne nicht reichen, der erhöht damit freiwillig sein Gesundheitsrisiko. Die Haut dankt es ihm bestimmt nicht: Sie altert schneller, und die Gefahr, an Hautkrebs zu erkranken, ist enorm.

Dabei benötigen wir Sonnenbänke absolut nicht, denn es reicht allemal, was die natürliche Sonne dem Menschen bietet, egal ob der Mensch hoch hinaus auf die Berge steigt, sich lieber ans Meer begibt, während des Sommers im Garten arbeitet oder von Berufs wegen ständig in der Sonne ist. Skifahrer und Bergsteiger sollten sich bewusst machen, dass pro 1000 Meter die Strahlenstärke der Sonne um 20 Prozent zunimmt. Eis und Schnee – und natürlich auch das Wasser bei Strandurlauben – reflektieren die Sonnenstrahlen: Sie erhöhen die Intensität der UV-Strahlen nochmals um 70 Prozent. Nur die Kälte in den Bergen und der frische Wind am Meer gaukeln dem Menschen vor, dass es »so schlimm ja gar nicht ist«.

Aber Sonne lässt sich auch ohne Gefahren genießen. Wer einige Grundregeln beachtet, der kann sich in seiner Haut wohlfühlen und muss ganz sicher nicht auf der Schattenseite des Lebens stehen. Die richtige Dosis ist Garant dafür, dass die Sonne das bleibt, was sie im ureigenen Sinn ist: Quell des Lebens, Balsam für die Seele und Streicheleinheiten für die Haut.

Braucht die Haut Sonne oder geht es auch ohne?

Wenn sichergestellt wäre, dass wir mit der Nahrung ausreichende Mengen Vitamin D aufnehmen, dann bräuchte die Haut eigentlich gar keine Sonne. Wer sich über Jahre nur in seiner Wohnung aufhalten würde, ohne diese zu verlassen, der würde nicht an Sonnenmangel erkranken, obwohl er emotional wahrscheinlich leiden würde. Mit anderen Worten, die Sonne ist wichtig für die Vitamin-D-Synthese und unsere Stimmungslage, nicht mehr und nicht weniger.

Vor allem vor den schädlichen UV-Strahlen wird gewarnt. Was macht sie so gefährlich?

Die Sonne sendet elektromagnetische Strahlen aus. Hierzu zählen unter anderem UV-Strahlen, das sichtbare Licht, und Infrarot-Strahlen. Gefährlich für die Haut sind die UV-Strahlen, die aus UVA- und UVB-Strahlen bestehen. Die UVB-Strahlen sind energiereicher, verursachen den typischen Sonnenbrand und sind in Konzentrationen, die die individuelle Verträglichkeit der Haut gegenüber diesen Strahlen überschreiten, sicher gefährlich für die Haut. Die UVA-Strahlen können keinen Sonnenbrand verursachen, werden meist in Sonnenstudios verwendet und sind bisher in ihrer möglichen Schädlichkeit für die Haut unterschätzt worden. Die Gefährlichkeit der UV-Strahlen, und hier insbesondere der UVB-Strahlen, ist abhängig von mehreren Faktoren: dem Hautlichttyp, der Sonnengewöhnung (zum Beispiel kann ein empfindlicher Hauttyp, wenn er an die Sonne gewöhnt ist, mehr Sonne vertragen als ein weniger empfindlicher Hauttyp, der noch nicht an die Sonne gewöhnt ist), dem Breitengrad, in dem wir uns aufhalten (Äquator oder Grönland beispielsweise), der Höhe über dem Meeresspiegel (Alpen oder Flachland), der Jahreszeit (Sommer oder Winter) und der Tageszeit, also Mittags- oder Abendsonne. Die Sonnenlichtdosis sollte immer so bemessen werden, dass man deutlich unter der minimalen Rötungsschwelle (MED = Minimale Erythem-Dosis) bleibt. Darunter versteht man die Dosis an Sonnenlicht, die zu einer sichtbaren Rötung der Haut führt. Diese ist verständlicherweise für jeden Hauttyp anders und kann zwischen wenigen Sekunden und vielen Minuten schwanken.

Wie viele Hautlichttypen gibt es?

Hier werden die Typen I, also extrem sonnenempfindlich, kein Eigenschutz, bis Typ VI, Schwarzafrikaner, unempfindlich gegenüber Sonnenlicht, unterschieden. In Deutschland liegen die meisten Menschen bei Typ II bis III, in Südeuropa bei Typ III bis IV. Je nach Reaktion auf die Sonne kann man sich relativ leicht selbst einordnen:

Typ I: immer Rötung, nie Bräunung
Typ II: immer Rötung, selten Bräunung
Typ III: selten Rötung, gute Bräunung
Typ IV: sehr selten Rötung, immer Bräunung
Typ V: geringe Sonnenlicht-Empfindlichkeit
Typ VI: keine Sonnenlicht-Empfindlichkeit

Sind Menschen des Typs III oder IV, die also schnell braun werden, besser geschützt vor den schädlichen Einwirkungen der Sonne?

Ja, Menschen, die schnell braun werden, haben einen höheren Eigenschutz, da sie mehr Pigmente in der Haut haben.

Empfindliche Hauttypen sollen sich auf die Sonne vorbereiten – aber wie?

Am wichtigsten ist die langsame Gewöhnung an die Sonne am Urlaubsort. Mit Sonnenschutz-Cremes, die dem Hauttyp entsprechen, gutem Schutz durch Kleidung, also einem dicht gewebten T-Shirt, Hut und Sonnenbrille, sowie langsam steigenden Zeiten, die man in der Sonne verbringt, wird die Haut langsam an die Strahlen gewöhnt. Eine Vorbereitung der Haut zu Hause auf der Sonnenbank funktioniert schlecht bis gar nicht. Damit sich eine natürliche Grundbräune und die schützende Lichtschwiele ausbilden können – Lichtschwiele ist eine Verdickung der Hornhaut, verursacht durch Sonnenlicht –, muss die Haut langsam steigend den UVB-Strahlen ausgesetzt werden. Auf der Sonnenbank werden aber nur UVA-Strahlen erzeugt, wodurch keine schützende Lichtschwiele entsteht.

Sonnenbankbesuche machen also keinen Sinn als Urlaubsvorbereitung?

Da in Sonnenstudios keine UVB-, sondern nur UVA-Strahlen verkauft werden, holt man sich eine Art Pseudoschutz. Und mit diesem vermeintlichen Freifahrtschein fährt man in die Sonne, ohne zu bedenken, dass man zwar Sonnenbank-gebräunt ist, aber keinen guten UV-Schutz hat. Zudem sind die in ungewöhnlich hoher Menge genossenen UVA-Strahlen der Sonnenbänke nicht unbedenklich und können – genau wie UVB-Strahlen – Hautkrebs verursachen. Sinnvoll ist, sich mit allen Vorsichtsmaßnahmen am Urlaubsort oder auch zu Hause im Garten langsam an die Sonne zu gewöhnen.

Altert die Haut schneller, wenn man sich auf die Sonnenbank legt?

Die UVA-Strahlen auf der Sonnenbank fördern die Hautalterung. Auch die von Sonnenbank-Befürwortern immer wieder ins Feld geführte Bedeutung der körpereigenen Vitamin-D-Produktion durch die Haut, die ja durch UV-Strahlen erst ermöglicht wird, können als Argument für die Sonnenbank nicht gelten. Vitamin D kann gut mit der Nahrung aufgenommen werden und braucht theoretisch gar nicht über die Haut bereitgestellt zu werden. Und: Die körpereigene Vitamin-D-Produktion wird durch natürliche Sonne und nicht durch die Sonnenbank stimuliert. Die Sonnenbank hat allenfalls eine gewisse Bedeutung für das psychische Wohlbefinden und darf hier sicher nicht unterschätzt werden. Zur Gesundheitsverbesserung der Haut trägt sie definitiv nicht bei. Dass der Sonnenbank-Hype in den siebziger Jahren entstand und seit dieser Zeit auch die Hautkrebs-Erkrankungen drastisch nach oben schnellten, stimmt bedenklich.

Und wenn ein Hautarzt die Sonnenbank-Besucher kontrolliert?

Das ist besser als gar nichts. Wenn man schon unbedingt auf die Sonnenbank muss, dann sollte man wenigstens regelmäßig einen Hautcheck beim Dermatologen machen und zur Kenntnis nehmen, dass man die eigene Hautalterung erheblich beschleunigt.

Der Mensch braucht Sonne – wie viel darf es denn sein?

Das ist schwer zu bemessen. Ein paar Stunden pro Woche an der frischen Luft sind sicher gut. Denn Sonnenlicht kann angeschlagene Gemütslagen bessern und sogar heilen. Was die sonstige therapeutische Kraft der Sonne anbelangt, gibt es einige wenige Hautkrankheiten, die sich unter dem Einfluss von UV-Licht bessern. Die Schuppenflechte gehört dazu.

Reicht auch der Aufenthalt draußen bei bewölktem Himmel?

Es reicht, sich draußen bei normalem Tageslicht aufzuhalten. Man geht davon aus, dass auch bei bewölktem Himmel rund 40 Prozent der UV-Strahlen unsere Haut erreichen.

Gilt das auch für Kinder?

Babyhaut darf auf keinen Fall in die Sonne. Bei Neugeborenen sind die natürlichen Schutzmechanismen der Oberhaut noch nicht richtig entwickelt, sodass die Sonne massive Schäden anrichten kann. Mit Beginn des zweiten Lebensjahres ändert sich das. Gut geschützt darf die Haut des Kleinkindes selbstverständlich angemessen der Sonne ausgesetzt werden.

Um wie viel empfindlicher reagiert Kinderhaut?

Die Reaktion auf Sonne ist bei Kindern sehr stark ausgeprägt, Sonnenbrände können leicht Blasen entwickeln. Insbesondere speichert die Haut aufgrund ihres Erinnerungsvermögens Sonnenschäden ein Leben lang. Hautzellen, die in der Jugend geschädigt wurden, können noch nach Jahrzehnten entarten und sich zu Hautkrebs entwickeln. Die Haut vergisst nichts.

Wird das Gedächtnis der Haut nachlässiger, je älter man wird?

Nein, das lässt sich so nicht sagen. Im Laufe des Lebens kann die Sonnenempfindlichkeit ab- oder zunehmen. Meistens nimmt sie sogar zu.

Da die Sonnenempfindlichkeit im Alter zunehmen kann: Reicht schützende Kleidung aus oder sollte man mehr tun?

Cremes sollten noch zusätzlich verwendet werden. Dies ist umso wichtiger, je empfindlicher der Hautlichttyp ist. Nach drei Wochen, wenn sich eine Lichtschwiele und natürliche Grundbräune gebildet haben, könnte die Höhe der UV-Schutzfaktoren in den Cremes theoretisch reduziert werden, zum Beispiel von Lichtschutzfaktor 30 auf Lichtschutzfaktor 20.

Muss es ein so hoher Lichtschutzfaktor sein?

Der UV-Lichtschutzfaktor muss so bemessen sein, dass sich die Haut des entsprechendem Hautlichttyps in der Zeit, während sie der Sonne ausgesetzt ist, nicht rötet, geschweige denn Sonnenbrand bekommt. Bei hoher Sonnenempfindlichkeit sollte der Lichtschutzfaktor bei 30 und auch höher liegen, wobei die Unterschiede zwischen 30 und 50 nur relativ gering sind.

Wie viel Sonnencreme braucht ein Mensch?

Der UV-Lichtschutzfaktor wird nur erreicht, wenn mindestens zwei Milligramm Creme pro Quadratzentimeter Haut aufgetragen werden. Beim erwachsenen Mann bedeutet dies 40 Gramm Creme für den ganzen Körper. Das wird so gut wie nie gemacht und deshalb ist es dann ein Irrglaube, anzunehmen, man habe sich optimal geschützt. UV-Schäden der Haut sind daher oft durch falsches Eincremen und vor allem durch zu wenig Creme programmiert.

In welchen Abständen muss man sich eincremen?

Das hängt davon ab, wie körperlich aktiv man ist. Normalerweise sollte man nach einigen Stunden erneut cremen. Wenn man allerdings schwitzt, ins Wasser geht, sich häufig abtrocknet, dann muss man sich viel öfter eincremen. Man sollte auch bedenken, dass es wasserfeste Cremes, mit denen einige Hersteller werben, nicht gibt. Sonnencremes werden durch jeden Wasserkontakt abgewaschen. Wer nur wenig Creme aus einer Tube mit Lichtschutzfaktor 50 nimmt, der hat in der Realität wahrscheinlich nur Lichtschutzfaktor fünf auf der Haut und wiegt sich in falscher Sicherheit.

Was heißt Lichtschutzfaktor und wie werden die Cremes hergestellt, damit sie diesen Schutz haben?

Der UV-Lichtschutzfaktor gibt den Zahlenwert an, um den sich der Aufenthalt in der Sonne bis zum Eintritt einer Rötung verlängert, nachdem man sich eingecremt hat. Wenn ich, ohne mich einzucremen, nach zehn Minuten rot werde und eingecremt nach 60 Minuten, dann hat die Creme den UV-Lichtschutzfaktor sechs. Hergestellt werden solche Cremes, indem man Filter beimengt, die die UV-Strahlen entweder reflektieren, das geschieht durch physikalische Filter, oder absorbieren, was durch chemische Filter passiert. Im Falle der Absorption wird die Energie der UV-Strahlen in Wärme umgewandelt und dadurch unschädlich gemacht. Chemische Filter können den Nachteil haben, dass sie Unverträglichkeiten auslösen. Physikalische Filter in den Cremes wie Zinkoxid und Titandioxid sind deutlich besser verträglich, aber aufgrund ihres »Weißelns« mitunter schlechter einzureiben.

Können Sonnencremes allergische Reaktionen auf der Haut auslösen?

Natürlich, das können simple Irritationen wie Pusteln und Rötungen sein, wenn die Haut überfettet ist, oder Kontaktekzeme durch Allergien gegen einen der Inhaltsstoffe. Sehr selten sind photoallergische Kontaktekzeme, wenn also eine Allergie nur in Verbindung mit Licht ausgelöst wird. Dass Allergien und Unverträglichkeiten in den wertvollen Urlaubstagen auftreten, ist besonders ärgerlich. Der Zustand bessert sich jedoch rasch, wenn man die Cremes absetzt und kurzfristig eine milde Kortisoncreme aufträgt. Ist die Sonnencreme zu fett, sollten Produkte in Gelform verwendet werden.

Sind teure Produkte wirksamer?

Der Preis spielt keine Rolle. Wichtig ist, dass die Sonnenschutzcreme vor Markteinführung auf Wirksamkeit und Verträglichkeit getestet wurde. Dies ist bei den meisten großen Markenherstellern der Fall. Dennoch gibt es zwischen den verwendeten UV-Lichtschutzfiltern und den Rezepturen auch Qualitätsunterschiede, die sich im Preis widerspiegeln.

Ist es egal, ob man Creme, Öl oder Spray verwendet?

Wenn die Anwendungsvorschriften des Herstellers eingehalten werden, ist es egal. Der Hauptfehler ist, dass zu wenig aufgetragen und der auf der Verpackung angegebene UV-Lichtschutzfaktor somit nicht erreicht wird.

Kann man sich auch im Wasser einen Sonnenbrand holen?

Ganz schnell. Die gefährlichen, den Sonnenbrand auslösenden UVB-Strahlen durchdringen das Wasser und können die Haut im Wasser genauso schädigen wie an Land.

Dann doch lieber gleich Selbstbräuner – oder?

Selbstbräuner gehen eine chemische Reaktion mit den Proteinen der Hornhaut ein, dadurch wird die erwünschte braune Hautfarbe erzeugt. Selbstbräuner schützen die Haut nicht nennenswert vor der Sonne, sind aber unbedenklich und erfreuen sich wachsender Beliebtheit. Neue Erkenntnisse zeigen, dass die chemische Reaktion auf der Haut (Glykosilierung), die durch Selbstbräuner ausgelöst wird, die Alterung der Haut möglicherweise beschleunigen kann. Das möchte natürlich niemand. Um aber zu einer abschließenden Beurteilung von Selbstbräunern zu gelangen, bedarf es noch weiterer Untersuchungen.

Gravierender ist also der Alterungsprozess der Haut in der Sonne?

Die Sonne verursacht Pigmentverschiebungen, also Altersflecken, und sie aktiviert Enzyme (Kollagenasen beziehungsweise Matrixmetalloproteinasen, kurz MMPs), die die Bindegewebsfasern, das Kollagen, in der Lederhaut zerstören. Das führt in Verbindung mit vielen anderen Faktoren zur fleckigen und faltenreichen Altershaut.

Das lässt sich nicht mehr reparieren?

Die Schäden sind bedingt und dann auch nur oberflächlich und partiell zu reparieren mit Lasern, tiefen Peelings, Vitamin-A-Säurehaltigen Cremes und »Fillern«. Filler sind Füllmaterialen, zum Beispiel Hyaluronsäure, die unter die Oberhaut direkt in die Lederhaut gespritzt werden, also in die faserreiche Schicht zwischen Oberhaut und Unterhautfettgewebe. Hyaluronsäure kommt als Substanz im Bindegewebe vieler Lebenwesen vor, ist chemisch bei all diesen Lebewesen relativ identisch und daher auch äußerst gut verträglich. Die eigentlichen Schäden in der Struktur der Ober- und Lederhaut lassen sich jedoch nur teilweise zurückbilden. Aber das Gefährlichste ist: Die allermeisten Hautkrebsarten lassen sich direkt oder indirekt auf die Sonne zurückführen.

Viele klagen über Sonnenallergien. Was ist der Grund?

Eine Sonnenallergie kann jederzeit auftreten. Die Gründe sind bisher nicht bekannt. Von der typischen Sonnenallergie, der Fachbegriff ist polymorphe Lichtdermatose, muss man die Mallorca-Akne abgrenzen, bei der es sich wahrscheinlich um Unverträglichkeiten mit Produkten handelt, die als Sonnenschutz auf die Haut aufgetragen werden.

Was hilft bei einer Sonnenallergie?

Drei Maßnahmen. Erstens raus aus der Sonne, zweitens Einnahme von anti-allergischen Tabletten, sogenannten Antihistaminika, und drittens Auftragen von Kortisonsalben. Hierdurch bessern sich die Symptome meist sehr schnell.

Leiden nur Frauen unter Sonnenallergie?

Frauen scheinen etwas häufiger betroffen zu sein, es leiden aber auch Männer darunter. Bei Kindern gibt es eine ganze Reihe unterschiedlicher Reaktionen auf die Sonne, die dermatologisch differenziert werden müssen. Eine Sonnenallergie gehört auch dazu. Aber generell nehmen die Fälle von Sonnenallergie nicht zu.

Treten Sonnenallergien urplötzlich auf?

Eher nicht. Denkbar ist, dass möglicherweise bestimmte Einflüsse die Haut sensibilisiert haben, sodass sie auf UV-Licht nun mit dieser Allergie reagiert. Eine Sonnenallergie verläuft bei jedem Menschen anders. Meist kommt es ein oder zwei Tage nach Sonneneinwirkung –

meist im Frühjahr, wenn die Haut in puncto Sonne noch jungfräulich ist – an Handrücken, Armen, Oberschenkeln und besonders im Dekolleté zu Rötungen, Quaddeln, entzündlichen Knötchen und Juckreiz. Doch sowohl die Beschwerden als auch die Hautregionen, die davon betroffen sind, unterscheiden sich von Mensch zu Mensch. Wenn die Pusteln und Quaddeln der Sonnenallergie nicht aufgekratzt werden und nicht aufgrund von Infektionen mit Bakterien verkompliziert wurden, dann bilden sich auch keine Narben und die Sonnenallergie heilt ohne Komplikationen ab.

Kann die Haut resistent werden gegen Sonnenallergie?

Nur bedingt. Man kann die Haut vor dem Urlaub konditionieren, das heißt, durch langsam steigende UV-Licht-Dosen in einer UV-Lichtkabine beim Hautarzt an die Sonne gewöhnen und dadurch unempfindlicher machen. Diese Abhärtung (Hardening) ist eine aufwendige, aber relativ wirkungsvolle Prophylaxe gegen Sonnenallergien. Die Therapie dauert drei bis vier Wochen und die künstlichen Bestrahlungen müssen drei bis fünf Mal pro Woche durchgeführt werden.

Hilft Calcium?

Das wird immer wieder behauptet und viele Menschen schwören darauf, es hat sich aber in Untersuchungen nicht bestätigt. Im Zweifel ist dazu zu raten, da die Calcium-Therapie unbedenklich ist. Vorteilhaft scheint die Einnahme hautschützender Pflanzenstoffe zu sein, die in der Apotheke erhältlich sind, zum Beispiel Polypodium leucotomos und Carotinoide.

Gibt es Faustregeln für ein Sonnenbad ohne Reue?

Die Haut sollte rund 30 Minuten vor dem Sonnenbad mit einem UV-Lichtschutzfaktor eingecremt werden. Der Lichtschutzfaktor muss angepasst sein an den Hautlichttyp, die Jahreszeit, die Tageszeit, den Breitengrad, die Höhe über dem Meeresspiegel, die Umgebung (reflektierende und dadurch UV-Dosis-erhöhende Umgebung wie Wasser oder Schnee) und die Frage, ob die Haut bereits an Sonne gewöhnt ist oder noch nicht. Zusätzlich sind bestehende Erkrankungen zu beachten, die durch Sonnenlicht eventuell aktiviert werden könnten. Empfindliche Körperteile müssen zudem durch Textilien geschützt werden und man sollte eine Sonnenbrille tragen. Wer all dies beachtet und sich entsprechend schützt, kann die Sonne genießen.

Ist es gleich, ob man im Sommer oder Winter sonnenbadet?

Sonnenstrahlen sind Sonnenstrahlen. In unseren Breiten ist die Energie der Sonne im Winter deutlich geringer, in den Bergen wird dies aber durch die Höhe und die Reflektion durch den Schnee rasch wieder aufgehoben. Zudem trifft die Wintersonne häufig auf eine sonnenentwöhnte Haut und kann schon deshalb viel aggressiver sein. Auch hier ist ein Schutz unbedingt nötig.

Es ist also gefährlicher, bei strahlendem Sonnenschein Ski zu fahren?

Das kann so sein. Die Gefährlichkeit der Sonne ist immer von ihrer Intensität und dem individuellen Hautlichttyp abhängig, egal ob in den Bergen im Winter oder beim Strandurlaub im Sommer. Bei gleichem Breitengrad haben die UV-Strahlen in den Bergen hoch über dem Meeresspiegel jedoch viel mehr Kraft als auf Höhe des Meeresspiegels. Sie können daher auch größere Schäden anrichten. Hinzu kommt, wie gut die Haut an die Sonne gewöhnt ist. Das ist im Winter kaum gegeben.

Was aber ist mit jenen Menschen, die bei gleißender Sonne draußen arbeiten müssen?

Hier gelten die gleichen Schutzmaßnahmen. Eine Besonderheit liegt sicher darin, dass die Haut dieser Menschen meist an die Sonne gewöhnt ist, also eine ausgeprägte Lichtschwiele hat und gut gebräunt ist. Das verringert die Sonnenempfindlichkeit. Interessant ist, dass Outdoor-Worker im Vergleich zu »Schreibtischtätern« seltener an schwarzem, jedoch viel häufiger an weißem Hautkrebs erkranken. Der dauernde Aufenthalt an der Sonne beeinflusst die beiden großen Hautkrebsgruppen Schwarz und Weiß unterschiedlich. Schwarzer Hautkrebs scheint vorrangig dann aufzutreten, wenn Sonne immer wieder auf die unvorbereitete Haut trifft. So kann für den Schreibtischtäter, der einmal im Jahr für eine Woche nach Korsika fährt, gerade diese Woche zur gefährlichsten seines Lebens werden.

Läuft jeder, der in seiner Jugend mal einen Sonnenbrand hatte, Gefahr, später an Hautkrebs zu erkranken?

Theoretisch ja. Die Zellschäden werden zwar von einem körpereigenen Reparatursystem ausgebessert (DNA-excision-repair), man kann jedoch davon ausgehen, dass dies nicht immer zu 100 Prozent funktioniert. Die Schäden in der Haut werden verwaltet, aber nicht geheilt. Im Idealfall werden geschädigte Zellen komplett aus dem Verkehr gezogen, damit sie nicht mehr an Zellteilungen teilnehmen können. Dieser Ausschluss geschädigter Zellen wird durch sogenannte Tumor-Suppressor-Gene (zum Beispiel p53) gesteuert, die eine Art Haut-Polizei sind. Das funktioniert aber nicht immer.

Haut und Krebs

Solange die Haut dem Menschen keine Probleme bereitet, schenkt er ihr in der Regel recht wenig Beachtung. Sie ist einfach da, Tag und Nacht, vom ersten Tag des Lebens an bis zum letzten. Nur wenn die Haut sich verändert, dann wird der Mensch aufmerksam. Besonders dann, wenn plötzlich der bisher harmlose Leberfleck, das kleine Muttermal auf der Stirn irgendwie anders aussieht.

Seit einigen Jahren hat jeder gesetzlich Versicherte ab dem 35. Lebensjahr die Möglichkeit, seine Haut alle 24 Monate untersuchen zu lassen, ob sich ein weißer oder schwarzer Hautkrebs entwickelt hat oder eventuell die so harmlos anmutenden Lichtkeratosen, die Vorstufen zu einem tiefergehenden Hautkrebs.

Bundesweit haben sich über 3000 Dermatologen für die Vorsorgeuntersuchung der Haut, das Hautkrebs-Screening, qualifiziert, sowie mehr als 33 000 Hausärzte. Deutschland ist im Vergleich zu anderen Ländern weltweit führend auf diesem Sektor der fast flächendeckenden Vorsorge. Vielleicht ist es auch diesem guten System ärztlicher Betreuung zu verdanken, dass immer mehr Fälle von Hautkrebs frühzeitig erkannt und damit auch erfolgreich behandelt werden können.

Dennoch, die Zahlen sind alarmierend: Der Anstieg des schwarzen Hautkrebses bei der hellhäutigen Bevölkerung Australiens, Südafrikas, den USA und Europas ist so dramatisch, dass man den Begriff Melanom-Epidemie geprägt hat. In Deutschland hat sich die Zahl der Fälle pro 100 000 Einwohner und Jahr von etwa drei Anfang der siebziger Jahre auf etwa zwölf im Jahr 2000 vervierfacht. Ganz wesentlich trägt das veränderte Freizeit- und Urlaubsverhalten zu dem Anstieg bei: Wir bekommen einfach zu viel Sonnenlicht ab. Der durch UV-Strahlung ausgelöste weiße Hautkrebs ist die häufigste Form von Krebs überhaupt und betrifft vor allem ältere Menschen. Aktuelle Beobachtungen zeigen jedoch, dass dieser Krebs mittlerweile immer jüngere Menschen erfasst, zum Teil schon ab dem 30. Lebensjahr.

Lichtkeratosen, also durch UV-Strahlung ausgelöste, leicht gerötete, verhornte Stellen im Gesicht und am Handrücken, die in etwa zehn Prozent der Fälle in ein Stachelzellkarzinom übergehen, finden sich bei etwa 35 Prozent beziehungsweise 20 Prozent der über siebzigjährigen Männer und Frauen. Das Basalzell-Karzinom ist der häufigste weiße Hautkrebs und etwa fünfmal häufiger als das Stachelzellkarzinom. Das mittlere Erkrankungsalter liegt für beide Tumorarten bei etwa siebzig Jahren. Bei allen Formen des weißen Hautkrebses sind Männer häufiger als Frauen betroffen.

Allen warnenden Appellen zum Trotz setzen sich die Menschen nach wie vor intensiv der Sonnenbestrahlung aus oder gehen auf die Sonnenbank. Wenn sich sehr hellhäutige Hauttypen dieser geballten UV-Strahlenattacke stellen, ist Gefahr im Verzug, vor allem dann, wenn der Körper keine Chance hat, sich auf die Sonnenstrahlen einzustellen. Das trifft besonders auf all jene zu, die vom Arbeitsplatz weg in den dreiwöchigen Sonnenurlaub aufbrechen und, angekommen am Ziel, die Liege in die pralle Sonne stellen und sich bräunen lassen, »weil man ja sonst keine Gelegenheit dazu hat«.

Für die Haut ist diese abrupte Bestrahlung der totale Stress und sie kann sich nur auf ihre Art wehren: Sie wird krank. Nicht sofort, sondern meist Jahre oder Jahrzehnte später, wenn die geschädigten Zellen nicht mehr unter Kontrolle gehalten werden können, wenn sie entarten und sich dazu entschließen, Tumorzellen zu werden.

Die Beantwortung der Fragen, welche Möglichkeiten der Therapie es gibt, wie erfolgreich sie sind und was jeder tun kann, um erst gar nicht an Hautkrebs zu erkranken, trägt zur Aufklärung bei.

Hautkrebs ist der häufigste Krebs des Menschen. Allein in Deutschland erkranken jährlich über 140 000 Menschen an Hautkrebs. Etwa zehn Prozent der Fälle, also rund 14 000 Neuerkrankungen, betreffen den schwarzen und etwa 90 Prozent der Fälle, um die 130 000 der Neuerkrankungen, betreffen den weißen Hautkrebs. Die Häufigkeit von Hautkrebs steigt stetig – trotz verbesserter Früherkennung und verbesserten Heilungschancen. Wenn man die häufigen Frühformen des weißen Hautkrebses, die Lichtkeratosen (aktinische Keratosen) hinzurechnet, erkranken in Deutschland weit über eine halbe Million Menschen jährlich an Hautkrebs beziehungsweise an seinen Vorstufen. Lichtkeratosen, die aktinischen Keratosen, können nach ausgiebigen Sonnenbädern entstehen. Meist sind hellhäutige Menschen betroffen. Die Stellen sind gut zu erkennen und man kann sie fühlen. Oft bildet sich eine fest haftende Hornauflagerung in Form einer zunächst kleinen, harten beziehungsweise rauen Erhebung auf der Hautoberfläche, die eine unterschiedliche Färbung annehmen kann, von hellgrau-weißlich über hellbraun bis hin zu rosa, rot oder einer Mischung aus allem. Oft schmerzt die Haut an der entsprechenden Stelle auch etwas bei Berührung, das heißt, es gibt dort eine gewisse Missempfindung (Dysästhesie), die der Hautveränderung manchmal auch etwas vorausgehen kann. Lichtkeratosen sind die Vorstufen beziehungsweise sehr frühe Formen eines bestimmten weißen Hautkrebses, und zwar des Stachelzellkrebses. Bei rechtzeitiger Behandlung sind Lichtkeratosen immer heilbar.

Der schwarze Hautkrebs macht am meisten Angst, schon allein durch seinen Namen. Wodurch entsteht er?

Beim schwarzen Hautkrebs entarten die Pigmentzellen (Melanozyten), die wir in der Haut haben. Aufgabe dieser Pigmentzellen ist es, die Deckzellen der Oberhaut, der Epidermis, mit Pigmenten so zu schützen, dass diese durch die UV-Strahlen der Sonne nicht geschädigt werden können. Dies gelingt, da das von den Pigmentzellen hergestellte Pigment Melanin die UV-Strahlen quasi ausschaltet. Wenn die Pigmentzellen durch Sonnenbrände geschädigt sind, können sie entarten, sie können sich zu Krebszellen umwandeln und unkontrolliert vermehren. Der daraus entstehende Hautkrebs wird schwarzer Hautkrebs genannt, da die Pigmentzellen in aller Regel dunkelbraun sind und als bräunlicher oder schwarzer Fleck auf der Haut erscheinen. Je heller die Haut, desto leichter kann ein schwarzer Hautkrebs entstehen. Bei schwarzhäutigen Menschen kommt der schwarze Hautkrebs praktisch nicht vor. Wichtig ist, dass ganz eindeutig abgeklärt wird, was ein gutartiges Muttermal, also ein Leberfleck ist, und was bereits schwarzer Hautkrebs ist. Beides kann ähnlich aussehen.

Ist weißer Hautkrebs harmloser?

Beim weißen Hautkrebs entarten nicht die Pigmentzellen, sondern die Deckzellen der Oberhaut, der Epidermis. Im Gegensatz zum schwarzen Hautkrebs, der oft schon bei jungen Menschen auftreten kann, ist der weiße Hautkrebs meist eine Erkrankung der älteren Haut, die über viele Jahre ungeschützt der Sonne ausgesetzt wurde. Beim weißen Hautkrebs unterscheidet man den Basalzellkrebs (Basaliom) und den Stachelzellkrebs (Plattenepithelkarzinom) mit seiner Vorstufe, der Lichtkeratose. Der weiße Hautkrebs ist meist nicht so aggressiv wie der schwarze Hautkrebs und kann fast immer gut behandelt werden. Dennoch ist auch der weiße Hautkrebs in Spätstadien sehr aggressiv. Genau wie der schwarze Hautkrebs muss auch er unbedingt rechtzeitig erkannt und behandelt werden.

Am welchen Körperstellen treten weißer und schwarzer Hautkrebs vorrangig auf?

Beide Krebsarten treten meist an Hautstellen auf, die der Sonne ausgesetzt werden, also im Gesicht, auf dem Handrücken und am Oberkörper oder bei Frauen auch an den Unterschenkeln, weil durch das Tragen von Röcken die Unterschenkel oft der Sonne ausgesetzt sind.

Kann der Laie erkennen, ob er Hautkrebs hat?

In aller Regel nein. Der Laie kann nur erkennen, dass an der Haut etwas gewachsen ist, was vorher nicht vorhanden war. Er kann unter Umständen Veränderungen wahrnehmen, die ihn dann im Idealfall dazu veranlassen, zum Hautarzt zu gehen und die Stellen kontrollieren zu lassen. Oft wird aus einem Panikgefühl heraus schon hinter harmlosen Dingen Krebs vermutet. Genauso kommt es natürlich vor, dass Hautkrebs als harmlose Veränderung eingestuft wird und der Arzt nicht befragt wird. Wer unsicher ist, sollte immer ärztlichen Rat einholen, insbesondere vor dem Hintergrund, dass Hautkrebs trotz seines oft aggressiven Verhaltens bei rechtzeitigem Gang zum Arzt meist heilbar ist.

Gibt es Alarmsignale – zum Beispiel Schmerzen?

Hautkrebs verursacht im Frühstadium keine Schmerzen. Darin liegt wohl auch die Nachlässigkeit begründet, mit der viele Menschen ihre Haut betrachten. Schmerzhafte Hautveränderungen werden meist nur von Entzündungen oder Infektionen auf der Haut hervorgerufen, nicht jedoch von neuen Gewebsbildungen wie beim Hautkrebs.

Ist die Sonne Hauptverursacher von Hautkrebs oder gibt es auch eine genetische Vorbelastung?

Die genetische Veranlagung spielt wie bei vielen anderen Krebserkrankungen auch beim Hautkrebs eine sehr wichtige Rolle. Dies gilt besonders für den schwarzen Hautkrebs. Menschen, in deren Familien Hautkrebs vorgekommen ist, sollten sich einer besonders genauen und regelmäßigen Haut-Vorsorgeuntersuchung unterziehen.

Welche Vorsorge ist die richtige und in welchen Abständen muss kontrolliert werden?

Es gibt keine feste Regel. Wer viele Leberflecke hat, sollte sich unbedingt regelmäßig untersuchen lassen, egal ob er 18 oder 80 Jahre alt ist. Die Untersuchungsintervalle werden nach dem persönlichen Risikoprofil festgelegt. Meist genügt eine Untersuchung alle zwei Jahre. Bei sehr vielen Leberflecken oder erhöhtem genetischem Risiko wird eine jährliche Untersuchung empfohlen. Hochrisiko-Patienten werden sogar in Abständen von drei bis sechs Monaten kontrolliert.

Wie wächst Hautkrebs?

Hautkrebs, egal ob schwarz oder weiß, wächst durch Zellteilung. Es gehört zum Wesen eines Krebses, dass sich die entarteten Zellen unkontrolliert teilen. Dies unterscheidet einen Krebs von einer Entzündung oder einer Infektion, bei der es nicht zu einer unkontrollierten Zellteilung kommt, sondern lediglich zu einer Ansammlung von Entzündungszellen. Die unkontrollierte Zellteilung eines Krebses zerstört benachbarte Organe und kann deshalb zum völligen Versagen des Organismus, das heißt zum Tod führen.

Ab wann streut ein Krebs?

Der Basalzellkrebs streut gar nicht. Der schwarze Hautkrebs dagegen und der Stachelzellkrebs können streuen, tun dies aber meist erst im fortgeschrittenen Stadium. Wenn Hautkrebs noch in der Oberhaut, der Epidermis, lokalisiert ist, wo er fast immer entsteht, dann kann er nicht streuen, da die Oberhaut über keine eigenen Blut- und Lymphgefäße verfügt. Erst wenn der Krebs die Grenze zwischen

Oberhaut und der darunterliegenden Lederhaut (faserreiche Schicht zwischen Oberhaut und Unterhautfettgewebe) durchbrochen hat – was durch die schnelle Zellteilung nur eine Frage der Zeit ist –, hat er Anschluss an das Gefäßsystem. Einzelne Krebszellen können dann in das Gefäßsystem eindringen, mit diesem an völlig andere Orte des Körpers geschwemmt werden, hier das Gefäßsystem wieder verlassen und Tochtergeschwülste, Metastasen, bilden. Solche Streuherde besiegeln meist das Schicksal der Betroffenen, da eine Heilung dann nur noch selten möglich ist.

Bis zu welcher Größe kann man den Krebs noch operativ entfernen?

Hautkrebs lässt sich in jedem Stadium operieren, nur sind die Heilungschancen bei fortgeschrittener Erkrankung deutlich geringer. Ideal ist, wenn im Frühstadium operiert wird, das heißt wenn der Tumor noch in der Oberhaut lokalisiert ist. In dieser Phase lässt sich eine Heilung in 100 Prozent der Fälle erzielen.

Muss Hautkrebs immer operiert werden?

Der schwarze Hautkrebs wird immer operativ entfernt. Im fortgeschrittenen Stadium kommen noch Immuntherapien mit Interferon oder Chemotherapien dazu. Gerade beim schwarzen Hautkrebs gibt es eine Fülle von experimentellen Ansätzen und neuen therapeutischen Strategien, die fast alle in kontrollierten klinischen Studien erprobt werden. Einige dieser Studien sind vielversprechend. Beim weißen Hautkrebs steht auch die Operation an erster Stelle. Hier gibt es jedoch sehr erfolgreiche und seit vielen Jahren etablierte Alternativen mit chemotherapeutisch wirkenden Salben wie »5-Fluorouracil« oder Stoffen, die lokal angewendet werden und das Immunsystem zum Kampf gegen die Hautkrebszellen auffordern, zum Beispiel Imiquimod. Eine neue und erst seit wenigen Jahren existierende Behandlung des weißen Hautkrebses ist die photodynamische Therapie, kurz

PDT genannt. Hier lässt man rund vier Stunden eine lichtsensibilisierende Substanz (Delta-Aminolävulinsäure) als Creme auf der Haut einwirken. Danach wird diese Substanz durch eine nur wenige Minuten dauernde Rotlichtbehandlung aktiviert, was dazu führt, dass die Hautkrebszellen durch Photooxidation zerstört werden. Nach jeder Hautkrebsbehandlung muss ein sorgfältiger Sonnenschutz durch UV-Schutzcremes und Kleidung sichergestellt sein.

Muss zusätzlich zu Operationen noch bestrahlt und medikamentös behandelt werden?

Hautkrebs zu bestrahlen ist unüblich, da Hautkrebszellen nur schlecht auf eine Bestrahlung ansprechen. Im fortgeschrittenen Stadium kann die Bestrahlung jedoch zur Linderung beitragen. Medikamente bei Hautkrebs sind ebenfalls unüblich. Jedoch wird es auch hier durch experimentelle Therapien möglicherweise in Zukunft wirkungsvolle neue Ansätze geben.

Haben all die geschilderten Behandlungen von Hautkrebs auch Nebenwirkungen?

Selbstverständlich hat auch die Behandlung von Hautkrebs Nebenwirkungen. Diese sind stark abhängig von der Therapie. Bei der Operation, die fast immer am Anfang steht, sind Beschwerden und Nebenwirkungen selten und eher unwahrscheinlich. Lokale Therapien wie chemotherapeutische Salben oder die Stärkung des Immunsystems sind meist ebenfalls gut verträglich. Dagegen verursachen Infusionstherapien mit Chemotherapeutika im fortgeschrittenen Krankheitsstadium meist die typischen Nebenwirkungen wie Übelkeit, Erbrechen und Müdigkeit.

Wird durch die Therapien das Immunsystem der Haut geschwächt?

Das kann nicht hundertprozentig ausgeschlossen werden. Aber es gibt bei der Behandlung von Hautkrebs leider nicht so viele Alternativen, und eine Behandlung scheint immer noch besser zu sein, als passiv zu bleiben und den Tumor sich selbst zu überlassen. Es muss immer wieder betont werden, wie wichtig die Früherkennung ist, da nur sie eine sichere Heilung bringt.

Woran erkennt man eine gründliche Hautvorsorge-Untersuchung?

Als Laie kann man das nur schwer erkennen. Dennoch gibt es ein paar Regeln, die beachtet werden sollten. Die Hautvorsorge-Untersuchung sollte immer die gesamte Haut inklusive der behaarten Kopfhaut und der Mundhöhle einbeziehen. Der Arzt sollte eine Lupe in der Hand haben und verdächtige Herde sofort in der Vergrößerung ansehen und gegebenenfalls einscannen oder computergestützt die Daten dokumentieren. Größere Areale zu untersuchen wie den Rücken braucht viel Zeit, besonders wenn man viele Flecken hat. Die Lichtverhältnisse im Untersuchungsraum müssen exzellent sein. Der Arzt sollte seine Befunde ruhig und verständlich in der Sprache des Patienten und nicht in seiner Fachsprache erklären. Der Arzt sollte auch die Zeitabstände zwischen den Untersuchungen je nach persönlichem Risiko festlegen. Diese können sechs, zwölf oder vierundzwanzig Monate betragen. Abschließend sollte er den Patienten mit wichtigen Informationen aus der Forschung versorgen, hierzu zählen Angaben über neue Sonnenschutzcremes oder aktuelle Erkenntnisse darüber, wie man Hautkrebs verhindert.

Ist Hautkrebs nicht vorrangig ein Krebs des Alters?

Weißer Hautkrebs ist von Ausnahmen abgesehen ein Alterskrebs. Doch auch hier werden in letzter Zeit immer häufiger auch jüngere Menschen ab dem 30. Lebensjahr betroffen. Beim schwarzen Hautkrebs ist das anders. Dieser tritt in jedem Alter auf, häufig in der Lebensmitte zwischen dem 20. und 50. Lebensjahr. Da dies eine Lebensphase ist, in der man meist noch nicht an Vorsorge und mögliche Krebserkrankungen denkt, muss vor allem jungen Menschen nachhaltig klargemacht werden, wie wichtig Hautvorsorge und Früherkennung sind.

Die Gefährdung geht quer durch alle Bevölkerungsschichten und trifft Männer und Frauen gleichermaßen. Kinder eher nicht – oder?

Auch Kinder können Hautkrebs bekommen, was jedoch sehr selten ist. Wenn Kinder an Hautkrebs erkranken, liegt meist ein genetischer Defekt vor, oder sie haben schon bei der Geburt riesengroße dunkle Muttermale, aus denen sich dann ein schwarzer Hautkrebs entwickelt.

Kann man für die Zukunft auf vielversprechende Forschungen hoffen?

Die weltweiten Forschungsaktivitäten zu Hautkrebs sind immens. Sowohl für den weißen als auch für den schwarzen Hautkrebs werden die Ursachen, die letztlich zum Ausbruch der Erkrankung führen, intensiv untersucht. Auch in der Therapie gibt es viele neue Ansätze, die sich aufgrund der »Intelligenz« der Tumore jedoch oft nur schwer umsetzen lassen. Geforscht wird derzeit an der Frage, warum eine Zelle überhaupt entartet, wie man bei einer bereits erfolgten Entartung die Weiterentwicklung des Tumors hemmen kann, zum Beispiel indem man seine Versorgung mit Nährstoffen unterbindet, und wie man das eigene Immunsystem zum Kampf gegen den Tumor aufrüsten kann. Es dauert meist Jahre, bis Forschungsergebnisse aus der Tumorbiologie beziehungsweise die Daten aus dem Labor im Alltag angewendet werden können und der Patient davon profitiert. Sichere Heilung bringen derzeit nur Früherkennung und Operation zu einem Zeitpunkt, an dem der Tumor noch nicht gestreut hat. Immer wieder muss betont werden, dass sich bei keinem Organ des Menschen so einfach und so wirkungsvoll vorsorgen lässt wie bei der Haut. Hautkrebs im Frühstadium ist so gut wie immer heilbar.

Kann man vorbeugen durch Ernährung, Lebensweise, Stärkung des Immunsystems?

Es gibt zwei Arten der Vorbeugung. Die beste Vorsorge ist eine gesunde Lebensführung, wobei Gefahrstoffe für die Haut tunlichst zu vermeiden sind (primäre Prävention). Zu einer gesunden Lebensführung gehören ausreichend Schlaf, eine ausgewogene Balance zwischen Arbeit und Freizeit sowie eine gute, relativ fettarme und vitaminreiche Ernährung. Zu den Gefahrenstoffen für die Haut zählen das Sonnenlicht, insbesondere hohe UV-Dosen auf die unvorbereitete Haut, denen man sich gedankenlos aussetzt, das Rauchen und möglicherweise auch chronischer Kontakt mit bestimmten Chemikalien oder irritierenden Stoffen aus der Umwelt. Bei der Sonne muss man differenzieren. Sonnenstrahlen, die man regelmäßig und vernünftig genießt, sind unbedingt zu befürworten, da sie wichtig sind für den Vitamin-D-Haushalt und das psychische Wohlbefinden. Es sind die zu hohen UV-Dosen, insbesondere für die helle, unvorbereitete und ungeschützte Haut, die schädlich und krebsfördernd sind. Die Wahrheit bezüglich der Sonne liegt auch hier in der Mitte. Die zweite Art der Vorbeugung ist die Früherkennung, die am besten durch eine regelmäßige Hautvorsorge-Untersuchung erreicht wird (sekundäre Prävention).

Haut und Allergien

Die Zahl der Menschen, die Allergien haben, steigt besonders in den Industriestaaten konstant an. Allein in der Bundesrepublik leiden 16 Prozent der Menschen an Heuschnupfen. Hinzu kommen jene, die auf Hausstaub, Milben, Tierhaare, Nahrungsmittel, Medikamente und natürlich die Sonne allergisch reagieren.

In all diesen Fällen spielt das Immunsystem verrückt. Anstatt sich damit zu befassen, Krankheitserreger zu bekämpfen, fährt das System seine Waffen unter anderem gegen so harmlose Dinge wie Blütenstaub oder Hausstaub aus. Meist so heftig, dass den Betroffenen Nase und Augen zuschwellen, sie in Atemnot geraten bis hin zu einem lebensbedrohlichen Schock und sich auf ihrer Haut Quaddeln, Pusteln, Blasen und Ekzeme bilden. Das alles ist nicht nur ein punktuelles Ereignis von einem Tag, sondern quält Allergiker viele Wochen und Monate des Jahres. Pollenallergiker meiden im Frühjahr Spaziergänge in der erwachenden Natur, weil genau dort die Gefahren lauern. Selbst der kurze Weg zur Arbeitsstätte kann zur Qual werden. Schniefend und mit roten Augen erreichen sie das Büro und finden dort nur Ruhe vor Attacken, solange die Fenster geschlossen bleiben. Allergiker schotten sich auch in ihren Privaträumen ab und waschen sich die Haare, bevor sie zu Bett gehen, damit ihnen keine Allergie auslösenden Substanzen den Nachtschlaf rauben können.

Vom Schicksal gebeutelt sind ebenfalls Menschen, die allergisch auf Sonne reagieren. Meist hocken sie in T-Shirt, Schals und langen Hosen unter dem Sonnenschirm am Strand, haben Blasen, Pusteln und Quaddeln an Armen, Beinen und im Dekolleté und fristen ein unglückliches Dasein, während alle anderen die Urlaubswochen ungetrübt genießen.

Wieder andere Allergiker müssen sich unter Tränen von ihrem geliebten Hund oder der Katze trennen, weil die Haare des Tieres, dessen Hautschuppen oder aber die Bestandteile des Tierspeichels Allergien auslösen.

Die Ursachen für den Anstieg der diversen Allergien sind bislang nur unzureichend bekannt. Mitverantwortlich gemacht werden die erblichen Anlagen, sodass Kinder von Eltern, die an Allergien leiden oder gelitten haben, ein erhöhtes Risiko tragen, ebenfalls Allergiker zu werden. Auch die zunehmenden Umweltbelastungen, gerade in den Industrienationen, können Auslöser für den Anstieg von Allergien sein sowie der individuelle Lebensstil. Zunehmende Hygiene, der übertriebene Schutz vor vermeintlich Schädlichem können zur Folge haben, dass das Immunsystem des Menschen arbeitslos wird und sich in seiner großen Langeweile selbst ein paar Aufgaben sucht, zum Beispiel den Kampf gegen harmlose Birkenpollen oder Katzenhaare.

Interessanterweise hat sich in den vormals zwei deutschen Staaten BRD und DDR nach dem Zweiten Weltkrieg eine deutlich unterschiedliche Allergiehäufigkeit entwickelt. Nach der Wiedervereinigung wurde festgestellt, dass fast doppelt so viele Kinder in Münster an Asthma leiden als im Vergleich dazu Kinder in Greifswald. Seit der Wiedervereinigung holt der Osten in puncto Allergien auf. Bei einer Untersuchung von Schulkindern in Leipzig wurde ermittelt, dass sich allein zwischen Anfang und Mitte der neunziger Jahre die Zahl der Kinder, die an Heuschnupfen leiden, verdoppelt hat.

Erkenntnissen zufolge waren die Krippenkinder im Osten vor allergischen Erkrankungen besser geschützt, weil sie bereits in der frühen Kindheit zahlreiche Infektionen durchlebt haben, die die Abwehrkräfte des Körpers und der Haut stärkten. Aber auch die unterschiedliche Lebensweise scheint eine Rolle zu spielen. Holz- und Kohleöfen in den Wohnungen sollen demnach weniger Allergien ausgelöst haben als das Rauchen in der Wohnung und Lkw-Verkehr in Wohnstraßen. Bei den Ernährungsgewohnheiten scheint zwischen der Umstellung von Butter auf Margarine und der Häufigkeit von

Heuschnupfen ein Zusammenhang zu bestehen. Als mögliche Erklärung wird angenommen, dass weniger Butter und mehr Margarine gegessen wurde und die entzündungshemmenden Omega-3-Fettsäuren in der Butter ersetzt wurden durch die entzündungsfördernden Omega-6-Fettsäuren in der Margarine – unter anderem nachzulesen im Deutschen Ärzteblatt 1998.

Wie entstehen Allergien?

Allergien sind krankmachende Reaktionen des Immunsystems auf harmlose Stoffe der Umwelt. Diese Reaktionen des Immunsystems lösen bei den Betroffenen lästige und manchmal auch sehr gefährliche Symptome aus, während die gleichen Stoffe bei Nicht-Allergikern zu keinen Symptomen führen beziehungsweise ohne Folgen bleiben. Ursache für die Fehlsteuerung des Immunsystems sind fehlgeleitete Zellen, Antikörper und Botenstoffe, wodurch Beschwerden wie Schnupfen, Juckreiz, Quaddeln oder auch Ekzeme entstehen.

Welche unterschiedlichen Formen von Allergien gibt es?

Grundsätzlich unterscheidet man zwischen allergischen Reaktionen vom Soforttyp und solchen vom verzögerten Typ. Allergische Reaktionen vom Soforttyp treten sehr schnell im Verlauf von Sekunden bis wenigen Stunden nach dem Kontakt mit der auslösenden Substanz auf. Bei allergischen Reaktionen vom verzögerten Typ dauert es Tage oder manchmal sogar Wochen, bis nach dem Kontakt mit der auslösenden Substanz allergische Reaktionen einsetzen.

Wie kommt es zu einer plötzlichen allergischen Reaktion?

Ein gutes Beispiel für eine Soforttyp-Reaktion ist die Pollenallergie. Der Allergiker genießt die Aprilsonne, atmet Birkenpollen ein, diese binden an Antikörper vom Typ IgE, aktivieren so Mastzellen, die wiederum Botenstoffe freisetzen, die Jucken, Nasenlaufen und Augentränen auslösen: das ganze Programm des Heuschnupfens, der allergischen Rhinokonjunktivitis.

Was sind Mastzellen?

Mastzellen sind spezialisierte weiße Blutkörperchen, die an der Organisation immunologischer Vorgänge und bei verschiedenen Abwehrreaktionen unter anderem gegen Erreger und Krebszellen beteiligt sind. Außerdem spielen Mastzellen als Bösewichte bei allergischen Reaktionen eine Schlüsselrolle. Sie finden sich in besonders hoher Dichte im Bindegewebe der Atemwege, des Darms und der Haut. Auf ihrer Oberfläche tragen sie eine Andockstelle, einen Rezeptor, für Antikörper vom Typ IgE. Wenn Allergene, das heißt Allergien auslösende Substanzen, an diesen Rezeptor binden, werden die Mastzellen aktiviert und setzen verschiedene gespeicherte Botenstoffe schlagartig frei. Dazu zählt auch Histamin, das an der Entstehung allergischer Symptome wie Schwellungen, Rötung, Jucken und Quaddelbildung beteiligt ist.

Wann tritt eine Allergie erst mit Verspätung auf?

Eine Allergie vom verzögerten Typ ist die Kontaktallergie. Wenn jemand zum Beispiel eine Allergie gegen Nickel hat und versehentlich nickelhaltigen Schmuck trägt, wird ein Ekzem auf der Haut erst nach einigen Tagen sichtbar, und zwar vor allem dort, wo der Kontakt mit Nickel stattfand. Die zeitliche Verzögerung erklärt sich dadurch, dass in diesem Fall die Allergene erst von dendritischen Zellen in der obersten Hautschicht aufgenommen und in nahe gelegene Lymphknoten transportiert werden müssen. Dort werden entsprechend reagierende T-Zellen aktiviert – was das für Zellen sind, wird im Kapitel über das Immunsystem erklärt –, die dann über das Blut in die Haut einwandern und dort zur Hautreaktion führen. Oft gibt es kleine

Ekzemherde auch in der Umgebung, was als Streureaktion bezeichnet wird. Sie ist darauf zurückzuführen, dass die Auswanderung aktivierter T-Zellen aus dem Blut ungenau ist und einige Zellen die genaue »Ausfahrt« verpassen oder zu früh abfahren.

Es gibt aber auch andere allergische Symptome, die erst mit einiger Verzögerung auftreten und sich nicht dieser klassischen Reaktion vom verzögerten Typ zuordnen lassen und bei denen andere immunologische Mechanismen eine Rolle spielen. Dazu zählt die Überempfindlichkeitsreaktion gegen Medikamente. Bei Arzneimittelreaktionen an der Haut können sich unterschiedliche Symptome zeigen wie Quaddeln, Flecken, kleine Knötchen, manchmal klare oder mit Eiter gefüllte Bläschen oder an Zielscheiben erinnernde Veränderungen. Dabei kann ein Medikament bei verschiedenen Menschen zu unterschiedlichen Hautreaktionen führen. Penicillin zum Beispiel führt bei dem einen Patienten zu einer Nesselsucht, also einer Soforttypreaktion, bei einem anderen Patienten zu einem mit Verzögerung von einigen Tagen auftretenden Ausschlag mit Rötungen und Entzündungen am ganzen Körper. Zum Glück führt Penicillin bei den allermeisten Patienten zu gar keinem Hautausschlag.

Welche Patienten haben häufig Allergien vom Soforttyp?

Soforttypallergien gegen Hausstaub, Pollen oder Tierhaare findet man häufiger bei Menschen mit einer Neurodermitis. Diese Allergien lassen sich gut diagnostizieren, indem man das Blut auf Antikörper vom Typ IgE gegen diese Stoffe untersucht. Zusätzlich kann man bei Allergien vom Soforttyp kleine Mengen der verdächtigten Stoffe durch einen Nadelstich in die Haut einbringen – der Pricktest. Wenn dann die Mastzellen der Haut Histamin freisetzen, entsteht an der Einstichstelle eine kleine Quaddel. Bei Allergien gegen Hausstaub oder Pollen muss die fehlgeleitete Immunreaktion, also die Allergie, langfristig therapiert werden. Nur so bekommt man sie unter Kontrolle.

Mit welchen Therapien kann man eine Allergie lindern?

Bei der Behandlung eines Heuschnupfens machen Antihistaminika Sinn, also Substanzen, die den Botenstoff Histamin hemmen. Antihistaminika gibt es als Tropfen oder Spray für Augen und Nase oder als Tablette. Auch Nasen- oder Bronchialsprays mit Kortison können bei Heuschnupfen und allergischem Asthma eingesetzt werden. Ist die Allergie so stark, dass jedes Jahr über mehrere Wochen mit Antihistaminika oder Kortison (manchmal auch als Spritze) behandelt werden muss, um die Allergie einigermaßen ertragen zu können, sollte mit dem Patienten eine langfristige ursächliche Therapie angestrebt werden, eine Hyposensibilisierung, auch spezifische Immuntherapie genannt. Mit einer Spritze in den Oberarm oder durch Applikation von Schmelztabletten, Tropfen oder Sprühstößen unter die Zunge wird das Immunsystem in regelmäßigen Abständen mit jenen Substanzen konfrontiert, die die Allergie auslösen. Diese wiederholte Konfrontation mit langsam steigenden Konzentrationen des Allergie auslösenden Stoffes sorgt dafür, dass im Immunsystem der Schalter umgelegt wird von »Allergie« auf das Programm »Toleranz«.

Welche Jahreszeit bietet sich für eine Therapie an?

Spritzen gegen Pollenallergie werden oft vor Beginn des Pollenflugs gegeben. Der Patient erhält mehrere Spritzen im Abstand von einer bis zwei Wochen mit der Allergie auslösenden Substanz in ständig steigender Konzentration. Es gibt, wie erwähnt, daneben die sublinguale Immuntherapie, bei der der Patient selbst die Substanz als Tablette, Tropfen oder Spray täglich unter die Zunge legt, träufelt oder sprüht. Es wird empfohlen, die spezifische Immuntherapie, ob als Spritze oder sublingual, insgesamt rund drei Jahre lang durchzuführen.

Wie wirksam sind solche Therapien?

Die besten Effekte zeigen sich bei Menschen, die gegen Stiche von Bienen oder Wespen allergisch sind. Bis zu 80 Prozent der Patienten können nach einer spezifischen Immuntherapie ohne Probleme einen Wespen- oder den Stich einer Biene ertragen, auch wenn sie vor der Therapie mit schweren Kreislaufproblemen reagiert haben. Mit den modernen Präparaten können auch bei Allergien gegen Hausstaub oder Pollen etwa bei der Hälfte der Patienten gute Erfolge erzielt werden, die noch Jahre nach Beendigung der Behandlung anhalten. Die Hyposensibilisierung kann bei Kindern ab dem fünften Lebensjahr angewandt werden. Als besonderer Vorteil erscheint, dass durch die Hyposensibilisierung dem Auftreten neuer Allergien oder auch dem sogenannten Etagenwechsel mit dem Auftreten eines allergischen Asthmas vorgebeugt werden kann.

Manche Menschen reagieren auch allergisch auf Lebensmittel.

Echte Allergien auf Lebensmittel sind sehr selten. Bei solchen Reaktionen kann es Minuten nach dem Verzehr zu Kribbelgefühl und Schwellungen der Mundschleimhaut kommen, später auch zu Magen-Darm-Beschwerden, verbunden mit Übelkeit und Durchfällen. Die Haut kann jucken, Quaddeln können sich bilden. In schweren Fällen können auch Kreislaufprobleme auftreten bis hin zum Schock. Diese echten allergischen Reaktionen muss man unterscheiden von Magen-Darm-Symptomen nach Verzehr von Milch und Milchprodukten bei Menschen, denen ein bestimmtes Enzym fehlt, das den enthaltenen Milchzucker im Darm aufspalten kann – einer sogenannten Lactose-Unverträglichkeit. Um zu klären, ob und an welcher Lebensmittelallergie der Patient leidet, muss er erst einmal eingehend befragt und es müssen diagnostische Tests gemacht werden. Bei Menschen, bei denen sich in Abständen von Tagen, Wochen oder Monaten wie aus heiterem Himmel und in Schüben Quaddeln auf der Haut bilden (Nesselsucht), werden als mögliche Auslöser auch Nahrungsmittel-Zusatzstoffe wie Farbstoffe, Aromastoffe oder Konservierungsstoffe vermutet. Nur in wenigen Fällen lässt sich allerdings tatsächlich ein Zusammenhang nachweisen.

Aber es gibt Pollenallergiker, die darüber hinaus Probleme haben, nachdem sie Obst gegessen haben.

Ja, hier handelt es sich um sogenannte Pollen-assoziierte Lebensmittelallergien. Diese rühren daher, dass das Immunsystem nicht zwischen dem eigentlichen Auslöser der Allergie, den Pollen, und bestimmten Lebensmitteln unterscheidet. Bei Patienten, die zum Beispiel auf Birken-, Erlen- oder Haselpollen reagieren, kann nach dem Verzehr von Stein- oder Kernobst die Mundschleimhaut kribbeln und auch anschwellen. Es gibt auch Patienten, die eine Allergie gegen Hausstaubmilben haben und jedes Mal, wenn sie Flusskrebse essen, Quaddeln bekommen. Hier handelt es sich um immunologische Kreuzreaktionen. Wer auf was und in welcher Kombination allergisch reagiert, ist jeweils individuell unterschiedlich.

Lässt sich auch eine Allergie gegen Tierhaare therapieren?

Von Menschen, die ihre Haustiere sehr gerne haben, und natürlich auch von Reitern mit Allergie gegen Pferdehaare wird man immer wieder gefragt, ob es sinnvoll ist, bei einer Tierhaarallergie eine Hyposensibilisierung zu machen. Auch wenn gute Studien dazu fehlen, kann eine spezifische Immuntherapie probiert werden, hier gibt es bisher nur die Möglichkeit, mit Spritzen zu behandeln, besonders wenn der Kontakt mit dem Tier schlecht vermieden werden kann. Wenn ein Reitlehrer eine Allergie gegen Pferde oder ein Hundezüchter eine Allergie gegen Hunde entwickelt, können solche Fragestellungen existenzieller Natur sein.

Zu den Allergien gehört natürlich auch die Sonnenallergie. Was hilft?

Viel detektivisches Geschick gehört dazu, um eine Sonnenallergie, eine Überempfindlichkeitsreaktion auf Sonnenlicht, zu klären. Tatsächlich kann das Immunsystem der Haut bei verschiedenen Menschen auf Sonnenlicht ganz unterschiedlich reagieren. Bei dem einen treten Pickel auf, bei dem anderen Bläschen und wieder ein anderer leidet unter Quaddeln. In der Regel tritt bei einem Menschen ein und dieselbe Reaktion immer wieder auf, vor allem wenn er zu Beginn des Sommers zum ersten Mal ein Sonnenbad nimmt. Hannelore Kohl ist eine prominente Patientin mit Sonnenallergie gewesen. Nach allem, was bekannt ist, hatte sie eine Licht-Urtikaria. Dabei entstehen sofort Quaddeln, wenn man in die Sonne geht. Manchmal genügen schon geringe Lichtmengen oder das künstliche Licht einer Glühbirne, um solche Reaktionen auszulösen. Bei einer leichten Sonnenallergie soll man sich zu Beginn des Sommers nur vorsichtig und in langsam steigenden Dosen den Sonnenstrahlen aussetzen, muss schützende Kleidung tragen und Sonnenschutzcremes verwenden. Reagiert die Haut trotzdem noch allergisch, kann einige Tage lang eine Kortisoncreme aufgetragen werden, die die Symptome lindert. Hat sich die Haut ans Sonnenlicht gewöhnt, treten bei vielen Menschen die quälenden Hautreaktionen entweder gar nicht mehr oder nur noch ganz schwach auf.

Kann man die Haut systematisch auf die Sonne vorbereiten?

Man kann die Haut schon in den Wintermonaten in der Praxis eines Hautarztes mit niedrigen Dosen UV-Licht bestrahlen, das nennt man »Hardening«, wir haben schon an anderer Stelle darüber gesprochen. Die Haut ist dann sozusagen abgehärtet, wenn der Sommer kommt. Anders verhält es sich, wenn die Haut nicht nur auf Sonnenlicht reagiert, sondern wenn zusätzlich Sonnencremes im Spiel sind. Die berühmte Mallorca-Akne wird darauf zurückgeführt, dass bestimmte Sonnenschutzmittel zusammen mit der Sonne reagieren. Gelegentlich führt eine Substanz erst dann zu einer Kontaktallergie, wenn sie durch Sonnenlicht aktiviert wird.

Wie lässt sich das behandeln?

Für alle Formen der Sonnenunverträglichkeit gilt zunächst: raus aus der Sonne! Bei der echten Sonnenallergie behandelt man zusätzlich mit einer mittelstarken Kortisoncreme. Gut tut auch eine kühlende und reizlindernde Zinklotion, die man über die mit Kortison einge-cremte Haut streicht. Auch Antihistaminika-Tabletten können hel-fen. Vorbeugend kann man die oben beschriebene Abhärtung mit UV-Licht sowie die Einnahme von Tabletten erwägen, die die Haut unempfindlicher gegenüber Sonnenlicht machen (Carotinoide und Polypodium leucotomos). Als Sonnenschutzcreme empfiehlt sich eine spezielle Allergieschutz-Creme mit dem Inhaltsstoff AGR (Al-pha-Glycosyl-Rutin), die in Apotheken erhältlich ist.

Und bei der Mallorca-Akne?

Da hilft meist nur, das Sonnenschutzmittel zu wechseln und die Haut einige Tage komplett vor der Sonne zu schützen. Die entzün-dete Haut sollte auch hier mit einer kühlenden Zinklotion behan-delt werden. Diese trocknet die Hautveränderungen aus und wirkt antientzündlich.

Gibt es auch Medikamente, die unter Sonneneinstrahlung zu Allergien führen?

Es gibt auch eine Reihe von Medikamenten, die den Körper licht-empfindlich werden lassen und dann in der Sonne zu Entzündun-gen der Haut führen. Hierzu zählen bestimmte Antibiotika (Tetra-zykline), bestimmte Blutdrucksenker oder Wassertabletten. Wenn die

Zusammenhänge nicht schon aufgrund der Krankengeschichte klar sind, kann in vielen Fällen eine Lichtdiagnostik helfen, den Zusammenhang aufzuklären. Während der Patient das Medikament weiter einnimmt, wird eine bestimmte Region am unteren Rücken bestrahlt. Im Falle einer krankhaften Reaktion in den bestrahlten Feldern kann die Diagnose gestellt werden. In der Regel wird man sich bemühen, das Präparat umzustellen, damit der Patient nicht das Sonnenlicht meiden muss.

Wie verhält es sich mit Nesselfieber und wie kann man diese Allergie therapieren?

Treten in Abständen von Tagen, Wochen oder Monaten Quaddelschübe an der Haut auf, spricht man von Nesselfieber oder Urtikaria. Besteht die Erkrankung länger als sechs Wochen, liegt eine chronische Urtikaria vor. Um als Arzt die Ursache eines Nesselfiebers aufzudecken, muss man oft das Geschick von Sherlock Holmes besitzen. Alles ist möglich und es soll schon Menschen gegeben haben, die nach dem Trinken von Mineralwasser ein Nesselfieber entwickelt haben. Als Auslöser werden Infekte, Medikamente, Allergien, Nahrungsmittel, Nahrungsmittelzusatzstoffe oder – seltener – auch innere Erkrankungen diskutiert. Bei manchen Menschen treten Quaddeln auch bei Anstrengungen, nach Kontakt mit Wasser oder bei Kälte auf (cholinerge oder physikalische Urtikaria). Ein Ausschlag mit Nesseln auf der Haut kann auch Zeichen einer rheumatischen oder einer Autoimmunerkrankung sein. Um herauszufinden, ob bestimmte Lebensmittel oder Nahrungsmittelzusatzstoffe eine Rolle spielen, kann es sinnvoll sein, den Patienten für eine bestimmte Zeit auf strikte Diät mit Tee, Zwieback und Wasser zu setzen. Bei Infekten als Auslöser handelt es sich nicht selten um versteckte Infekte, zum Beispiel der Zähne oder der Nasennebenhöhlen. Auch grippale Infekte der oberen Atemwege, bei denen dann vielleicht noch Medikamente wie Aspirin eingenommen wurden, kommen als Auslöser in Betracht. Behandelt werden kann Nesselfieber mit hochdosierten Antihistaminika, die im Gegensatz zu Kortisontabletten auch über einen längeren Zeitraum eingenommen werden können. Man arbeitet gerade an der Entwicklung neuer Behandlungsformen, bei denen ein Antikörper gegen das Immunglobulin E eingesetzt wird. Bei bestimmten Nesselfieberformen, vor allem der Kälte-Urtikaria, die ausbrechen kann, wenn man ins kalte Meerwasser springt oder wenn im Sommer der Schweiß auf der Haut durch Fahrtwind gekühlt wird, wirken Antibiotika aus der Tetrazyklin-Gruppe recht gut. Glücklicherweise verschwindet bei den meisten Patienten nach einigen Monaten das Nesselfieber ganz von selbst und genauso plötzlich, wie es gekommen ist. Das ist die gute Nachricht für die vielen Patienten, bei denen trotz aller diagnostischen Mühen keine Ursache gefunden werden kann.

Warum reagiert die Haut mancher Menschen allergisch auf Modeschmuck, Jeansknöpfe oder Brillenbügel?

Das große und wichtige Thema der Kontaktallergien haben wir schon erwähnt. Typischerweise bilden sich Ekzeme mit einer Verzögerung von einigen Tagen an den Stellen der Haut, die mit der Allergie auslösenden Substanz Kontakt hatten. Viele Menschen leiden an einer Kontaktallergie auf Nickel, nicht nur wenn nickelhaltiger Schmuck angelegt wird, sondern auch, wenn der Knopf der Jeanshose mit der Bauchhaut in Berührung kommt oder wenn der Brillenbügel Nickel enthält. Dann können Entzündungen entstehen mit Rötungen, Bläschen und Juckreiz. Leider können auch viele Substanzen wie zum Beispiel Duftstoffe, die in Kosmetika oder Waschmitteln enthalten sind, oder Textilfarbstoffe solche Kontaktallergien auslösen. In der Regel lassen sich im Gespräch mit dem Patienten Hinweise auf den möglichen Auslöser einer Allergie erkennen, wenn man seine Vorgeschichte kennt und weiß, an welchen Stellen das Ekzem auftritt. Viele Patienten mit Handekzemen reagieren auf Stoffe aus der beruflichen Tätigkeit. Da diese Handekzeme durch den wiederholten Kontakt oft schwer verlaufen und den Verbleib des Betroffenen in seinem Beruf bedrohen, gilt es die auslösenden Stoffe zu identifizieren, Schutzmaßnahmen zu entwickeln und eine wirksame Behandlung mit kortisonhaltigen Cremes oder sogar mit Tabletten einzuleiten. Gelingt es nicht, das Handekzem zu behandeln, muss die Möglichkeit einer beruflichen Umschulung erwogen werden.

Wie werden Kontaktekzeme diagnostiziert?

Der Hautarzt kann durch einen Pflastertest – Epikutan-Test – den Auslöser finden. Dabei werden bestimmte Stoffe in einer genau dosierten Menge in kleinen Kammern am Rücken aufgeklebt. Nach 48 Stunden wird geprüft, ob sich diese Stellen entzündet haben. Da manche Reaktionen erst nach mehr als zwei Tagen auftreten, muss der Patient nach 72 Stunden und manchmal noch zu späteren Zeiten ein weiteres Mal in die Arztpraxis kommen. Sind die Allergie auslösenden Stoffe identifiziert, erhält der Patient einen Allergie-Ausweis, in dem genau aufgeführt ist, um welche Stoffe es sich handelt und unter welchem Namen und in welchen Produkten die Stoffe enthalten sein können. Wer sich konsequent daran hält und diese Allergie auslösenden Stoffe meidet, bei dem treten keine Ekzeme mehr auf.

Haut und Akne

Das Unangenehme an Pickeln und Akne ist, dass es meist Jugendliche in der Pubertät trifft, einer Lebensphase, in der sie vieles verkraften müssen und können, aber eins überhaupt nicht: pickelige Haut. Und dennoch erwischt es sie gerade in dem äußerst ungünstigen Moment, wenn die Geschlechtsreife einsetzt und das große Interesse am anderen Geschlecht geweckt ist.

Wohlmeinende Sprüche wie »Ach, die paar Pickel« oder »Das geht schon wieder weg« sind das Unsensibelste, was man Jugendlichen und jungen Erwachsenen in dieser Situation sagen kann. Sicherlich, Pickel gehen wieder weg, und die Akne-Therapien, die es mittlerweile gibt, sind hervorragend. Aber bis die Behandlung greift, sind sie eben da und für alle sichtbar, die Pickel, die roten Flecken, die eitrigen Stippen.

Was nutzt die frohe Botschaft, dass Akne und Pickel eine nahezu hundertprozentig heilbare Entzündung der Haut sind. Sie sind für die Betroffenen tragisch und eine schwere seelische Belastung. Wer Pickel hat, fühlt sich isoliert, stuft sich selber als nicht begehrenswert ein, registriert um sich herum nur »schöne Menschen, die alle keinen einzigen Pickel haben – nur ich«. Die Folge kann sein, dass man sich zurückzieht, sich minderwertig fühlt und grüblerisch wird bis hin zu Depressionen.

Mädchen, Jungen und Erwachsene mit einer pickeligen Haut denken unentwegt an diese Pickel, prüfen, wo immer es geht, ihr Spiegelbild, ob es noch »passabel« ist, tasten mit den Fingern das Gesicht ab, ob nicht irgendwo schon wieder ein neuer Pickel erblüht ist, und traktieren, kaum dass sie in den eigenen vier Wänden sind, die von Akne befallenen Stellen, um den Makel endlich zu beseitigen. Akne ist für sie Stress pur, was fatal ist angesichts der Tatsache, dass Stress wiederum einer der Auslöser für Akne sein kann.

Unter den gleichen Gefühlen des Ausgestoßenseins und der Minderwertigkeit leiden Erwachsene, deren Haut pickelig oder aufgrund einer falsch behandelten Akne stark vernarbt ist.

Umso wichtiger ist es, Pickel auf der Haut sofort und vor allen Dingen richtig zu behandeln. Das geht nicht ohne Hilfe eines erfahrenen Hautarztes, unterstützt durch wirkungsvolle Pflege- und Reinigungsmittel sowie Medikamente und die begleitenden Maßnahmen einer dermatologisch-kosmetischen Behandlung. Der Erfolg ist sicher – aber es braucht seine Zeit, um das zu bekämpfen, was unschön aussieht und vor allem große seelische Pein verursacht: die Pickel.

Was ist ein Pickel?

Ein Pickel ist eine Entzündung, die im Talgdrüsenfollikel, also in der Talgdrüse beziehungsweise ihrem Ausführungsgang entsteht. Die Talgdrüsenfollikel sind gut zu erkennen an den kleinen Poren in der Gesichtshaut, besonders in der Nasenregion. Pickel entstehen aufgrund einer hohen, durch männliche Hormone (Androgene) stimulierten Talgproduktion und einer gestörten Verhornung im Ausführungsgang eines Talgdrüsenfollikels. Letzteres führt dazu, dass sich Talg und Zellreste im Talgdrüsenfollikel ansammeln und ein Mitesser entsteht, der mit dem Fachbegriff Komedo bezeichnet wird. Offene Mitesser werden durch Oxidation mit dem Sauerstoff in der Luft schwarz, geschlossene Mitesser sind von einer dünnen Haut bedeckt und daher weiß. Durch Entzündungszellen, die durch Botenstoffe – Zytokine – in diese Region gelockt werden, entwickelt sich ein entzündetes gerötetes Knötchen, das eitrig und schmerzhaft werden kann. Beteiligt an diesem Geschehen sind bestimmte Bakterien, die in der Tiefe des Talgdrüsenfollikels leben, die Propionibakterien.

Wo entstehen besonders häufig Pickel?

Überall dort, wo Talgdrüsenfollikel vorkommen. Das ist das Gesicht, und hier insbesondere die zentral im Gesicht gelegene T-Zone, also die Stirn-Nasen-Region, sowie die Brust und der obere Rücken.

Warum haben manchmal schon Babys und Kleinkinder Pickel?

Unmittelbar nach der Geburt sind die Androgenspiegel beim Neugeborenen durch Eigenproduktion, aber auch durch einen Überhang noch vorhandener mütterlicher Androgene so hoch, dass es umstellungsbedingt zu einem hormonellen Ungleichgewicht kommen kann. Dies wiederum kann eine Akne provozieren. Auch die Akne des Kleinkindes beruht wahrscheinlich auf einer vorübergehenden hormonellen Störung, wobei hier möglicherweise noch andere Gründe beteiligt sind.

Meist entsteht Pickel an Pickel. Wird die Entzündung in der Haut weitertransportiert?

Die Talgdrüsenfollikel liegen im Gesicht so dicht beieinander, dass Entzündungen in einem Follikel leicht auf die benachbarten übergreifen.

Warum entstehen Pickel gerade in der Pubertät?

Die Pubertät wird eingeleitet durch die Produktion der männlichen Hormone, der Androgene. Androgene ist der Sammelbegriff für alle männlichen Hormone. Das bekannteste Androgen ist das Testosteron. Auch in den Eierstöcken der Frau und in der Nebennierenrinde werden männliche Hormone produziert. Da die männlichen Hormone aber zudem die Eigenschaft haben, die Talgproduktion in der Haut – eine der wichtigsten Ursachen für die Entstehung von

Pickeln – zu stimulieren, ist leicht verständlich, warum Akne besonders in der Pubertät auftritt.

Sind Jungen anfälliger als Mädchen?

Männer sind deutlich anfälliger für Pickel, bedingt durch die höhere Konzentration an männlichen Hormonen. Aber auch Frauen haben männliche Hormone, was ganz normal ist, und können demzufolge auch Pickel bekommen.

Ist die Veranlagung zu einer pickeligen Haut vererblich?

Leider ist das so, besonders die schwer verlaufende Akne tritt familiär gehäuft auf.

Wann hat man einfach nur einen Pickel und ab wann Akne?

Rein medizinisch gesehen gibt es da keinen Unterschied. Pickel ist einfach nur das umgangssprachliche Wort für Akne. Insofern ist jeder Pickel auch eine Akne, obgleich man bei ein oder zwei Pickeln diesen Begriff nicht verwendet.

Ist Akne ein Problem unserer Zivilisationsgesellschaft und eventuell sogar durch die Ernährung negativ beeinflusst?

In der Tat scheint das so zu sein. Zumindest gibt es Völker wie beispielsweise Naturvölker in Neu-Guinea, bei denen die Akne völlig unbekannt ist. Nachdem wir lange glaubten, dass die Akne nichts mit Ernährung zu tun hat, scheinen heutige Untersuchungen doch die Ansicht zu stützen, dass die Akne auch nahrungsbedingt auftreten kann. Besonders Milchprodukte und Nahrungsmittel mit hohem Zuckeranteil (hoher glykämischer Index), die eine ständige Insulinausschüttung provozieren, scheinen ursächlich eine Rolle zu spielen.

Auch Erwachsene bekommen eine Akne, eine Altersakne. Was ist der Unterschied?

Bei der Altersakne muss streng unterschieden werden, ob es sich um eine klassische Akne handelt, die auch im fortgeschrittenen Alter – aus welchen Gründen auch immer – noch auftreten kann, oder ob es sich um eine Rosazea handelt, ein akneähnliches Krankheitsbild, das früher irreführend auch als Altersakne bezeichnet wurde. Die Rosazea tritt meist in der Lebensmitte auf mit erweiterten Äderchen, die zu einer Gesichtsrötung – meist der Nase – mit entzündlich geröteten Knötchen führt. Bei schwereren Verläufen bilden sich Wucherungen an den Talgdrüsen, die zu knotigen Hautveränderungen führen können. Aufgrund ihrer Ähnlichkeit werden Akne und Rosazea oft verwechselt. Es handelt sich aber um zwei völlig unterschiedliche Hautkrankheiten. Die Rosazea wird nicht beeinflusst von den Androgenen, den männlichen Hormonen, und es bildet sich auch keine Verhornungsstörung in den Talgdrüsenfollikeln. Das heißt, es entstehen gar keine Mitesser. Die Rosazea betrifft auch nur das Gesicht und nicht Brust und Rücken, wie die Akne. Die eigentlichen Ursachen der Rosazea sind nicht bekannt. Wir wissen aber, dass Sonne, scharfe Speisen, heiße Getränke und falsche Pflege die Rosazea provozieren können.

Welche Rolle spielen Psyche und Stress?

Stress scheint einen Einfluss auf die Androgen-Produktion zu haben, das heißt, Stress kann eine Akne provozieren beziehungsweise verschlimmern. Insofern haben Stress und Störungen in der Balance der Lebensführung immer auch Einfluss auf das Gleichgewicht unserer Haut. Hautkrankheiten wie Schuppenflechte und Neurodermitis sind zwar nicht abhängig von den männlichen Hormonen, werden aber über zahlreiche Verbindungen zum Nervensystem ebenfalls durch Stress hervorgerufen beziehungsweise verschlimmert.

Wie und ab wann sollte man Pickel behandeln?

Eine unbehandelte oder zu spät behandelte Akne kann leider immer zu bleibenden Narben führen. Deshalb sollte jeder Pickel behandelt werden, und sei es nur durch Auftragen einer antibiotisch und antiseptisch wirkenden oder austrocknenden Lösung, zum Beispiel einer Mischung aus Erythromycin und Zink – in jeder Apotheke erhältlich. Die Behandlung ist immer von Art und Schwere der Akne abhängig. Bei leichten Formen genügen meist desinfizierende, talg- und verhornungsregulierende Mittel zum Auftragen, bei ausgeprägteren Formen müssen zusätzlich Arzneimittel eingenommen werden. Fast alle Formen der Akne lassen sich heute exzellent behandeln.

Darf man eitrige Pickel ausdrücken?

Gelegentlich ist das erlaubt, sofern die Regeln der Antisepsis eingehalten werden und man nicht wild herumquetscht. Dadurch wird alles oft noch schlimmer. Wer unter Akne leidet, sollte immer auch von einer gut ausgebildeten Kosmetikerin behandelt werden, die wertvolle Tipps geben kann, wie man einen Pickel ausdrückt. In jedem Fall sollte jeder, der gelegentlich oder oft Eiterpickel hat, ein vom Dermatologen verordnetes Notfallset im Bad parat haben. Dies sollte Benzoylperoxid, ein lokales Retinoid (Vitamin-A-Säure-Produkt) sowie ein lokales Antibiotikum – zum Beispiel in Kombination mit Zink – sowie alternativ auch Azelainsäure enthalten. Die genaue Anwendung sollte mit einem Dermatologen besprochen werden.

Oft geht es mit den Pickeln eine Zeit lang gut, aber immer dann, wenn eine Feier bevorsteht, hat man wieder einen Pickel im Gesicht. Wieso das?

Hier ist es ähnlich wie mit dem Herpes: Wenn es auf gar keinen Fall passieren darf, passiert es gerade deshalb. Ursache ist der bewusst oder unbewusst erlebte Stress, der schlechten Einfluss auf die Haut hat. Mit Produkten aus dem Notfallset und Abdeckcremes, die unbedingt ölfrei sein müssen, kann man schnell Abhilfe leisten.

Warum verfärbt sich die Haut bei einer abheilenden Akne gelegentlich bläulich-bräunlich?

Nach einer Entzündung, die ja bei jedem Aknepickel mehr oder weniger vorhanden ist, können die Zellen der Oberhaut, die durch die Akne-Entzündung geschädigt werden, ihr gespeichertes Farbpigment, das Melanin, verlieren. Das wird dann von Speicherzellen des Immunsystems, die in der oberen Lederhaut liegen, aufgenommen. Diese Speicherzellen verbleiben lange, manchmal über Jahre, am ehemaligen Entzündungsort und verfärben dementsprechend die Haut dunkler. Das nennt sich postinflammatorische Hyperpigmentierung. Wenn kleinere Blutungen durch Verletzungen der Minigefäße, zum Beispiel durch Eigenmanipulation am Pickel, hinzukommen, kann das Ganze auch einen bläulichen Touch haben.

Wann wird aus einem Aknepickel eine Aknenarbe?

Eine Narbe entsteht leicht, wenn eine Entzündung nicht rasch zur Ruhe kommt und Hautdefekte entstehen, deren Abheilung aus irgendeinem Grunde verzögert ist. Oft ist dies durch Einbringen von Keimen der Fall, die durch Manipulation mit den eigenen Fingern in den Aknepickel gelangen. Wenn eine Entzündung chronisch, das heißt über eine längere Zeit verläuft, wird auch das benachbarte Gewebe geschädigt. All dies führt dann leicht zu einer mehr oder weniger stark sichtbaren Narbe. Aknenarben belasten in erster Linie die Psyche. Dass sich Hautkrankheiten in den vernarbten Regionen entwickeln, kann zwar nicht ausgeschlossen werden, ist aber eher selten der Fall.

Können durch Diäten oder Heilfasten Pickel entstehen?

Das kann tatsächlich passieren. Jegliche Umstellung, sei es nun durch die Ernährung oder durch die Hormone wie Einnahme oder Aussetzen der Antibabypille, können Hautunreinheiten, also Pickel und Akne provozieren. Denkbar ist auch, dass durch einseitige Diäten Defizite an bestimmten Nährstoffen oder Spurenelementen entstehen – zum Beispiel Zink –, die eine unreine Haut oder akneartige Veränderungen begünstigen. Eine Akne durch Heilfasten ist dagegen eher unwahrscheinlich.

Darf man mit einer Akne in die Sauna oder ins Schwimmbad?

Bei leichten Formen der Akne gibt es keinen Grund, darauf zu verzichten. Man muss jedoch wissen, dass schwere, das heißt insbesondere stark entzündliche Akneformen mit sehr unreiner, pickeliger und irritierter Haut durch physikalischen Stress wie Hitze, Schwitzen oder unvorsichtiges und grobes Abtrocknen zusätzlich irritiert und der Hautzustand noch verschlechtert werden kann.

Tut Schweiß also einer pickeligen Haut nicht gut?

Schweiß wirkt durch die darin enthaltenen Reizstoffe irritierend auf entzündete Haut und auf Akne-Haut. Dies sollte aber kein Grund sein, Sport und Schwitzen zu meiden, denn Sport aktiviert die Durchblutung, was wiederum gut für die Haut ist. Das Auftragen einer barrierestärkenden und feuchtigkeitsspendenden Maske, zum Beispiel mit Substanzen aus Getreide wie Roggen, kann hier regulierend und antiseptisch wirken, was die Haut wiederum beruhigt.

Darf man Akne-Haut schminken?

Wenn das richtige Make-up ausgewählt wird, ist es erlaubt. Keine ölhaltigen Make-ups, da sie durch die hohen Fettanteile zusätzlich Unreinheiten und Akne fördern können.

Hilft Bestrahlung mit Rotlicht?

Im Gegenteil. Die durch Rotlichtbestrahlung erzeugte Wärme kann Entzündungen noch fördern. Eine Rotlichtbehandlung bei Akne sollte definitiv unterbleiben.

Also lieber in die Sonne gehen?

UV-Strahlen können bestimmte Formen der Akne bessern. Die meisten Akne-Patienten bestätigen das. Damit die positiven Wirkungen des UV-Lichts jedoch nicht zunichte gemacht werden, sollten die aufgetragenen Sonnenschutzmittel möglichst fettarm sein. Am besten verwenden Akne-Patienten Lichtschutzmittel auf Gel-Basis.

Wie reinigt und pflegt man pickelige Haut?

Die Akne-Haut muss unbedingt mild, aber gründlich gereinigt werden. Da Aknehaut häufig fetthaltig ist, bieten sich Gele an, die die Haut intensiver reinigen als eine Milch. Auch Syndets eignen sich sehr gut. Syndets sind synthetisch hergestellte waschaktive Substanzen, deren pH-Wert optimal auf den der Haut abgestimmt ist. Durch eine schwach saure pH-Einstellung scheinen diese Syndets auch antimikrobiell zu wirken und damit auch heilungsfördernd. Es gibt sie flüssig oder als Seifenstück. Generell sollten die Pflegeprodukte arm an Fett und reich an Feuchtigkeit sein. Nur Öl-in-Wasser- und keinesfalls Wasser-in-Öl-Präparate dürfen verwendet werden.

Muss man besonders penibel sein, was die Hygiene betrifft?

In jedem Fall sollte bei Akne die Hygiene streng beachtet werden. Entzündliche Akne-Knoten gehen immer auch mit einer gestörten Hautbarriere einher – also der Hornschicht der Haut, die die Barriere zur Umwelt bildet. Ist diese gestört, können Keime leicht eindringen und neue Infektionen verursachen. Sauberkeit und Hygiene sind ein Muss.

Darf man ein Peeling anwenden?

Die von Mitessern dominierte Akne, die kaum entzündet ist, eignet sich ideal für ein Peeling. Da ein Peeling die obersten toten Hornhautzellen der Oberhaut abträgt, können sich die Verstopfungen in den Ausführungsgängen der Talgdrüsenfollikel viel besser lösen. Entzündliche Akneformen, das heißt solche mit Rötungen, Eiterstippchen und Knötchen, dürfen dagegen nicht gepeelt werden.

Welche Therapien sind erfolgreich?

Akne lässt sich bestens behandeln. Wenn man heute auf der Straße einem Menschen mit unreiner Haut oder Akne begegnet, kann man davon ausgehen, dass dieser Mensch gar nicht, nur unzureichend oder falsch beraten ist. Die leichte, von Mitessern dominierte Akne wird vorrangig mitesserlösend behandelt. Die wichtigsten Wirkstoffe sind lokal aufzutragende Retinoide – Abkömmlinge von Vitamin A, zum Beispiel Tretinoin oder Adapalen – sowie das Benzoylperoxid (BPO), auf das einige Menschen leider allergisch reagieren. In diesen Fällen darf BPO natürlich nicht verordnet werden. Die mittelschwere Akne wird neben BPO und Cremes mit Retinoiden durch lokale oder intern verabreichte Antibiotika behandelt. Sowohl für die leichte als auch für die mittelschwere Akne können zusätzlich Schälkuren, also Peelings, angewendet werden. Als Faustregel gilt, dass besonders die nicht entzündete Akne, wenn vorwiegend Mitesser, aber keine Pickel vorhanden sind, gut auf Schälkuren anspricht. Die schwere Akne sollte rasch und konsequent mit Tabletten, zum Beispiel Isotretinoin, einem Abkömmling der Vitamin-A-Säure, behandelt werden, damit keine Narben zurückbleiben. Diese Therapie ist unkompliziert und wirkungsvoll, muss jedoch unbedingt von einem Hautarzt begleitet werden. Frauen, die schwanger sind oder eine Schwangerschaft planen, dürfen diese Tabletten auf keinen Fall einnehmen.

Leider wird diese wirkungsvolle Therapie immer noch vielen jungen Menschen mit schwerer Akne durch fehlenden dermatologischen Sachverstand oder aus nicht nachvollziehbaren Gründen einer angeblichen Kostenersparnis vorenthalten, wodurch Narben riskiert werden, die dann nie wieder geheilt werden können.

Gibt es auch Therapien für zu Hause?

Jedes Medikament zur Behandlung der Akne gehört in die Hand des Dermatologen. Er legt die Intervalle für Arzttermine fest, kontrolliert die Therapie und ändert Behandlungskonzepte, sofern erforderlich.

Haben Medikamente gegen Akne auch Nebenwirkungen?

Alle Medikamente haben Nebenwirkungen. Ein alter Spruch lautet: »Ohne Nebenwirkung keine Wirkung«. Dennoch muss betont werden, dass die Nebenwirkungen der hier besprochenen Medikamente gering bis sehr gering sind und die Vorteile meist bei weitem überwiegen.

Wie lange dauern diese Therapien?

In der Regel dauert eine wirkungsvolle Akne-Therapie mindestens sechs Monate. Oft erstrecken sich die notwendigen Behandlungen jedoch über viele Jahre.

Kann zusätzlich zum Arzt auch die Kosmetikerin helfen?

Fast immer. Eine gut ausgebildete und erfahrene Kosmetikerin – am besten sucht man sich ein kosmetisches Fachinstitut in einer Hautarztpraxis – kann die Schwere und Art der Akne-Erkrankung meist gut einschätzen. Sie kann dann eine manuelle Tiefenreinigung vornehmen, wodurch die Akne schneller abheilt. Zusätzlich kann sie antientzündlich wirkende Masken und Packungen auftragen, die die Haut beruhigen und entspannen.

Gibt es auch gute Hausmittel?

Es gibt kein einziges Hausmittel, das die gängigen Anti-Akne-Mittel schlagen kann. Zur Beruhigung der Haut können natürlich immer feuchtigkeitsspendende Gurkenmasken aufgetragen werden. Eine Besserung der Akne ist damit aber nicht zu erwarten.

Kann Akne nach erfolgreicher Therapie wieder neu aufblühen?

Das ist leider jederzeit möglich. Wichtig ist in diesem Falle, die Therapie so schnell wie möglich wieder aufzunehmen, damit der neue Schub möglichst noch im Keim erstickt wird. Denkbar ist auch, die Haut nach Abheilung der Akne über eine längere Zeit mit einer leichten Anti-Akne-Creme, zum Beispiel mit dem Wirkstoff Azelainsäure oder Adapalen, weiter zu behandeln. Dies sollte aber mit dem Dermatologen besprochen werden.

Kann man etwas tun, um Akne zu verhindern?

Man kann. Am wichtigsten ist die richtige und auf den Hauttyp abgestimmte Pflege. Abgesehen von der Pubertäts-Akne, die ja mehr oder weniger normal und eher nicht zu vermeiden ist, sind die wichtigsten Ursachen für eine Akne: Überpflege der Haut, hormonelle

Probleme, schlechte Ernährung mit zuckerhaltigen Nahrungsmitteln und vielen Milchprodukten – das gilt nicht für Käse –, stressiger
und von Genussgiften wie zum Beispiel Rauchen geprägter Lebensstil, Schlafdefizite.

Haut und Schuppenflechte

Es hört sich alles so harmlos an: gutartig und nicht ansteckend ist sie, die Schuppenflechte, auch Psoriasis genannt. Spätestens beim Zusatz »chronisch entzündlich« wird man nachdenklich. Wenn man erfährt, dass bei schweren Fällen von Schuppenflechte große Teile des Körpers befallen sind, dass die Therapie langwierig ist, dass man vielleicht ein Leben lang mit einer mehr oder minder schweren Schuppenflechte leben muss, dass sie nicht heilbar ist, weil mit dem Erbgut die Veranlagung zur Schuppenflechte weitergegeben wurde – dann kann man erahnen, wie es den Menschen ergeht, die an dieser Krankheit leiden. Vorrangig in den europäischen und den daran angrenzenden Ländern breitet sich die Schuppenflechte aus, am häufigsten bei den Kasachen. Dagegen sind Schwarzafrikaner, die australischen Aborigines, Chinesen und Japaner gar nicht oder nur ganz selten betroffen. Warum das so ist – die Wissenschaftler haben dafür bis jetzt noch keine schlüssige Erklärung.

Die Schuppenflechte ist keine Folge des industriellen Zeitalters, sondern sie war schon dem griechischen Arzt Hippokrates (460 – 370 v. Chr.) bekannt. Im Altertum verwechselte man gelegentlich die Schuppenflechte mit der Krätze, die durch Milben verursacht wird. Auch mit der Lepra wurde die Schuppenflechte lange Zeit auf eine Stufe gestellt, und Forscher gehen davon aus, dass viele Aussätzige, die man als Leprakranke verstieß, eigentlich nur an Schuppenflechte erkrankt waren.

Mag sein, dass die Fehleinschätzungen vergangener Zeiten sich vorrangig am äußeren Erscheinungsbild der Schuppenflechte orientiert haben, denn sie kann sich auf großen Regionen des Körpers ausbreiten, vorrangig an so gut sichtbaren Stellen wie den Kniescheiben und Ellbogen, an den Finger- und Zehennägeln und am Kopf. Wer an Schuppenflechte erkrankt, leidet nicht nur körperlich, sondern auch die Psyche wird in Mitleidenschaft gezogen. Selbst wenn man als Betroffener immer wieder erklärt, dass diese Krankheit harmlos und eben nicht ansteckend ist, gehen einige Menschen beim Anblick der entzündeten Stellen, die mit silbrigen Schuppen bedeckt sind, auf Abstand und ablehnende Blicke bleiben nicht aus. Wen wundert es, wenn sich schwer erkrankte Menschen weitgehend aus dem öffentlichen Leben zurückziehen? Ein zweischneidiges Schwert, denn psychische Instabilität kann die Symptome der Schuppenflechte verschlimmern oder neue Krankheitsschübe auslösen.

Die Medizin ist mittlerweile schon so weit fortgeschritten, dass mit der richtigen Therapie und hochwirksamen Mitteln die Hautkrankheit gut über eine lange Zeit hinweg unter Kontrolle gehalten werden kann. Die richtigen Informationen über und das Wissen um die Schuppenflechte kann denen, die davon betroffen sind, beträchtlich helfen – aber auch all den anderen, die mit Menschen in Kontakt kommen, die vielleicht an einer Schuppenflechte leiden.

Was ist Schuppenflechte und wie entsteht sie?

Schuppenflechte, auch Psoriasis genannt, ist eine chronisch entzündliche Hauterkrankung, von der in Deutschland bis zu 2 Millionen Menschen betroffen sind. Sie ist nicht ansteckend und nicht bösartig. Menschen mit Schuppenflechte oder Psoriasis haben ein überschießendes Abwehr- und Reparaturprogramm der Haut. Ihre Haut ist vor bestimmten Infekten daher möglicherweise besser geschützt als gesunde Haut. Einerseits ist das Immunsystem der Haut bei betroffenen Patienten aktiviert, Entzündungszellen wandern in die Haut ein und führen zu einer Verdickung und Rötung der Haut. Gleichzeitig ist die Neubildung der Deckzellen verstärkt, wodurch auf den Herden eine typische silbrig glänzende Schuppung entsteht. Die scharf begrenzten Herde mit Entzündung und Schuppung werden Plaques genannt. Sie finden sich oft auf der Kopfhaut, an den Streckseiten der Arme und Beine und am Rücken. Aber auch die Körperfalten oder die Handinnenflächen, Fußsohlen und Nägel können betroffen sein. Bei vielen Patienten jucken die Herde, ungerechterweise führt Kratzen eher zu einer Verschlechterung der Psoriasis. Wir wissen heute, dass die Neigung zur Schuppenflechte auch durch genetische Faktoren bedingt ist, daher ist die Erkrankung prinzipiell nicht heilbar. Wir haben aber sehr gute Behandlungsmethoden und können eigentlich jeden Patienten deutlich bessern. Das gilt auch für die 20 Prozent der Betroffenen, die im Verlauf der Erkrankung eine Entzündung der Gelenke, eine sogenannte Psoriasis-Arthritis, entwickeln.

Sind also die Gene verantwortlich?

Ja. Bestimmte genetische Variationen, also kleine Veränderungen im genetischen Text, kommen bei Menschen mit Schuppenflechte häufiger vor als bei nicht erkrankten Menschen. Es ist sicher nicht *ein* Gen oder *eine* genetische Veränderung für die Schuppenflechte verantwortlich, aber die Bereitschaft für eine Entzündungsreaktion der Haut ist bei den betroffenen Patienten vermutlich auch darum erhöht, weil genetisch bedingt verschiedene Botenstoffe leichter und vermehrt gebildet werden.

Wie soll man sich verhalten, wenn man Schuppenflechte hat?

Man sollte sich auf jeden Fall von einem Hautarzt beraten lassen. Es gibt sehr viele gute Behandlungsmöglichkeiten, sowohl durch Cremes und Salben und andere Lokaltherapeutika als auch durch Lichttherapien, Tabletten und Spritzen beziehungsweise Infusionen, wenn dies notwendig sein sollte. Die richtige Behandlung hängt von vielen Faktoren ab, natürlich auch von der Schwere und dem Ausmaß der Erkrankung und davon, wie stark der Patient durch die Erkrankung beeinträchtigt ist. Wir wissen heute, dass Patienten mit schwerer Schuppenflechte häufiger Risikofaktoren für Herz-Kreislauf-Erkrankungen aufweisen. Neben den Zeichen einer Gelenkentzündung wird darum der Arzt auch nach Fettstoffwechselstörungen, Bluthochdruck und Diabetes fahnden. Es kann wichtig sein, über eine gesunde Lebensweise zu sprechen, zu der eine gesunde Ernährung und ein Verzicht auf Zigaretten gehören. Mit einem Hautspezialisten kann ein optimistischer und mutiger Umgang mit der Krankheit entwickelt werden.

Muss man sofort nach Ausbruch der Krankheit zum Arzt?

Jeder Patient mit Schuppenflechte oder Verdacht darauf sollte zum Hautarzt gehen. Besteht auch noch der Verdacht, dass Gelenke beteiligt sind, sollte gegebenenfalls zusätzlich ein Rheumatologe konsultiert werden. Der Hautarzt untersucht den Patienten von Kopf bis Fuß. Bestehen Zweifel bei der Diagnose, kann eine wenige Millimeter große Gewebeprobe entnommen und untersucht werden.

Was ist bei der Behandlung zu beachten?

Zusammen mit dem Patienten wird das Behandlungskonzept festgelegt. Dabei muss beachtet werden: Wie stark ist die Schuppenflechte? Wo am Körper sind die Herde aufgetreten? Sind besondere Regionen wie Gesicht, Kopfhaut oder Genitalbereich betroffen? Wie stark leidet der Patient? Natürlich werden für das Behandlungskonzept auch Alter und Geschlecht des Patienten, Begleiterkrankungen und -therapien sowie die berufliche und familiäre Situation berücksichtigt. Bei einem Vielflieger oder Schichtarbeiter, der nur alle zwei Wochen tagsüber zu Hause ist, ist es sinnlos, eine Lichttherapie vorzuschlagen, bei der der Patient fünfmal die Woche in die Praxis kommen muss. Je nach Verlauf und Ausmaß der Krankheit kann der Hautarzt auch vorschlagen, den Hausarzt in die Überwachung der Therapie einzubeziehen.

Leiden vorrangig Erwachsene an der Schuppenflechte?

Schuppenflechte kann in jedem Lebensalter auftreten, die meisten Patienten sind bei Beginn der Erkrankung 20 bis 30 Jahre alt. Warum Schuppenflechte gerade in diesem Alter auftritt, obwohl die Neigung genetisch vorbestimmt ist, weiß man nicht genau. Möglicherweise kann sich die Erkrankung leichter durchsetzen, wenn das Immunsystem eine gewisse Reife erlangt hat. Infekte vor allem der oberen Atemwege, aber auch Medikamente wie Beta-Blocker und Mittel gegen Malaria oder psychosozialer Stress können zum Ausbruch der Erkrankung beitragen. Rauchen erhöht zusätzlich noch das Risiko für eine Schuppenflechte. Einmal ausgebrochen, kann sich die Erkrankung selbst hochschaukeln. Da die Veranlagung zur Schuppenflechte ein Leben lang besteht, verläuft die Krankheit nicht selten chronisch. Die Schuppenflechte kann in Schüben auftreten oder über Monate und Jahre aktiv bestehen, wenn sie nicht oder unzureichend behandelt wird. Prinzipiell kann sich Schuppenflechte an jeder Stelle des Körpers ausbreiten, aber schwere Verläufe, bei denen ein Großteil der Haut betroffen ist, sind selten.

Trifft es Männer und Frauen gleichermaßen?

Während bei vielen chronisch rheumatischen Entzündungskrankheiten Frauen zwei- bis dreimal häufiger betroffen sind, ist das Verhältnis von Männern und Frauen bei der Schuppenflechte in etwa ausgeglichen. In vielen Studien zu neuen Therapien der schweren Schuppenflechte nehmen allerdings mehr Männer als Frauen teil.

Können auch Kinder und Jugendliche daran erkranken?

Im Durchschnitt haben etwa 0,7 Prozent der unter Achtzehnjährigen Schuppenflechte. Die schwere Schuppenflechte kommt in jungen Jahren nicht so häufig und eher bei Jugendlichen als bei Kindern vor. Aber es gibt selten auch Kleinkinder, bei denen fast die gesamte Haut von einer Schuppenflechte befallen ist. Hier ist es besonders schwer, eine geeignete Therapie zu finden, da für Kinder deutlich weniger Therapiemöglichkeiten zur Verfügung stehen.

Entwickelt sich Schuppenflechte zu einer Volkskrankheit?

Die Schuppenflechte ist eine Volkskrankheit. Über zwei Prozent der bundesdeutschen Bevölkerung sind betroffen, das heißt, rund zwei Millionen Menschen haben Schuppenflechte. Bei den über Fünfzigjährigen beträgt die Häufigkeit sogar vier Prozent. Damit ist die Schuppenflechte eine der häufigsten chronischen Entzündungskrankheiten und häufiger als chronische entzündliche Darmentzündungen (ca. 0,5 Prozent) oder Gelenkrheuma (ca. ein Prozent). Etwa ein Drittel der Patienten ist schwer betroffen (mehr als zehn Prozent der Körperoberfläche ist befallen). Gerade wenn schon junge Patienten so schwer betroffen sind, muss nach derzeitigem Kenntnisstand von einem leicht erhöhten Risiko ausgegangen werden, einen Herzinfarkt oder Schlaganfall zu erleiden. Schuppenflechte belastet die Betroffenen nicht selten deutlich. Sie kann zu Arbeitsunfähigkeit und Krankenhausaufenthalten führen. Daher sollte die Schuppenflechte gut behandelt werden unter Einsatz aller zur Verfügung stehenden Therapiemöglichkeiten. Als Therapieziele bei der Behandlung wird heute eine mindestens 75-prozentige Besserung der Hautsymptome und eine gute Lebensqualität der Patienten angesehen.

Kommt diese Krankheit nur in hiesigen Regionen vor?

Im Prinzip kommt Schuppenflechte in allen Teilen der Welt vor, ist aber in den westlichen Ländern, vor allem in Nordeuropa und in Nordamerika, besonders häufig.

Verursacht Schuppenflechte psychische Probleme und ist die Psyche unter anderem Ursache für diese Krankheit?

Einerseits werden psychische Veränderungen, wie zum Beispiel Depressionen, bei Patienten häufiger beobachtet als bei gesunden Menschen, andererseits spielen psychische Faktoren zumindest bei einigen Patienten beim Ausbruch oder bei der Verschlechterung der Schuppenflechte eine Rolle. Es ist doch gut nachvollziehbar, dass Patienten mit schwerer Schuppenflechte im Alltag zu Hause, im Beruf und auch in der Partnerschaft beeinträchtigt sind und entsprechend leiden. Dies ist ein weiterer guter Grund, die Patienten zu betreuen und gegebenenfalls auch eine entsprechende psychologische Hilfestellung in das Behandlungskonzept einzubauen.

Was passiert, wenn Finger- und Fußnägel in Mitleidenschaft gezogen werden?

Eine Beteiligung der Nägel, eine sogenannte Nagelpsoriasis, tritt bei etwa 40 bis 50 Prozent der Patienten auf. Die Patienten sind durch die sichtbaren Veränderungen der Nägel kosmetisch beeinträchtigt, viele haben Schmerzen oder funktionelle Einschränkungen beim Gebrauch der Finger und Zehen. Vielfach sind nur einzelne Nägel betroffen, im Extremfall können alle Finger- und Fußnägel verändert sein. Welche Veränderungen kommen vor? Es gibt rötliche Verfärbungen des weißen Nagelhalbmonds, kleine Grübchen in den Nägeln, sogenannte Tüpfelnägel, weißliche Verfärbungen der Nagelplatte und bräunliche Verfärbungen des Nagelbetts. Kleine strichförmige Einblutungen können sichtbar sein. Der Nagel kann sich vom freien Rand her vom Nagelbett lösen und unter dem Nagel kann eine vermehrte Verhornung sichtbar sein. In schweren Fällen kommt es zu einer Wachstumsstörung des gesamten Nagels. Da eine Nagelpsoriasis häufig mit einer Gelenkbeteiligung vergesellschaftet ist, wird man bei betroffenen Patienten besonders intensiv nach einer solchen fahnden.

Sprechen wir zunächst über die lokal auf der Haut anzuwendenden Präparate. Es gibt eine Reihe von Cremes und Salben, für die Kopfhaut auch Lösungen, Emulsionen, Gele und Schäume, die wirksam sind. Die wichtigsten Wirkstoffe sind Kortison und Abkömmlinge von Vitamin D. Kortison ist der wichtigste Wirkstoff gegen Entzündungen. Man sollte moderne Präparate auswählen, bei denen das Verhältnis von Wirkung und Nebenwirkung günstig ist. Der Hautarzt weiß, welche Mittel das sind. Zu Beginn der Behandlung sind stärker wirksame Präparate empfehlenswert, die täglich angewandt werden müssen. Auf der Kopfhaut, an den Händen und Füßen ist gegebenenfalls auch eine Anwendung über Nacht, abgedeckt mit einer Plastikfolie, sinnvoll. Nach ein bis zwei Wochen kann die Therapie reduziert werden, zum Beispiel auf zwei bis drei Anwendungen in der Woche. An den anderen Tagen können dann Präparate mit Vitamin-D-ähnlichen Substanzen genommen werden, die schwächer antientzündlich wirken und die Veränderungen der Oberhaut günstig beeinflussen. Es gibt Salben und Gele, die Kortison und Vitamin-D-Abkömmlinge in einer festen Kombination enthalten, mit denen man einfach von einer Anwendung einmal am Tag auf eine ausschließliche Anwendung am Wochenende wechseln kann. Die Therapie kann durch spezielle Pflegeprodukte, an der Kopfhaut durch spezielle Shampoos, unterstützt werden. Da ein Nagel sechs bis acht Monate benötigt, um gesund herauszuwachsen, erfordert die lokale Behandlung der Nägel vom Patienten besondere Geduld und Disziplin. Hier werden Lösungen unter den Nagel und auf das den Nagel umgebende Gewebe geträufelt, die wiederum Kortison oder Vitamin-D-ähnliche Substanzen enthalten, danach kann noch eine Salbe aufgetragen werden.

Wirken sich klimatische Veränderungen positiv auf die Schuppenflechte aus und welche Medikamente werden eingesetzt?

Der Aufenthalt am Meer, der Einfluss von Salzwasser und Sonnenlicht führt oft zu einer Verbesserung der Schuppenflechte. Die Entspannung wirkt zusätzlich positiv. Die meisten Patienten haben allerdings einige Wochen bis Monate nach der Rückkehr wieder neue Herde. Also muss eine Strategie gefunden werden, die die Schuppenflechte im Alltag kontrollierbar macht. In Deutschland werden dafür häufig Fumarsäureester angewandt. Den Wirkstoff hat ein deutscher Chemiker in den fünfziger Jahren erforscht, der selber an Schuppenflechte erkrankt war. Seit Beginn der neunziger Jahre gibt es diesen Wirkstoff als Tablette. Die Behandlung führt bei etwa 60 Prozent der Patienten zu einer guten Kontrolle der Schuppenflechte. Man muss allerdings bei einigen Patienten bis zu 24 Wochen warten, bis der volle Effekt eingetreten ist. Wird die Therapie gut vertragen und bessert sich die Haut, kann die Behandlung über Jahre erfolgen, wenn dies notwendig ist. Nachteilig sind bei diesem Mittel Hitzewallungen oder Beschwerden im Magen-Darm-Trakt, die besonders häufig zu Beginn der Therapie auftreten. Diese Nebenwirkungen klingen allerdings in den meisten Fällen wieder ab.

Gibt es andere Therapien mit anderen Tabletten?

Gut bewährt hat sich auch Methotrexat, eine Substanz, die man als Tablette einmal pro Woche nimmt oder als Lösung einmal pro Woche ins Unterhautfettgewebe spritzt. 24 Stunden danach nimmt der Patient Folsäure ein, um die Verträglichkeit zu verbessern. Ähnlich wie bei den Fumarsäureestern braucht es ein wenig Zeit und Geduld, bis der volle Erfolg sichtbar wird – bis zu 16 Wochen. Während der Behandlung muss regelmäßig das Blut kontrolliert werden, um die Leberwerte im Blick zu behalten. Die Behandlung mit Methotrexat ist auch als Langzeittherapie möglich. Ein weiterer Wirkstoff, der auch bei schwerer Neurodermitis eingesetzt wird, ist Ciclosporin. Hier bessert sich bei bis zu 70 Prozent der Patienten schon nach wenigen Wochen das Hautbild. Die Behandlung kann langfristig zu erhöhtem Blutdruck führen und auch die Nierenfunktion beeinträchtigen. Ciclosporin wird daher in der Regel nur für einige Wochen zur Behandlung eines Schubs eingesetzt.

Gibt es neue Wirkstoffe?

Es gibt seit einigen Jahren eine Reihe neuer Wirkstoffe, sogenannte Biologics oder Biologika, die in das Unterhautfettgewebe gespritzt werden (wie Insulin oder Mittel zur Blutverdünnung) oder über einen Tropf in die Vene gelangen. Bei bis zu 80 Prozent der Patienten führt diese Behandlung zu einer deutlichen Besserung. Die Präparate haben einen hohen Preis und sollen bei den Patienten zum Einsatz kommen, die nicht zufriedenstellend mit Tabletten behandelt werden können. Einige dieser Präparate wirken auch bei Rheuma und chronisch entzündlichen Darmerkrankungen. Inzwischen werden weltweit viele hunderttausend Patienten mit diesen »Biologics« auch in Langzeittherapie behandelt, mit gutem Erfolg – und bei den meisten Patienten auch ohne wesentliche Nebenwirkungen. Biologics schlagen auch bei den Patienten gut an, bei denen die Gelenke zusätzlich entzündet sind.

Wie sieht es mit Nebenwirkungen aus?

Jede Behandlung, egal ob durch Cremes, Tabletten, Licht oder Spritzen, hat Nebenwirkungen. Auch eine unbehandelte Schuppenflechte birgt mögliche Risiken bis hin zum Herzinfarkt oder Schlaganfall. Nutzen und Risiken einer jeden Behandlung müssen mit dem Patienten sorgfältig abgewogen werden. Generell überwiegt bei allen Behandlungen der Nutzen, sonst hätten die Präparate gar keine Zulassung. Aber natürlich kann das Risiko eines bestimmten Präparats bei einem Patienten aufgrund einer anderen bestehenden Erkrankung größer sein als bei anderen Präparaten. Auch die Bereitschaft, bestimmte Risiken und Nebenwirkungen auf sich zu nehmen, ist unterschiedlich. Aber bei den allermeisten Patienten kann ein Weg gefunden werden, mit dem eine wirksame Therapie auch über einen längeren Zeitraum sicher durchgeführt werden kann.

Ist Schuppenflechte heilbar?

Eine echte Heilung im Sinne einer Behandlung, nach der die Erkrankung nicht mehr auftreten kann, gibt es nicht. Das hat auch etwas damit zu tun, dass die genetisch bedingte Bereitschaft zur Schuppenflechte bestehen bleibt. Aber in den meisten Fällen gelingt es doch, eine langfristige Kontrolle der Erkrankung zu erreichen. Wenn die Schuppenflechte über viele Monate lang gut therapiert war, kann mit dem Patienten der Versuch besprochen werden, die Behandlung auszusetzen. Gerade wenn vor Behandlungsbeginn über Jahre ununterbrochen Hautveränderungen bestanden, ist die Wahrscheinlichkeit allerdings relativ hoch, dass Wochen bis Monate nach Absetzen der Therapie wieder Hautveränderungen auftreten. Bei starker Gelenkbeteiligung sollte die Therapie nicht unterbrochen werden, um das Auftreten bleibender Schäden an den Knochen zu verhindern. Auch wenn über viele Jahre eine Behandlung erfolgen muss, ist dies heute bei den meisten Patienten auf eine wirksame und sichere Art und Weise möglich. Insofern ist die Behandlungssituation bei der Schuppenflechte recht komfortabel und für den Patienten positiv, was leider nicht für alle schweren Hautkrankheiten gilt.

Was kann man selbst tun, um den Verlauf der Krankheit positiv zu beeinflussen?

Für eine langfristig erfolgreiche Therapie ist ein vertrauensvolles Verhältnis zwischen Patient und Arzt sehr wichtig. Alle Aspekte der eingeleiteten Behandlung müssen mit dem Patienten genau besprochen werden, damit er willens und in der Lage ist, diese korrekt durchzuführen. Der Patient sollte seinen Arzt über Bedenken oder während der Behandlung auftretende Veränderungen am besten sofort informieren. Ebenso müssen Vor- und Begleiterkrankungen oder wichtige Lebensumstände wie zum Beispiel ein bestehender Kinderwunsch vor Therapiebeginn in Ruhe besprochen werden. Für Patienten, die Angst haben, sich selbst eine Bauchspritze zu geben, kann eine Krankenschwester oder der Hausarzt das übernehmen. Selbst Reisepläne sollten mit dem Arzt besprochen werden, da manche Präparate spezielle Anforderungen an den Transport stellen und Risiken durch notwendige Impfungen oder Tabletteneinnahme (Malaria) bestehen können. Der Patient kann also durch eine ehrliche und umfassende Kommunikation mit seinem Arzt aktiv zu einem positiven Behandlungsergebnis beitragen.

Welche Ursachen haben ›Rückfälle‹?

Auslöser können bestimmte Medikamente sein, vor allem aber Infekte, die das Immunsystem aktivieren und dazu führen, dass die Krankheit erneut ausbricht oder sich verschlechtert. Infekte der oberen Atemwege wie Streptokokken-Infektionen des Rachens sind häufig Auslöser für einen erneuten Ausbruch der Krankheit. Patienten mit einer HIV-Infektion können eine schwere Schuppenflechte entwickeln. Andererseits verschlechtert sich die Erkrankung bei einigen Patienten auch, ohne dass eine Infektion oder andere Ursachen offensichtlich sind. Dabei ist zu bedenken, dass die Schuppenflechte auch ohne Behandlung in Schüben verlaufen kann. Dazwischen können lange Phasen liegen, in denen an der Haut keine Veränderungen zu sehen sind. Der unterschiedliche Verlauf der Schuppenflechte bei jedem einzelnen Patienten kann sowohl genetisch bedingt sein als auch durch Umweltfaktoren beeinflusst werden.

Besteht Hoffnung, dass in Zukunft noch bessere Mittel auf den Markt kommen?

Kaum eine Hauterkrankung wird derzeit so intensiv erforscht wie die Schuppenflechte. Die genetischen Faktoren, die beteiligten Zellen und Botenstoffe sowie die Krankheitsmechanismen werden Schritt für Schritt entschlüsselt. Es gibt viele neue Therapieansätze in Form von Tabletten und Injektionen. Es ist erstaunlich, wie sich die Behandlungsmöglichkeiten in wenigen Jahrzehnten verändert haben. Schwer betroffene Patienten mussten früher wochenlang in Kliniken behandelt werden mit Mitteln, die unangenehm rochen und die Haut verfärbten. Heute gibt es Wirkstoffe, die alle zwölf Wochen injiziert werden und bei denen drei Viertel der Patienten weitgehend beschwerdefrei sind und die Hälfte der Patienten gar keine Hautveränderungen mehr hat. An diesen deutlich verbesserten Behandlungsmöglichkeiten müssen sich die in der Entwicklung befindlichen Produkte messen lassen.

Haut und Neurodermitis

Neurodermitis ist eine Erkrankung, die vorrangig die Hilflosen und Schutzbedürftigen trifft – nämlich Babys und Kleinkinder. Knapp ein Fünftel von ihnen, bezogen auf die Bevölkerung der Industrienationen, leidet an Neurodermitis. Die hässliche Seite dieser Krankheit zeigt sich vor allem darin, dass sie einhergeht mit einem quälenden Juckreiz.

Die Ursachen dafür, warum ein Kind an Neurodermitis erkrankt, sind noch nicht vollends erforscht. Man ist sich allerdings ziemlich sicher, dass die Gene eine beachtliche Rolle spielen. Das heißt, Kinder von Eltern, die in ihrer Jugend Neurodermitis hatten, haben ein deutlich erhöhtes Risiko, auch daran zu erkranken. Weitere Ursachen können Umwelteinflüsse sein und sicherlich auch die Psyche, was schon der Name »Neuro«-dermitis audrückt.

Die Psyche ist bei Neurodermitis gleich in zweifacher Hinsicht involviert. Sie gilt als einer der Verursacher und gleichzeitig leidet die Psyche unter dieser Krankheit. Nicht nur, dass die Kinder durch den Ausschlag auf der Haut – vornehmlich im Gesicht, am Hals, an Armen und Beinen – gezeichnet sind, sie werden auch noch in der Nacht geplagt, weil die entzündeten Stellen höllisch jucken. Plagt ein heftiger Neurodermitis-Schub das Kind, dann wird das Jucken schier unerträglich. Das quält nicht nur die Kinder, sondern auch die besorgten Eltern. Die Familie wird durch die Krankheit in höchstem Maße gestresst, was den Verlauf der Neurodermitis negativ beeinflussen kann – ein Teufelskreis.

Der einzige Trost bei dieser Erkrankung ist, dass sie meist abklingt, wenn das Schulalter erreicht wird, spätestens aber in der Jugend. Dennoch müssen die Betroffenen Vorsicht walten lassen, weil mit der Veranlagung zu Neurodermitis meist noch einhergeht, dass man anfällig für Allergien und Atemwegserkrankungen ist.

Die Medizin hat in der Behandlung der Neurodermitis und ihrer Folgeerkrankungen mittlerweile große Fortschritte gemacht. Aber es ist ratsam, sich über die Erkrankung, die Symptome und die Therapie umfassend zu informieren und einen Hautarzt aufzusuchen, der Salben, Lotionen und Medikamente auf den Patienten zugeschnitten verordnet und begleitend erklärt, welche Vorsichtsmaßnahmen in der Ernährung und im Alltag zu beachten sind.

Welches sind die ersten Anzeichen für eine Neurodermitis?

Die Neurodermitis, andere Namen dafür sind atopisches Ekzem und atopische Dermatitis, beginnt bei rund der Hälfte der Patienten im Säuglingsalter, jedoch selten vor dem dritten Lebensmonat. Es treten Ekzeme auf, unscharf begrenzte Rötungen, die nässen und verkrusten. Meistens ist ein starker Juckreiz damit verbunden. In diesem frühen Alter kann der ganze Körper betroffen sein. Typische Stellen, die häufig als Erstes befallen werden, sind das Gesicht sowie die Rückseiten der Arme und Beine. Der Windelbereich ist in der Regel ausgespart.

Müssen sofort Hautarzt und Hausarzt konsultiert werden?

Jeder Patient mit Neurodermitis sollte zum Hautarzt, bei Kindern kann der Kinderarzt hinzugezogen werden. Die Einleitung einer wirksamen, individuell abgestimmten Therapie kann die Lebensqualität der betroffenen Patienten deutlich verbessern, schwere Infektionen der Haut verhindern helfen und das Risiko von allergischen Erkrankungen und deren Folgen reduzieren. Viele Hautärzte sind auch Allergologen, können entsprechende Tests durchführen und Empfehlungen geben.

Die Therapie sollte in einem Stufenkonzept bestehen, das die oft wechselnde Aktivität der Erkrankung berücksichtigt. Dabei kommen lokal antientzündlich wirkende Präparate unterschiedlicher Stärke zum Einsatz, pflegende und gegen Keime gerichtete antiseptische Substanzen, gegebenenfalls kurzfristig kombiniert mit Tabletten gegen Jucken und Strategien zur Vermeidung von Triggerfaktoren. Diese Therapien sollen eine gute Kontrolle der Erkrankung erreichen und, angepasst an die jeweilige Schwere, so lange angewandt werden, wie es ohne Behandlung zu einer deutlichen Verschlechterung kommt. Mit zunehmendem Alter nimmt bei Kindern die Aktivität und damit die Notwendigkeit einer intensiven Therapie in vielen Fällen ab, bei Erwachsenen mit schwerer aktiver Neurodermitis ist oft eine jahrelange Behandlung notwendig. Zusätzlich sollte abgeklärt werden, ob Allergien, zum Beispiel Atemwegsallergien wie Heuschnupfen oder Asthma, vorliegen und behandelt werden müssen. Man weiß heute, dass Neurodermitis-Patienten mit einer Allergie gegen Hausstaubmilben nicht nur in den Wintermonaten mit morgendlichen Niesattacken reagieren, sondern dass der nächtliche Kontakt mit den Hausstaubmilben im Bett auch die Hautsymptome verschlechtern kann. Eine Hyposensibilisierung gegen Hausstaubmilben kann sich bei diesen Patienten langfristig auch günstig auf die Neurodermitis auswirken.

Warum sind vor allem Kinder betroffen?

Man nimmt an, dass genetisch bedingte Veränderungen des Immunsystems und der Hautbarriere Ursachen für eine Neurodermitis und in deren Folge für allergische Erkrankungen der Atemwege sind. Vielleicht sollte man besser sagen, dass das Immunsystem bei Patienten mit Neurodermitis genetisch bedingt anders ausreift. So klingt die Neurodermitis bei vielen Patienten nach einigen Jahren wieder ab, wenn das Immunsystem gelernt hat, stabiler und zuverlässiger zu arbeiten. Zusätzlich beeinflussen Umweltfaktoren den Reifeprozess des Immunsystems und können eine anlagebedingte Neigung überschreiben. Das würde erklären, warum Umweltfaktoren nicht nur eine wichtige Rolle bei der Entstehung einer Neurodermitis spielen, sondern sich auch eine Reihe von äußeren Einflüssen ausmachen lassen, die das Risiko zu erkranken senken.

Welche Einflüsse und Faktoren sind das?

Die normalen Kinderimpfungen und auch durchgemachte fieberhafte Infekte wirken offensichtlich als erzieherische Maßnahmen für das Immunsystem, die es weg von einer Neurodermitis bewegen. Bei Kindern aus Familien, in denen Vater und/oder Mutter erkrankt sind, kann der Verzicht auf Kuhmilch, Ei, Soja, Nuss und Weizen sinnvoll sein, Fisch wirkt dagegen möglicherweise protektiv. Die Erkenntnisse über die günstigen Effekte einer Stimulation des Immunsystems werden neuerdings auch therapeutisch genutzt. In einer Studie erhielten Mütter, die selbst Neurodermitis oder allergische Atemwegserkrankungen hatten und bei deren Kindern man ein erhöhtes Risiko vermutete, in den letzten Monaten der Schwangerschaft und den ersten Monaten der Stillzeit bestimmte Milchsäurebakterien, also »liebe« Bakterien, denen man zutraute, dass sie das Immunsystem positiv beeinflussen. Eine andere Gruppe von Müttern mit ähnlichen Risikofaktoren erhielt diese Behandlung nicht. Tatsächlich hatten zwei Jahre nach Geburt die Kinder der behandelten Mütter nur halb so oft Neurodermitis wie die Kinder der unbehandelten Mütter. Leider hat sich dieses Ergebnis in vergleichbaren Untersuchungen so nicht bestätigt, aber im Ansatz bleibt es dennoch interessant. Besser als Bakterien funktioniert vielleicht das Schlucken von Hakenwürmern, die eine harmlose Darmbesiedlung auslösen, aber der Gedanke ist nicht so angenehm.

Liegen die Ursachen für Neurodermitis in der Haut selbst?

Tatsächlich liegt eine weitere wichtige Ursache für die Neurodermitis in einer Störung der Hautbarriere, insbesondere der Hornschicht der Haut. Auch diese scheint zumindest zum Teil genetisch bedingt zu sein. Durch die Störung können Keime leichter eindringen, und es kommt zu einem vermehrten Wasserverlust. Das erklärt die bei den Betroffenen fast immer zu beobachtende Hauttrockenheit. Die kindliche Haut ist gegenüber Austrocknung besonders empfindlich. Auch dieser Umstand erklärt, zusammen mit der anlagebedingten Neigung und dem Fehlen bestimmter Erziehungssignale für das Immunsystem, das häufige Auftreten bei Kindern und die spätere Möglichkeit der Ausheilung.

Nimmt die Zahl der Neurodermitis-Erkrankungen zu?

Die Neurodermitis hat sich in den westlichen Industrieländern in den letzten Jahrzehnten annähernd verdreifacht, wofür veränderte Umweltbedingungen, hygienische Verhältnisse und Ernährungsgewohnheiten verantwortlich gemacht werden.

Von einer Neurodermitis sind etwa 2,5 Prozent der Bevölkerung in den Industrienationen betroffen, etwa 15 Prozent der Kinder leiden an atopischen Erkrankungen. Der Neurodermitis-Bund geht von bis zu drei Millionen Betroffenen in Deutschland aus.

Allerdings muss man bedenken, dass diese Krankheit mit Ende der Kindheit und in der Jugend oft ausheilt. 20 Prozent der Kinder unter zehn Jahren leiden unter Neurodermitis, zwischen dem zehnten und zwanzigsten Lebensjahr beträgt die Häufigkeit noch zehn Prozent und nur ein Prozent bei den Menschen, die vierzig und älter sind.

Ist die Ursache für Neurodermitis eine Kombination aus genetischer Veranlagung, gestörter Hautbarriere, Umwelteinflüssen und Psyche?

Wenn man so will: Ja. Die Rolle genetischer Faktoren ist unbestritten. Zumindest ein Teil dieser genetischen Veranlagung erhöht offenbar nicht nur das Risiko für Neurodermitis, sondern auch für allergische Atemwegserkrankungen. Man spricht bei dieser anlagebedingten Neigung von Atopie. Zu den atopischen Erkrankungen zählen Neurodermitis, allergisches Asthma und Heuschnupfen. Das heißt, Kinder, bei denen ein oder beide Elternteile an Neurodermitis, Asthma oder Heuschnupfen leiden, haben ein erhöhtes Risiko, ebenfalls zu erkranken. Gerade für diese Eltern ist die Frage, was man vorbeugend tun kann, besonders wichtig. Bei der Neurodermitis, vielleicht noch stärker als bei der Schuppenflechte, spielen Umwelteinflüsse und psychosoziale Faktoren eine große Rolle. Nicht zufällig heißt die Krankheit »Neuro«-dermitis. Am Beispiel der ehemaligen DDR, in der atopische Erkrankungen seltener waren als in der BRD, lässt sich die Bedeutung von Umweltfaktoren besonders deutlich machen. Als ein möglicher Faktor wurde der Umstand ausgemacht, dass die Krippenkinder im Osten Infekte, die schützend wirken könnten, eher und häufiger durchgemacht haben als Kinder im Westen. Auch andere Wohnbedingungen in der ehemaligen DDR mit Holz- und Kohleöfen und andere Ernährungsgewohnheiten mit einem günstigeren Verhältnis von »lieben« Omega-3- zu »bösen« Omega-6-Fettsäuren wurden diskutiert. Daneben spielt die Psyche bei der Neurodermitis sicher eine bedeutende Rolle. Ein Kind mit Neurodermitis, das sich immer kratzt, schlecht schläft, nässende, vielleicht sogar blutende Hautverletzungen hat, leidet erheblich. Die Eltern haben enormen Stress und suchen oft die Schuld bei sich. Sie versuchen alles, um dem Kind zu helfen, probieren sämtliche Pflege- und Diättipps und geben die eigene Unruhe an das sowieso schon unruhige Kind weiter. Bei Jugendlichen mit Neurodermitis wird auch noch das Selbstwertgefühl heftig angekratzt. Somit hat Neurodermitis psychische Ursachen und wirkt sich gleichzeitig negativ auf die Psyche aus. Spezielle Strategien zur Entspannung und zum richtigen Umgang mit Juckreiz und Kratzen sind darum ein wichtiger Bestandteil der Therapie bei schwerer Neurodermitis.

Wie ist der Verlauf der Krankheit?

Bei einem Drittel der Patienten tritt die Neurodermitis zwischen dem ersten und fünften Lebensjahr auf, bei 20 Prozent nach dem fünften Geburtstag. Bei Kindern zeigen sich zunächst ekzematöse Hautveränderungen, also Rötungen, Bläschen, Krusten mit deutlichem Jucken, das die Kinder und dann auch die Eltern nachts nicht richtig schlafen lässt. Die Haut ist trocken. Nicht selten sieht man im Gesicht Ekzeme um den Mund, sogenannte Leckekzeme. Bei etwa einem Drittel der Kleinkinder, aber nicht mehr, wird die Neurodermitis durch Nahrungsmittel verschlechtert, vor allem durch Milch- und Hühnereiweiß sowie Soja und Nüsse. Die Ekzeme können sich bereits im Vorschulalter oder Eintritt in die Schule bessern oder ganz zurückbilden. Bei Kindern ab dem zweiten Lebensjahr zeigen sich die Ekzeme zunehmend in den Ellenbeugen und Kniekehlen, den Hand- und Fußgelenken. An Stellen, wo immer wieder Ekzeme auftreten, wirkt die Haut verdickt, die Hautfältelung ist vergröbert. Eine Infektion durch Bakterien zeigt sich durch starkes Nässen und gelbliche Krustenbildung. Die Lymphknoten der Region können geschwollen sein. Dellwarzen sind häufiger als bei Kindern ohne Neurodermitis. Auch Infektionen der Haut durch Herpesviren mit gruppiert stehenden kleinen Bläschen kommen vor. Im Winter können Mundwinkel und Ohrläppchen einreißen. Nur etwa ein Viertel der Patienten mit Neurodermitis als Säugling oder Kleinkind haben mit 16 Jahren noch deutliche Hautveränderungen. Insgesamt ist der Verlauf bei mehr als der Hälfte der Fälle leicht, das heißt, nur einzelne Regionen des Körpers sind von einem wenig ausgeprägten Ekzem betroffen. Ein schwerer Verlauf der Neurodermitis mit großflächigem

Befall und hartnäckigem Juckreiz betrifft nur etwa jeden zwanzigsten Patienten. Bei diesen Patienten bestehen nicht selten Symptome auch noch im Erwachsenenalter.

Schädigt Neurodermitis auch andere Organe?

Zuerst tritt Neurodermitis auf, danach kann es bereits im Kindesalter zu einem allergischen Asthma als Folgeerkrankung kommen. Bei Jugendlichen kommt oft Heuschnupfen dazu. Man nennt diese Folge von Erkrankungen auch atopischer Marsch. Möglicherweise kann dieser atopische Marsch verhindert werden, wenn die Neurodermitis frühzeitig konsequent, gut und richtig behandelt wird. Etwa 20 bis 30 Prozent der Kinder mit Neurodermitis haben auch Asthma, mehr als 50 Prozent Heuschnupfen. Wer als Kind und Jugendlicher sehr lange unter Heuschnupfen leidet, bei dem kann sich im Erwachsenenalter Asthma entwickeln. Heuschnupfen und Asthma lassen sich mittels einer spezifischen Immuntherapie, der Hyposensibilisierung, bereits ab dem fünften Lebensjahr gut behandeln und in vielen Fällen deutlich bessern. Eltern sollten bei Kindern mit Neurodermitis besonders auf diese allergischen Symptome achten. Meist beginnt es damit, dass die Augen jucken und brennen, die Nase läuft oder beim Atmen Pfeifgeräusche zu hören sind – besonders im Frühling und Sommer. Bei Patienten, die zur Neurodermitis noch eine Hausstauballergie entwickeln, zeigen sich allergische Reaktionen ganzjährig morgens nach dem Aufstehen und oft verstärkt zu Beginn der Heizperiode im Herbst.

Warum juckt die Haut so fürchterlich?

Jucken ist eine Wahrnehmung im Großhirn, die bei der Neurodermitis in der Haut entsteht und von dort durch spezielle Nervenfasern weitergeleitet wird. Die Aktivierung dieser Nervenfasern kann durch verschiedene Botenstoffe erfolgen. Auch mechanische Faktoren, etwa der Hautkontakt mit einem krabbelnden Insekt, kann Jucken auslösen. Der Wunsch, Jucken mit Kratzen zu beantworten, ist grundsätzlich ein sinnvolles Programm. So wird das Insekt wieder von der Haut verjagt, bevor es Malaria und andere böse Dinge übertragen kann.

Welche Botenstoffe führen bei der Neurodermitis zu Jucken?

Zu den Botenstoffen, die Jucksignale übertragen, und bei der Neurodermitis vermehrt in der Haut gebildet werden, zählen beispielsweise der Neurotransmitter Substanz P und Histamin. Histamin wird bei der Aktivierung von Mastzellen freigesetzt, etwa im Rahmen einer allergischen Reaktion vom Typ des Heuschnupfens, aber auch in der Frühphase der Neurodermitis. Darum wirken bei Heuschnupfen Antihistaminika, also Substanzen, die die Wirkung von Histamin hemmen. Und auch gegen das Jucken bei Neurodermitis können Antihistaminika helfen. Allerdings ist Histamin eben nur einer von vielen Botenstoffen, die bei der Neurodermitis in der Haut vermehrt produziert werden und Juckreiz auslösen können. Der beste Weg, Jucken zu behandeln, ist daher die Hautentzündung zu behandeln und die Triggerfaktoren allergischer Reaktionen zu beseitigen.

Ist Kratzen verboten?

Wenn es stark juckt, dann ist der Wunsch zu kratzen so groß, dass man ihn kaum unterdrücken kann. Durch das Kratzen werden Schmerzfasern der Haut aktiviert, sodass man das Jucken nicht mehr so stark spürt. Auch mit Kälte kann man den Juckreiz unterdrücken. Bei Neurodermitis ist Kratzen natürlich nicht gut. Die Haut wird geschädigt, die Hautbarriere verletzt und Keime können leicht eindringen. Es entsteht ein Teufelskreis. Kratzen führt zu mehr Entzündungen, mehr Entzündungen zu mehr Jucken, mehr Jucken zu noch mehr Kratzen. Gerade im Anfangsstadium einer Neurodermitis sollten die

Symptome konsequent therapeutisch behandelt werden, damit es nicht zu dem besagten Teufelskreis kommt.

Was können Eltern tun, damit ihr Kind gar nicht erst an Neurodermitis erkrankt?

Wenn beide Eltern Neurodermitis hatten, liegt das Risiko, dass auch die Kinder an Neurodermitis erkranken, bei 60 bis 80 Prozent. Hat nur ein Elternteil Neurodermitis, dann liegt das Risiko bei etwa 20 bis 40 Prozent. Auch wenn Eltern Asthma oder Heuschnupfen haben, besteht für die Kinder ein erhöhtes Neurodermitisrisiko. Diese Eltern sollten vorbeugend Folgendes beachten: Das Kind in den ersten vier Monaten möglichst ausschließlich stillen. Ist es nicht möglich zu stillen, dann sollte der Säugling in den ersten vier Monaten mit hydrolysierter Säuglingsnahrung gefüttert werden. Das ist Milch, bei der die Eiweiße, die die Allergien auslösen, so zerkleinert sind, dass sie vertragen werden. Auf keinen Fall Säuglingsnahrung auf Sojabasis verwenden. Ausgewogene und nährstoffreiche Ernährung der Mütter in der Schwangerschaft; keine Diäten oder gar Verzicht auf vermeintlich Allergie auslösende Nahrungsmittel; viel Fisch essen. Beim Kind möglichst keine Beikost in den ersten vier Monaten, danach keine besondere Diät durch Weglassen vermeintlich Allergie auslösender Nahrungsmittel. Keine Tierhaltung zur Abhärtung der Kinder und möglichst keine Katzenhaltung bei Neurodermitis-Risikokindern. Kein vorbeugender Schutz gegen Hausstaubmilben durch entsprechende Bettwäsche. Ein gutes Innenraumklima, gut gelüftete und trockene Räume, damit sich keine Schimmelpilze bilden. Weder passiv noch aktiv rauchen. Das erhöht das Allergierisiko. Das gilt besonders für die Zeit der Schwangerschaft. Möglichst während der Schwangerschaft und nach der Geburt des Kindes keine neuen Möbel anschaffen, keine Maler- und Renovierungsarbeiten vornehmen. Die Kinder nach den geltenden Empfehlungen impfen lassen. Übergewicht bei Kindern vermeiden, da sonst das Asthmarisiko steigt.

Möglichst wenig Kontakt mit Autoabgasen, da auch dadurch das Asthmarisiko steigen kann. Probiotika wie Milchsäurebakterien können schützend wirken, aber der Nachweis ist noch lückenhaft. Schutz versprechen Faktoren wie: eine Kindheit auf dem Bauernhof, der Besuch einer Kindertagesstätte in den ersten zwei Lebensjahren und der Kontakt mit älteren Geschwistern.

Wann ist bei Nahrungsmitteln Vorsicht geboten?

Bei etwa jedem dritten bis vierten Kind unter drei Jahren können Lebensmittel die Neurodermitis verschlechtern – vor allem Kuhmilch, Ei, Soja, Nüsse und Weizen. Mütter, die als Kind Neurodermitis oder Heuschnupfen oder beides hatten, sollten ihr Neugeborenes mindestens vier Monate lang stillen. Danach sind für das Kind neue Nahrungsmittel wie Karotten und Kartoffeln schrittweise einzuführen, wobei die Haut des Kindes beobachtet werden sollte. Bei Verdacht auf Verschlechterung einer bestehenden Neurodermitis durch Lebensmittel kann der Hautarzt oder Kinderarzt eine allergologische Diagnostik machen. Ab dem dritten Lebensjahr verlieren Nahrungsmittel als Trägerfaktoren der Neurodermitis zunehmend an Bedeutung.

Macht eine Diät Sinn?

Eine Diät ohne Diagnostik oder eindeutige Hinweise macht keinen Sinn. Wenn wirklich eine Lebensmittelallergie vorliegt oder die Neurodermitis sich durch bestimmte Lebensmittel verschlechtert und das von einem Allergologen bestätigt wurde, sollte der Speiseplan mit einer Ernährungsberaterin ausgearbeitet werden, sonst fehlen dem Kind wichtige Vitamine und Nährstoffe.

Am verträglichsten ist ein warmes, nicht zu trockenes Klima. Direkte Sonne und Schwitzen sollten vermieden werden. Deshalb ist die Haut eher vor zu viel Sonne zu schützen. Ein Aufenthalt am Meer kann aufgrund des Reizklimas in den ersten Tagen zwar zu einer Verschlechterung des Hautbildes führen, langfristig aber stabilisiert sich oft der Zustand der Haut. Die Kombination aus Salzwasser und Sonne wirkt sich bei einigen Patienten sogar sehr positiv aus. Aber es gibt auch Patienten, deren Haut sich dann akut verschlechtert. Ähnlich hilft eine Lichttherapie mit UV-Licht, die bei Jugendlichen und Erwachsenen eingesetzt werden kann, nicht allen Patienten. Ist die Verträglichkeit gut, kann durch eine wenige Sekunden bis Minuten dauernde Bestrahlung in einer speziellen UV-Lichtkabine beim Hautarzt der Hautzustand gut stabilisiert werden. Die Behandlung wird mehrmals in der Woche einige Wochen lang angewandt.

Was sind die Therapiekonzepte bei Neurodermitis?

Zuerst einmal müssen die Patienten über ihre Krankheit bestens informiert werden, damit sie richtig mit ihr umgehen. Es kommt bei der Therapie auf einzelne Wirkstoffe an, aber mindestens ebenso auf das Gesamtkonzept mit der Erkennung und Vermeidung von Triggerfaktoren, der Behandlung von Hautinfektionen und der Barrierestörung sowie der Therapie von Jucken und Entzündung. Zudem muss das Behandlungskonzept an Phasen mit erhöhter und weniger starker Krankheitsaktivität angepasst sein und auch an viele individuelle Faktoren des Patienten, darunter an sein Alter und die Lokalisation der Hautveränderungen. Da die Aktivität der Neurodermitis manchmal innerhalb weniger Tage stark schwanken kann, ist es besonders wichtig, dass der Patient sein Konzept kennt und dieses Maßnahmen für den akuten Schub umfasst, wenn der Arzt nicht dabei ist: eine Art Feuerwehrstrategie, die nach einigen Tagen wieder zurückgefahren wird. Ziel der Behandlung ist eine längerfristige Kontrolle der Erkrankung. Kleine Ausschläge sind erlaubt und manchmal unvermeidbar, aber generell sollte die Aktivität niedrig sein. In der Anfangsphase, den ersten Wochen der Therapie, wird man ein solches Konzept mit den Patienten oder den Eltern erarbeiten und in den folgenden Monaten aufbauend auf den individuellen Erfahrungen anpassen. Natürlich so wenig Behandlung wie möglich, aber bitte auch so viel wie nötig!

Welche Wirkstoffe werden eingesetzt? Was ist bei der Behandlung von Kindern zu bedenken?

Damit der Patient nicht zu viele Präparate gleichzeitig anwenden muss und die Behandlung praktisch durchführbar bleibt, können Wirkstoffe vom Hausarzt in pflegende Grundlagen rezeptiert werden. Die fertige Lotion erhöht dann zum Beispiel den Feuchtigkeitsgehalt der Haut und wirkt gleichzeitig antibakteriell und antientzündlich. Bei der Pflege haben sich vor allem Lotionen bewährt, die neben Wasser Stoffe enthalten, die in der Haut Wasser binden können, wie zum Beispiel Harnstoff. Bei nässenden Hautveränderungen enthalten die eingesetzten Lokaltherapeutika viel Feuchtigkeit, bei sehr trockener Haut dürfen sie fettiger sein. Als antientzündliche Wirkstoffe reichen, gerade bei Kindern, leichte Kortisonpräparate wie Hydrokortisonacetat, die oft nur für wenige Tage oder an einzelnen Tagen mehrere Wochen lang angewendet werden müssen. Alternativ kommen die sogenannten Calcineurininhibitoren in Betracht. Es gibt Fertigpräparate als Creme oder Salbe. Diese Substanzen sind viel diskutiert worden, weil sie, als Tabletten über längere Zeit zugeführt, das Immunsystem hemmen können und mit einem erhöhten Krebsrisiko in Verbindung gebracht wurden. Tatsächlich gelangen die Substanzen beim Auftragen als Creme oder Salbe aber kaum ins Blut und zeigen bei Untersuchungen am Menschen kein erhöhtes Krebsrisiko. Sie wirken langsamer und manchmal auch nicht so stark wie Kortisonpräparate, haben aber auch bei längerer Therapiedauer nicht die bei falscher Anwendung von Kortisoncremes möglichen Nebenwirkungen an der Haut. Gerade bei Kindern sowie zur Verhinderung von neuen Schüben nach einer Akuttherapie mit stärkeren Substanzen sowie bei Ekzemen im Gesicht können diese Präparate gut eingesetzt werden. Die meisten Kinder können mit einem guten Pflegekonzept und einer bei stärkeren Ekzemen wiederholt, aber mit Pausen durchgeführten antientzündlichen Therapie gut kontrolliert werden.

Gibt es noch Tipps für die Pfleger der Kinderhaut?

Gerade bei Kindern kann Harnstoff irritierend wirken, sodass andere Substanzen wie Glycerin oder Panthenol für die Pflege der Haut zum Einsatz kommen. Ein besonderer Trick ist die sanfte Erwärmung der Pflegelotion vor dem Auftragen in einem Wasserbad wie bei einem Säuglingsfläschchen, wobei die Temperatur 35 Grad Celsius nicht überschreiten sollte. Kinder mit Neurodermitis können übrigens baden, am besten in rückfettenden Ölbädern, damit das Wasser, das während des Bades von der Haut aufgenommen wird, nicht sofort wieder verloren geht. Und dann sollte die warme Haut behandelt werden, um Feuchtigkeit und Wirkstoffe gut in die Haut zu bekommen.

Was macht man bei Infekten der Haut?

Der Arzt sollte prüfen, ob die Haut durch Bakterien zusätzlich infiziert ist. Wenn es immer wieder zu Haut-Infektionen durch Bakterien kommt, ist es sinnvoll, nach Keimreservoirs im Nasen-Rachen-Raum oder den Ohren zu suchen. Diese Stellen sollten nicht längerfristig mit Antibiotika, sondern besser mit Antiseptika behandelt werden. In Cremes oder Lotionen kann dazu zwei Prozent Triclosan oder 0,5 Prozent Chlorhexidingluconat gegeben werden. Relativ neu sind Lotionen mit Mikrosilber, das ebenfalls antiseptische Eigenschaften hat. Deshalb gibt es auch spezielle Anzüge mit Silber für Kinder mit sehr schwerer Neurodermitis.

Was bietet sich für die akute Phase der Neurodermitis mit starkem Jucken noch an?

Bei ausgedehnter, stark juckender Neurodermitis gibt es ein wirksames Fett-Feucht-Prinzip. Die Creme gegen die Entzündungen wird etwas dicker auf die Haut aufgetragen, das Kind in ein feuchtes Tuch gewickelt oder ein feuchter Schlafanzug angezogen. Zehn bis dreißig Minuten lang wird das Kind in eine Decke gehüllt. Diese Behandlung hilft schnell und effektiv gegen Juckreiz und Entzündung. Vorsicht ist bei der Kleidung geboten. Grobfaserige Kleidung, wie zum Beispiel Wolle und Schurwolle, kann zu Reizungen der Haut führen und den Juckreiz verstärken. Gut geeignet ist Kleidung aus Baumwolle, die, wenn es die Haut verträgt, auch mit einem Weichspüler gewaschen werden darf, damit keine Fasern die Haut reizen.

Wie müssen Erwachsene mit schwerer Neurodermitis behandelt werden?

Bei Erwachsenen mit schwerer Neurodermitis reicht es oft nicht aus, immer wieder Cremes mit Kortison oder anderen Wirkstoffen aufzutragen. Zusätzlich können in diesen Fällen UV-Lichttherapien eingesetzt werden, zum Beispiel eine Kombination aus UVA und UVB, langwelliges UVA1 oder in schweren Fällen auch die PUVA-Therapie, bei der die Haut durch ein besonderes Bad empfänglicher für die Lichttherapie gemacht wird. Wer unter einem schweren Neurodermitis-Schub leidet, bei dem hilft auch eine kurze Therapie mit Kortisontabletten oder eine mehrere Wochen dauernde Therapie mit dem Wirkstoff Cyclosporin. Um Nebenwirkungen zu vermeiden, müssen diese Therapien gut mit dem Patienten besprochen und durch den Hautarzt kontrolliert werden.

Wird durch Neurodermitis die Haut dauerhaft geschädigt?

Nein. Wird die Neurodermitis gut behandelt und langfristig kontrolliert, können sich alle Veränderungen der Haut wieder zurückbilden. Als Erstes verschwindet der Juckreiz. Das dauert oft nur Tage. Dann bilden sich Ekzeme mit Rötungen und Bläschen zurück. Das dauert Wochen. Auch eine Verdickung der Haut oder eine Veränderung der Hautfarbe (Pigmentverschiebungen) hin zu hellerer oder auch dunklerer Haut infolge einer lang anhaltenden Hautentzündung kann sich dank einer guten Therapie langsam zurückbilden. Das dauert unter Umständen Monate. Wenn sich keine Narben gebildet haben, weil die Haut zu stark aufgekratzt wurde, oder schwere Infekte aufgetreten sind, dann sieht man später keine Schädigungen mehr auf der Haut.

Ziehen all diese Strapazen nicht eine Schädigung des Immunsystems nach sich oder kann man die Krankheit komplett heilen?

Die Neurodermitis ist nicht zuletzt auf Veränderungen im Immunsystem der Haut zurückzuführen. Aber eine dauerhafte Schädigung der Haut oder des Immunsystems ist bei einer guten Kontrolle der Erkrankung nicht zu erwarten. Die atopische Veranlagung jedoch bleibt, auch wenn sich die Neurodermitis weitgehend oder vollständig zurückbilden kann. Das betrifft insbesondere allergische Reaktionen an den Atemwegen, die unter Umständen lebenslang bestehen bleiben können. Insbesondere durch die Möglichkeiten der spezifischen Immuntherapie bestehen aber hier Ansätze zur Heilung.

Kann man trotz all der Einschränkungen ein normales Leben führen?

Auf jeden Fall. Mit einem guten Behandlungskonzept, das der Patient verstanden hat und das er konsequent anwendet, klappt das oft sehr gut. Trotz allem können Probleme auftreten. Es reicht schon, am

Wochenende die Großeltern zu besuchen, die zwei Katzen haben, oder mit großem Appetit in einen frischen Apfel zu beißen. Ja, selbst die schöne Fahrradtour am Wochenende kann zu einem Desaster werden und einen neuen Schub auslösen. Man sollte solche und ähnliche Aktivitäten vorher mit dem Arzt besprechen und gegebenenfalls das Therapiekonzept intensivieren oder vorsorglich zum Beispiel Antihistamika nehmen, um negative Folgen zu verhindern.

Haut und Narben

Keiner will sie, aber jeder Mensch hat sie: kleine oder große Narben auf der Haut. Narben sind selten schön, auch wenn Studenten aus schlagenden Verbindungen sich einreden, dass ihr Schmiss auf der Wange sie ziert.

Zu den harmlosen Narben gehören die, die vornehmlich ältere Menschen vorweisen können: die kreisrunde Narbe auf dem Oberarm als sichtbares Zeichen der Pockenimpfung in der Kindheit. Andere haben Narben und Närbchen am Knie, weil sie beim ersten Versuch, allein mit dem Fahrrad zu fahren, unsanft gestürzt sind. Oder aber sie haben Narben im Gesicht, weil die Akne in der Pubertät und späteren Jugend nicht richtig oder gar nicht behandelt wurde.

Egal wo sie sind: Narben stören immer. Sie leuchten rot oder schimmern weiß auf der Haut. Sie sind wulstig oder haben eine Vertiefung in die Haut gefräst. Sie sind löchrig, tun gelegentlich weh oder jucken. Mit Narben, so sollte man meinen, kann man keinen Staat machen.

Doch das stimmt so nicht. Es gibt Menschen und Gesichter, die sind trotz oder mit ihren Narben berühmt geworden. So wie der Schauspieler Jürgen Prochnow, umschwärmt und heißgeliebt nach dem sensationellen Film »Das Boot«. Prochnow ist auch einer der wenigen deutschen Schauspieler, die in Hollywood Karriere gemacht haben – mit Narben im Gesicht. Einige Zeit vor Prochnows Karriere wurde der brutale Kinofilm »Scarface« Kult (zu Deutsch »Narbengesicht«), mit Al Pacino in der Hauptrolle.

Definitiv Kult geworden sind Narben mit dem Tattoo-Trend, denn ein Tattoo ist nichts anderes als eine schmückende farbige Narbe, die man sich bewusst zufügen lässt und auch noch so gestaltet, dass sie jedem ins Auge fällt.

Aber es gibt auch die andere Seite der Medaille: Narben nach Operationen, nach Verbrennungen, Narben durch Bisse und Schnitte, Narben durch Pickel und Infektionen – also die ganze Palette der sichtbaren Verletzungen an der Hülle des Menschen. Das kann dem Menschen so zu schaffen machen, dass die Narben auf der Haut auch zu Narben auf der Seele führen.

Narben lassen sich zwar nicht wegzaubern, aber niemand muss Verwundungen seiner Haut auf immer und ewig akzeptieren. Hautärzte haben mittlerweile viele Möglichkeiten, Narben zu behandeln, sie zu glätten, ihr Aussehen zu verbessern und damit das Selbstwertgefühl des Menschen aufzupäppeln.

Bildet sich nach jeder Hautverletzung eine Narbe?

Schäden an der Haut können aus unterschiedlichen Gründen entstehen: Schürfwunden bei einem Unfall, Verbrennungen, Operationen. Hautschäden können auch nach einer schweren Entzündung oder Infektion entstehen, bei Störungen der Durchblutung oder Druckschäden der Haut. Wie eine Wunde verheilt, hängt vom Alter des Betroffenen ab, von der Art der Wunde und wo sie sich befindet. Bei manchen Tieren heilen Wunden, ohne dass Narben zurückbleiben. Einem Salamander kann man ein Beinchen abtrennen und es wächst komplett wieder nach. Bei höheren Lebewesen funktioniert das leider nicht so. Nur bei oberflächlichen Schäden, das heißt solchen, die im Wesentlichen auf die Oberhaut beschränkt sind, bildet sich keine Narbe. Auch sehr kleine Verletzungen tieferer Hautschichten, wie zum Beispiel bei Blutentnahmen oder Impfungen, haben keine Narben zur Folge. Bis zu einem bestimmten Zeitpunkt der Schwangerschaft, etwas bis zum vierten oder fünften Monat, verheilt beim ungeborenen Kind die verletzte Haut narbenfrei. Man kann sich vorstellen, dass diese Erkenntnis großes medizinisches Interesse weckt. Wenn es gelingt zu verstehen, warum die Haut des Ungeborenen ohne Narben verheilt, lassen sich daraus möglicherweise Therapien ableiten, die auch beim Erwachsenen die Bildung von Narben verhindert.

Was kann man tun, damit die Haut mit Verletzungen und Narben besser fertig wird?

Die Haut ist von Natur aus sehr widerstandsfähig. Sie ist extrem elastisch und fest. Man ist immer wieder erstaunt, wie entschlossen man mit der Spritze oder bei der Blutentnahme zustechen muss, damit man durch die Haut kommt. Wird die gesunde Haut verletzt, versucht sie die Wunde so zu schließen, dass der Schaden möglichst gering ist. Im Idealfall bildet sich neue Haut und die Wunde heilt vollständig ab. Ist die Selbstheilungskraft der Haut überfordert, weil die Wunde zu tief oder zu groß ist, bildet die Haut als zweitbeste Lösung eine Narbe. Eine Narbe ist von Aufbau und Struktur her nicht zu vergleichen mit gesunder Haut. Eine kleine Narbe beeinträchtigt die Elastizität und die Aufgaben der Haut nicht. Bei großen Narben ist das schon anders. Größere Narben nach Brandverletzungen der Haut – zum Beispiel an den Gelenken – können dazu führen, dass die Beweglichkeit deutlich beeinträchtigt wird. Narbengewebe ist nämlich nicht so elastisch, es ist härter und unbeweglicher als gesunde Haut. Es gibt Hautentzündungen bei bestimmten Bindegewebskrankheiten, die so ähnlich aussehen wie Narben. Dann sind große Bereiche der Haut vernarbt und so fest, dass die Beweglichkeit stark eingeschränkt ist und der Brustkorb sich beim Atmen kaum noch dehnen kann (dermatogene Kontraktur).

Woraus besteht Narbengewebe?

Wir reden jetzt nicht von einer schön genähten Verletzung nach einer Operation, bei der es zu einer primären Wundheilung kommt, weil die Wunde sofort geschlossen ist, sondern von einer sogenannten sekundären Wundheilung, wenn ein entstandener Defekt von selbst heilt. Dabei will die verletzte Haut die Wunde so schnell wie möglich schließen, schon um eine Infektion zu verhindern. Eine Wunde heilt in verschiedenen Phasen. Erst ganz zum Schluss wird neues Gewebe gebildet – eine Narbe, was Tage bis Wochen dauern kann. Wenn die verletzte Haut blutet, reinigt das Blut die Wunde. Dann ziehen sich die Gefäße und Wundränder zusammen, die Blutplättchen klumpen und verschließen die Gefäße: Die Wunde hört auf zu bluten. Dann folgt eine entzündliche Phase, Immunzellen treten in Aktion, um Keime vor Ort zu bekämpfen – die Wunde ist gerötet, fühlt sich heiß an und schmerzt. Mit der Einlagerung von Bindegewebe in die Kruste aus geronnenem Blut ist ein vorläufiger haltbarer Wundverschluss hergestellt, der in der Phase der Gewebsneubildung langsam durch eine Narbe ersetzt wird. Blutgefäße sprossen eine und der Defekt wird mit Kollagenfasern aufgefüllt. Diese werden von den Zellen der Lederhaut, den Fibroblasten, gebildet. Schließlich legt sich eine neue Oberhaut auf das Ersatzgewebe. Sie ist allerdings nicht mit gesunder Haut zu vergleichen: Sie ist dünner, Pigmentzellen, Schweiß- und Talgdrüsen fehlen und sie ist trockener als gesunde Haut.

Können sich im Narbengewebe Krebszellen bilden?

Nein, generell nicht. Es gibt zwar vereinzelt Berichte über Krebse auf alten Brandwundennarben, aber ein erhöhtes Risiko konnte in Studien nicht gezeigt werden. Für große Narbenplatten sind regelmäßige Kontrollen, beispielsweise in einem Abstand von ein bis zwei Jahren, ausreichend. Narbig umgewandelte Haut nach einer Röntgenbestrahlung kann ein erhöhtes Entartungsrisiko aufweisen. Hier sind gegebenenfalls häufigere dermatologische Kontrollen notwendig.

Ist das Narbengewebe durchlässig, sodass Wirkstoffe in die Haut eindringen können?

Eine Narbe lässt Wirkstoffe leichter durch, denn sie hat keine starke Barriere mehr. Die Barriere ist die Hornschicht der Haut, die die Barriere zur Umwelt bildet. Bei der Behandlung von Narben mit lokal aufgetragenen Substanzen kann die erleichterte Aufnahme hilfreich sein, besonders bei großflächiger Applikation von Stoffen zum Beispiel nach Verbrennung ist auch die Aufnahme ins Blut zu bedenken.

Jede Operation hinterlässt Narben. Wann entstehen jeweils schöne schmale und hässliche breite Narben?

Zunächst ist nach einer Operation, bei der die Wundränder vernäht, die Wunde also primär verschlossen wird, die Narbe immer schöner als bei einer sekundären Wundheilung, bei der eine Wunde von selbst heilt und ein größerer Defekt geschlossen werden muss. Sicher wird die Narbe schöner, wenn der Operateur seine Sache gut macht. Zum Beispiel durch die richtige Platzierung des Schnitts, eine optimale Nahttechnik, die Auswahl eines geeigneten Nahtmaterials, ein steriles Vorgehen während der Operation zur Vermeidung von Wundinfektionen, eine optimale Versorgung durch spezielle Pflaster, die die Wunde stabilisieren. Wenn ein größeres Stück Haut entnommen werden muss, lässt sich die Haut nur mit einer gewissen Spannung verschließen. Hier sind manchmal verschiedene operative Tricks, plastische Operationen, notwendig, um ein gutes Ergebnis zu erzielen. In einigen Fällen lässt sich ein Defekt nur durch eine Hauttransplantation von anderer Stelle wieder schließen, wodurch zwei Probleme entstehen: Einerseits muss die Entnahmestelle gut versorgt werden und andererseits heilt die Empfängerstelle meistens nicht so schön wie bei einem primären Wundverschluss.

Spielen auch andere Faktoren als die Kunst des Operateurs eine Rolle?

Manche Menschen neigen generell zu einer überschießenden Narbenbildung. Auch die Lokalisation der Operation hat einen Einfluss – Wulstnarben (hypertrophe Narben) kommen vor allem nach Operationen im Dekolleté häufiger vor, die Wundheilung im Gesicht führt in der Regel zu schöneren Narben als am Rücken. Die Festigkeit des Bindegewebes ist bei verschiedenen Menschen unterschiedlich, entsprechend kann die Narbe später schmaler oder breiter werden. Zu einer breiten Narbe kann auch beitragen, dass zu früh wieder durch bestimmte Bewegungen, zum Beispiel beim Sport, Zugkräfte auf die Narbe wirken.

Was sind Keloide?

Wenn sich Wulstnarben deutlich über die Operationsnaht hinaus oder sogar spontan auf gesunder Haut entwickeln, spricht man von Keloiden. Das heißt, es entstehen unschöne, dicke Narbenstränge an Stellen, wo weder eine Wunde noch eine Narbe war. Keloide können familiär gehäuft vorkommen – ein Hinweis, dass genetische Faktoren beteiligt sind

Wer neigt besonders zu Keloiden?

Abgesehen von Menschen, die genetisch dazu veranlagt sind, können besonders Kinder und schwarzhäutige Menschen leichter Keloide entwickeln. Auch an bestimmten Körperregionen wie dem Dekolleté bilden sich gerne Keloide. Sie sind schwer zu behandeln und haben nichts mit dem Können oder Nichtkönnen des Operateurs zu tun.

Lässt sich eine gute Wundheilung beeinflussen?

Ja, indem man die Wunde optimal säubert und regelmäßig versorgt. Eine frische Narbe darf man nur vorsichtig mit Wasser reinigen, sofern der Arzt nichts anderes gesagt hat. Kein direkter Kontakt mit Seife oder anderen Waschmitteln. Die Narbe nur vorsichtig trockentupfen und später den Schorf nicht abreiben, sondern warten, bis er von allein abfällt. Es wird empfohlen, eine direkte Sonnenbestrahlung zu meiden und mit Sauna und Solarium auch zu warten, da die Gewebsneubildung dadurch negativ beeinflusst werden kann.

Muss man alle Wunden auf gleiche Art und Weise versorgen?

Es gibt Riss-, Quetsch-, Schnitt-, Stich-, Schürf-, Schusswunden und Bissverletzungen. Bei den Riss-, Quetsch- und Platzwunden reißt die Haut ein oder platzt auf. Platzwunden treten meist dort auf, wo die Haut direkt auf dem Knochen liegt, wie am Kopf oder an den vorderen Unterschenkeln. Die Wunden können tief sein und stark bluten. Zu empfehlen sind Desinfektionsmittel auf Wasserbasis, danach das Blut am besten mit sterilen Kompressen stillen. Ein Druckverband lässt sich einfach anlegen: Als Kompressen ein oder zwei Lagen Mullbinden nehmen, darauf ein Verbandpäckchen als Druckverstärker und mit der Mullbinde alles fest umwickeln. Bei kleinen Platzwunden reicht ein Pflaster. Bei Schnitten und Stichen gilt Ähnliches: erst desinfizieren, Blut stillen, steriler Verband.

Wann empfiehlt sich ein Arztbesuch?

Bei großen klaffenden Platzwunden muss man in jedem Fall zum Arzt gehen, um die Wunde nähen zu lassen. Bei Platzwunden sollte zudem überprüft werden, ob noch andere Verletzungen vorliegen. Bei Kopfverletzungen können Gehirnerschütterung mit Kopfschmerzen, Schwindel und Übelkeit die Folge sein. Vor allem bei älteren

Menschen können Verletzungen am Kopf zusätzlich feine Brüche im Schädel und eine Blutung der Hirnhäute zur Folge haben.

Muss sofort genäht werden oder ist das auch bei älteren Wunden noch möglich?

Genäht werden sollte innerhalb von sechs Stunden. Schürfwunden verletzen die Lederhaut, also die faserreiche Schicht zwischen Oberhaut und Unterhautfettgewebe, und sind fast immer verschmutzt. Da die Nervenenden auch betroffen sind, schmerzt so eine Wunde heftig. Kleinere Schürfwunden am Kopf können an der Luft heilen. Dort, wo Kleidung festkleben könnte, empfiehlt sich zum Schutz ein Pflaster. Wenn eine Schürfwunde stark verschmutzt, ziemlich tief oder groß ist, muss der Arzt konsultiert werden. Oberflächliche Brandwunden können mit Wasser gekühlt werden; tiefere Brandwunden müssen steril und ärztlich versorgt werden.

Wie steht es mit Tetanus, wann muss geimpft werden?

Es ist sehr wichtig, dass der Arzt überprüft, ob eine Tetanusspritze nötig ist. Wenn kein Schutz besteht oder man nicht richtig über einen eventuellen Impfschutz Bescheid weiß, sollte auf jeden Fall geimpft werden.

Darf man Wunden zur Not mit einem sauberen Taschentuch versorgen?

Mit einem sauberen Stofftaschentuch zur Not ja. Mit einem Papiertaschentuch jedoch nicht oder nur – sehr ungern – abtupfen oder versorgen, da Papierfasern mit der Wunde verkleben können. Mit einer sauberen Splitterpinzette kann man vorsichtig Fremdkörper aus Wunden entfernen. Besser ist jedoch, wenn dies in einer Arztpraxis unter sterilen Bedingungen geschieht.

Bilden sich auf chronischen Wunden Narben?

Chronische Wunden entstehen, wenn die Heilung gestört ist, so zum Beispiel bei Durchblutungsstörungen oder Diabetes. Chronische Wunden sind ein großes Problem in der Medizin, das mit einer älter werdenden Bevölkerung zunimmt. Die Versorgung chronischer Wunden hat sich in den letzten Jahren deutlich gewandelt und verbessert. Gefäßchirurgen, plastische Chirurgen, erfahrene Hautärzte und Pfleger müssen dabei Hand in Hand arbeiten. Wie eine Wunde versorgt wird, welche Wundauflagen richtig sind, wann der Verband gewechselt und wann eine Wunde vielleicht sogar operativ gesäubert werden muss, richtet sich danach, ob die Wunde trocken oder feucht, ob sie infiziert oder sauber ist. Bewährt haben sich Auflagen, die chronische Wunde feucht halten. Bei sachgemäßer Versorgung heilen diese Wunden meist mit relativ akzeptablen Narben ab.

Heilen Wunden an der Luft besser und vernarbt die Haut besser?

Wenn man unter »besser heilen« eine kosmetisch möglichst schöne Narbe versteht, dann nicht. Kleine saubere Schürfwunden im Gesicht heilen an der Luft gut, bei anderen Verletzungen oder chronischen Wunden sind spezielle Pflaster und Wundauflagen besser. Generell gilt, dass Wunden an der oberen Körperhälfte besser und schneller heilen als Wunden an der unteren Körperhälfte. So kann ein und dieselbe Wunde im Gesicht nach einer Woche schon verheilt sein, während es am Unterschenkel vier Wochen dauert. Für oberflächliche Wunden eignet sich die Heilung an der Luft. Ein Patentrezept gibt es jedoch nicht. Es muss immer wieder individuell und von neuem je nach den Begleitumständen über die beste Form der Wundversorgung entschieden werden.

Sollte man kleine Hautverletzungen mit dem eigenen Speichel betupfen?

Speichel enthält viele und aggressive Keime, daher gehören Bissverletzungen, auch von einem anderen Menschen, zu den problematischen Verletzungen. Also: Nie Speichel auf die Wunde.

Vernarbt eine Wunde anders, wenn sie eitert?

Eine Wunde eitert, wenn sie infiziert ist. Oft sondert eine Wunde aber nur Wundwasser ab (Wundsekret), was mit Eiter nicht verwechselt werden darf. Vernähte Wunden, die eitern, müssen unbedingt wieder geöffnet werden, damit sich der Eiter entleeren und die Wunde von Grund auf heilen kann. Wunden, die vereitert waren, verheilen meist mit einer unschönen Narbe.

Darf man Schorf auf Wunden entfernen oder vergrößert sich dadurch die Narbe?

Schorf ist geronnenes Blut, in das Bindegewebs- und Immunzellen einwandern. Das ist quasi das Grundmaterial, damit sich neues Gewebe bilden kann. Außerdem schützt Schorf die Wunde. Wenn man ihn entfernt, können Keime eingeschleppt werden. Nur bei einer entzündeten Wunde darf der Schorf entfernt werden, dann aber am besten vom Arzt.

Sind nässende Wunden Zeichen für einen schlechten oder guten Heilungsprozess?

Wenn eine Wunde stark nässt, ist das nicht unbedingt ein schlechtes Zeichen. Es tut sich etwas, und der Organismus arbeitet kräftig, um die Wunde zu verschließen. Chronische Wunden, die nässen, heilen meist besser als trockene chronische Wunden. Der vermehrten Wundsekretion wird man durch die Auswahl einer Wundauflage Rechnung tragen, die besonders viel Flüssigkeit aufnehmen kann, wie zum Beispiel Schaumverbände, Hydrogele oder Hydrofasern. Aber Vorsicht: Nässen kann auch ein Hinweis auf eine Infektion sein. Dann ist das Sekret gelblich trüb und riecht unangenehm.

Sollte verletzte Haut möglichst nicht mit Kleidung in Kontakt kommen?

Textilfasern können mit der Wunde verkleben. Der Arzt kann versuchen, die Fasern zu entfernen. Schürfwunden müssen so verbunden werden, dass auch später weder Schmutz noch Fasern in die Wunde eindringen können. Alle frisch operierten Verletzungen sollten nie direkt mit Kleidung Kontakt haben, damit es nicht zu Irritationen oder Infekten kommt.

Was soll in einen Erste-Hilfe-Kasten zur optimalen Wundversorgung?

Eine gute Empfehlung von Apothekern ist: Verbandschere, je 2 Mullbinden, 6 cm und 8 cm breit, je 1 Verbandpäckchen klein, mittel und groß, 1 Rolle Heftpflaster, 1 Packung Pflasterstrips, je 1 Wundschnellverband, 6 cm und 8 cm breit, Verbandwatte, 6 Sicherheitsnadeln, Verbandklammern, Splitterpinzette, Dreiecktuch, sterile Brandkompressen und Mittel zur Wunddesinfektion. Mit der Splitterpinzette kann man dann auch vorsichtig Fremdkörper aus Wunden entfernen, was sonst nicht ratsam ist.

Hat Narbengewebe noch Äderchen und Nerven?

Schließt sich eine Wunde, dann bilden sich kleine Blutgefäße. Sie sind der Auftakt für die Heilung. Eine frische Narbe ist von Blutgefäßen reichlich durchzogen, daher die rote Farbe. Die Gefäße durchziehen die Narbe aber relativ ungeordnet, im Gegensatz zu gesunder Haut: Dort gibt es eine geordnete Architektur der Gefäße. Bei einer schweren Verletzung der Haut sind auch die Sinnesrezeptoren und

Nervenfasern beschädigt. Deshalb sind Narben nur bedingt empfindlich. Sie können sich wie taub anfühlen und Wärme und Kältereize schlechter weiterleiten. Solche Nervenschädigungen oder Irritationen können die Ursache dafür sein, dass die Narbe juckt und schmerzt.

Wachsen auf Narben auch Haare und verfärbt sich die Haut an vernarbten Stellen?

Narben haben in der Regel weder Haare noch Talg- und Schweißdrüsen. Diese Anhangsgebilde der Haut sind durch die Wunde zerstört worden und können sich nicht regenerieren. Auch Pigmentzellen fehlen im frischen Narbengewebe, können aber später aus tieferen Schichten nachwandern. Die frische Narbe ist rötlich, weil sie gut durchblutet ist. Die ältere Narbe ist eher weißlich, weil sich die Gefäße zurückbilden und das Pigment fehlt.

Schädigen Narben die unteren Schichten der Haut?

Nur durch tief liegende Narben wird das Unterhautfettgewebe zusätzlich geschädigt. Ein Problem bei Narben ist, dass das Gewebe sehr fest und kaum elastisch ist, daher können größere Narben wie ein Panzer wirken, der mit der Zeit noch fester werden kann. Durch große Narben kann die Beweglichkeit der Muskeln und Gelenke eingeschränkt werden, kombiniert mit Schmerzen und einem Spannungsgefühl in der Narbe – dermatogene Kontraktur.

Lassen sich Narben mit speziellen Cremes glätten?

Es gibt eine Reihe von Behandlungen, die Narben weicher und weniger auffällig machen. Mit diesen Therapien muss schon bei der frischen Narbe begonnen werden, und zwar zwei bis drei Wochen nach einer Operation. Gele oder Cremes, die Heparin, Allantoin oder

Zwiebelextrakt enthalten, wirken antientzündlich, spenden Feuchtigkeit und sind antiseptisch. Sie verhindern, dass sich zu viel Narbengewebe bildet. Selbst bei alten Narben, etwa nach einem Jahr, kann man damit noch Erfolge erzielen. Silikon als Gel, in Pflastern oder Folien, wird ebenfalls eingesetzt, um die Narben weicher zu halten und einer überschießenden Narbenbildung vorzubeugen. Zwei bis zwölf Monate dauert diese Therapie. Behandelt man Narben zusätzlich noch mit Ultraschall, dann wird die Aufnahme der Wirkstoffe erleichtert und die Narbe zusätzlich aufgelockert. Damit die Narbe nicht spannt, dick wird und hervorsteht, werden besonders bei großen Brandnarben Druckverbände angelegt. Das wird meist schon im Krankenhaus gemacht. Die besten Effekte erzielt man in den ersten 12 bis 24 Monaten.

Kann man Narben komplett entfernen lassen?

Nein. Eine Narbe ist eine Narbe und stellt deshalb eine Art unveränderliches Kennzeichen dar. Man kann aber versuchen, eine alte und unschöne Narbe durch eine neue, schönere Narbe zu ersetzen. Viele Narbenkorrekturen können nur mit dem Skalpell, das heißt durch eine erneute Operation, durchgeführt werden. Eingesunkene Narben werden am besten mit Hyaluronsäure unterspritzt. Zur Behandlung von Wulstnarben können Folien mit Kortison aufgeklebt werden oder Kortison mit einer feinen Nadel direkt in die Narbe gespritzt werden. Wulstige Narben und Keloide können auch mit flüssigem Stickstoff vereist oder mit speziellen Hautschleifgeräten – Dermabrasion – flacher geschliffen werden. Ähnlich können bestimmte Laser zur Abflachung von Narben eingesetzt werden. Bei Keloiden muss man grundsätzlich mit einer Therapie vorsichtig sein, da jede Verletzung den Prozess ungünstig beeinflussen kann. Mit Lasern wie dem Farbstofflaser lassen sich auch die Gefäße in den Narben reduzieren, was bei sehr roten Narben oder Narben mit krankhaft erweiterten Blutgefäßen angebracht ist.

Wie ist es mit Aknenarben im Gesicht?

Aknenarben im Gesicht können heute vielfach gut behandelt werden, wobei eine individuelle Vorgehensweise zu empfehlen ist. Manchmal muss operiert, manchmal gelasert werden, manchmal ist das Schleifgerät und manchmal die Unterspritzung angebracht. Vor allem bei vielen kleinen, eingesunkenen Narben gibt es gute Erfahrungen mit dem sogenannten Fraxel-Laser, einem relativ neuen Laserverfahren, bei dem der Laser nur Mikrometer kleine Poren in die Haut schießt und so zu einer Glättung und Regeneration des Gewebes führt. Erste Studien zeigen, dass der maximale Effekt einer Behandlung etwa drei Monate nach der Anwendung eintritt und die Verbesserung der Hautoberfläche nach zwei Jahren noch sichtbar ist. Welche Methode die richtige ist, muss der behandelnde Arzt entscheiden.

Wie kann man größere Narben am Körper behandeln?

Große Narben kann man nicht entfernen. Aber bei großen Narben, die sich zusammengezogen haben, die schmerzen und spannen, die vielleicht zu einer Bewegungseinschränkung führen, können Linderungen mit Narbengelen und Ultraschall erreicht werden. Zum Teil kann man auch einzelne Stränge durchtrennen und anders wieder vernähen, um Erleichterung zu verschaffen.

Kann man bei einer narbigen Gesichtshaut Hyaluronsäure oder Botox spritzen?

Botulinumtoxin ist ein Nervengift, das nach Injektion für etwa sechs Monate zu einer Lähmung bestimmter Muskeln im Anwendungsgebiet führt und damit zu einem Verschwinden der durch die Kontraktionen der mimischen Muskulatur ausgelösten oder verstärkten Falten. Hier ist in der ästhetischen Dermatologie derzeit das Haupteinsatzgebiet. Allerdings gibt es eine Reihe von Untersuchungen, die zeigen, dass Botulinimtoxin auch zur Behandlung hypertropher Narben und vor allem von Keloiden eingesetzt werden kann. Die Wirkmechanismen sind noch nicht genau bekannt. Erste Befunde deuten darauf hin, dass Botox das Wachstum von Fibroblasten hemmt und die Bildung eines wichtigen Botenstoffs der Narbenbildung reduziert. Bei Keloiden findet man auch eine Störung kleiner Nervenfasern, sodass ein zusätzlicher Effekt von Botox auf der Hemmung der falschen Nervenversorgung beruhen könnte. Filler wie Hyaluronsäure, Gelatine oder auch Eigenfett werden unter eingesunkene Narben gespritzt, um sie wieder auf das Niveau der umgebenden Haut anzuheben.

Altert eine narbige Haut schneller?

Narbenbildung und Hautalterung haben gewisse Ähnlichkeiten. Das mag dazu beitragen, dass ein Gesicht mit Aknenarben auch älter aussieht. Entsprechend werden für die Behandlung von Aknenarben und Lichtschäden der Haut zum Teil ähnliche Verfahren eingesetzt wie zum Beispiel die Lasertherapie. Diese Therapien funktionieren bei jungen Menschen besser als bei alten, denn bei ihnen ist die Regenerationsfähigkeit der Haut deutlich geschwächt. Die natürlichen Mechanismen, mit denen sich Haut vor Sonne und UV-bedingter Hautalterung schützt, funktionieren im Narbengewebe schlechter als in gesunder Haut. Man kann auch sagen, dass narbige Haut wahrscheinlich schneller altert. Narben sollten daher besonders gut vor den schädlichen UV-Strahlen der Sonne geschützt werden.

Beeinträchtigen Narben das Immunsystem und die Abwehrkräfte der Haut?

Es ist wahrscheinlich, dass die Immunreaktion in einer Narbe gegenüber der gesunden Haut verändert ist. Das führt aber nicht dazu, dass die Narbe Infekten schutzlos ausgeliefert ist.

Verfärben sich Narben bei Kälte und Wärme?

In Narben wird die veränderte Durchblutung der Haut, ausgelöst durch Temperaturschwankungen, besonders gut sichtbar. Zum einen gibt es in Narben viele Gefäße, zum anderen kann man sie durch die dünne, wenig pigmentierte Oberhaut gut sehen. Die Gefäße in Narben sind zum Teil sehr weit gestellt, wodurch diese durch die dünne, nicht pigmentierte Oberhaut durchscheinen. Bei Wärme werden die Gefäße weit und erscheinen rot, bei Kälte ziehen sich die Gefäße zusammen, der Sauerstoffgehalt nimmt ab und die Gefäße erscheinen bläulich-violett.

Bilden sich mit silberhaltigen Cremes auf einer Wunde bessere Narben?

Einige Wundauflagen für chronische Wunden enthalten winzige Silberpartikel, die mit dem bloßen Auge nicht zu erkennen sind. Sie verhindern, dass Infektionen in der Wunde auftreten. Aber silberhaltige Wundauflagen gehören in die Hand des Wundspezialisten. Es ist nicht anzunehmen, dass silberhaltige Cremes oder Wundauflagen grundsätzlich schönere Narben hinterlassen.

Warum können Narben wieder aufbrechen?

Durch eine Infektion oder durch zu frühes Fädenziehen können Narben wieder aufbrechen. In der frühen Phase der Narbenbildung können sie auch beim Sport wieder aufbrechen, da eine frische Narbe den alltäglichen Belastungen noch nicht vollständig ausgesetzt werden darf. In der Regel dauert es einige Monate, bis eine Narbe wieder voll belastet werden darf. Viele Narben bleiben sogar zeitlebens leichter verletzbar.

Gibt es Narben auf der Haut, die den Menschen nachhaltig beeinträchtigen?

Bei Verbrennung oder Verbrühung entstehen meist große Narben. In Deutschland gibt es spezielle Kliniken für Brandopfer, um diesen Patienten optimal zu helfen. Auffällige Narben nach Unfällen und schweren Verletzungen können die Psyche schwer belasten und das Selbstbewusstsein so stark beeinträchtigen, dass eine Therapie notwendig ist. Hilfe benötigen auch Menschen, die sich selbst schneiden, ritzen, brennen und sich Narben zufügen. Nach extrem schweren Verletzungen im Gesicht ist es mittlerweile möglich, Gesichtshaut von hirntoten Spendern zu transplantieren. Allerdings kann nur mit sehr starken Medikamenten verhindert werden, dass die fremde Haut abgestoßen wird.

Haben Narben ein durchweg »negatives Image«?

In einigen Kulturen gelten Narben als Zeichen von Mut oder Tapferkeit und werden bewusst herbeigeführt, bis hin zu dem von einigen Naturvölkern praktizierten Brauch, durch Einritzen oder Einbrennen den Körper mit Ziernarben zu schmücken – also Narben-Tattoos. Bis vor einigen Jahrzehnten rieben sich Studenten aus schlagenden Verbindungen zusätzlich Salz in die Fechtwunde, damit die Narbe noch auffälliger wurde. Damit dokumentierten sie Tapferkeit und die Zugehörigkeit zu einer bestimmten sozialen Schicht. Auch beim Anblick von Niki Lauda, einem der besten Rennfahrer aller Zeiten, wird kein Mensch schlecht über ihn und sein vernarbtes Gesicht denken. Im Gegenteil: Er wird bewundert, dass er seinen schweren Autounfall überlebt hat. Wie Narben beurteilt werden, hängt sehr stark von der individuellen Situation ab.

Haut und Couperose/Rosazea

Es reicht schon, wenn man als Jugendlicher unter Akne leidet und diese Hautkrankheit, die auch noch mächtig am Selbstbewusstsein kratzt, endlich mit dem Ende der Pubertät übersteht. Die Erinnerung, wie man sich fühlt, wenn die Haut gerötet und entzündet ist, wird bei Erwachsenen wieder wachgerüttelt, wenn sich meist in der Mitte des Lebens erneut ähnliche Anzeichen wie bei der Akne auf Nase und Wangen zeigen. Aber mit Akne haben diese Hauterkrankungen nichts zu tun, auch wenn die Therapie vergleichbar ist. Meist ab dem dreißigsten Lebensjahr leiden vor allem Frauen unter Couperose, jenen auffälligen erweiterten Äderchen an der Nase und im Wangenbereich. Die Steigerungsform dieser Hauterkrankung ist die Rosazea, die meist bei beiden Geschlechtern im mittleren Alter, bei Frauen jedoch oft schon im jüngeren Alter ab dreißig auftreten kann. Kosmetische Tricks und Mittel helfen nicht, um eine schwere Rosazea zu kaschieren, denn wie auch bei der Couperose sind bei dieser Entzündung der Haut die Blutgefäße an Nase und Wangen extrem erweitert und gerötet. An den betroffenen Regionen im Gesicht wird die Haut wulstig und unansehnlich, und es gibt kaum eine andere Krankheit, für die es so unschöne Begriffe gibt wie für die Rosazea im fortgeschrittenen Stadium: Knollennase, Säufernase, Kartoffelnase.

Doch weder vor der Couperose noch der Rosazea muss man die Waffen strecken. Mit Tabletten und Lotionen lassen sich die Entzündungen behandeln und operativ auch die Wülste entfernen. Allerdings wird den Patienten eine beachtliche Lebensdisziplin abverlangt, denn Sonnenbäder, Sauna, scharfe Speisen und hochprozentiger Alkohol sind tabu, damit Couperose und Rosazea keine Chance mehr haben.

Was ist Couperose und wie entsteht sie?

Couperose tritt in der Regel erst ab dem dreißigsten Lebensjahr auf und mehr Frauen als Männer leiden unter dieser Hautkrankheit. Die Blutgefäße in der Haut, vornehmlich auf der Nase, an den Wangen und der Stirn, sind erweitert und scheinen durch die Haut, die sich rötlich verfärbt. Auslöser können außer einer Bindegewebsschwäche, einer hohen Irritierbarkeit und einer besonders hohen Hautempfindlichkeit auch erhöhter Blutdruck und Stress sein.

Wie wird Couperose behandelt?

Die sichtbaren roten Äderchen, die durch die Haut scheinen, oft auch begleitet von kleineren Entzündungen, müssen mit einer Creme behandelt werden, die absolut reizfrei ist. Hierzu eignet sich als Pflegecreme UEA, das heißt »Ungentum emulsificans aquosum«. Eine einfache und gut verträgliche Creme, die man in der Apotheke bekommt und die hauptsächlich aus Fett und Wasser besteht. Bei kleineren Entzündungen sollten Metronidazol-haltige Cremes verwendet werden, die vom Arzt verschrieben werden müssen. Zudem sollte die Couperose ganz mild gereinigt werden, am besten nur mit Wasser. Die Haut benötigt eine Null-Diät: nicht der Kälte aussetzen und Sonneneinstrahlung vermeiden, möglichst auch keine Saunabesuche, kein Alkohol und keine scharfen Speisen. Feuchte Umschläge mit Tüchern, getränkt mit Stiefmütterchen-Tee oder schwarzem Tee (keine parfümierten Schwarztee-Sorten) beruhigen die Couperose. Noch effektiver ist es, zuerst eine lindernde Salbe aufzutragen – zum Beispiel die oben erwähnte UEA – und dann die Umschläge zu machen.

Darf bei Couperose Kosmetik verwendet werden?

Ja. Eine gelb oder grün getönte Feuchtigkeitscreme oder ein Make-up kaschiert die Rötungen am besten. Violette Grundierungen sollte man tunlichst meiden, da sie die Äderchen noch betonen. Mit einem Schwämmchen oder Pinsel wird das Make-up über das ganze Gesicht verteilt. Anschließend werden die Stellen, die noch rötlich durchscheinen, mit einem kleineren Pinsel, der wie ein Stift geformt ist, abgedeckt. Wenn die Wangen dann immer noch rot sind, kann es sinnvoll sein, statt Rouge einen Bronzer zu verwenden. Der Braunton gleicht die Rötung aus. Damit der Übergang vom geschminkten Gesicht zum Hals gut verläuft, sollte der Bronzer auch auf den Hals aufgetragen werden.

Was ist der Unterschied zwischen Couperose und Rosazea?

Couperose ist eine Art Vorstufe der Rosazea, wobei bis heute nicht ganz klar ist, ob es sich nicht doch um zwei zwar ähnliche, aber dennoch unterschiedliche Krankheitsbilder handelt. Die Couperose geht eigentlich nie, die Rosazea aber fast immer mit Entzündungen, das heißt kleinen Pickelchen und Eiterstippchen, einher. Während vor allem Frauen unter der Couperose leiden, sind von der Rosazea Männer und Frauen gleichermaßen betroffen. Eine Rosazea setzt in der Regel erst ab dem vierzigsten Lebensjahr ein. Etwa zwei bis fünf Prozent der Erwachsenen leiden unter einer Rosazea.

Wie entsteht Rosazea und warum wird sie oft mit Akne verglichen?

Rosazea ist eine entzündliche Veränderung der Gesichtshaut mit Rötungen, erweiterten Äderchen, Pusteln, die aussehen wie kleine Eiterstippen, geröteten Knötchen und – seltener – auch kleinen Wucherungen der Talgdrüsen. Rosazea tritt in der Regel bei Erwachsenen auf, meist an Stirn, Nase, Wangen und Kinn, und ähnelt der Akne. Der wichtigste Unterschied zur Akne ist, dass es bei der Rosazea keine Mitesser gibt und dass die Rosazea so gut wie immer nur das Gesicht befällt. Eine Akne hat immer auch Mitesser und die Akne befällt sehr oft das Dekolleté und den Rücken. Mit Antibiotika, äußerlich und innerlich angewandt, lässt sich die Rosazea gut behandeln. Eine Akne beginnt in den Talgdrüsen, die Teil der Haarfollikel sind, jenen Einstülpungen, in denen die Haarwurzel sitzt. Die Talgdrüse benutzt nämlich den Ausführungsgang des Haarfollikels, um ihr Produkt, den Talg, auf die Hautoberfläche zu befördern. Daher spricht man bei der Akne auch von einer Erkrankung des Talgdrüsenfollikels, da eben beide Strukturen, die Talgdrüse und ihr in den Haarfollikel mündender Ausführungsgang, beteiligt sind. Die Rosazea beginnt dagegen nicht in den Talgdrüsenfollikeln, sondern weist Entzündungen, das heißt Ansammlungen von bestimmten Entzündungszellen (Lymphozyten), um die Talgdrüsen herum auf. Rein äußerlich ähneln sich Akne und Rosazea jedoch sehr.

Welche Behandlung hilft bei Rosazea?

Weil die Rosazea einer Akne ähnelt, sind die Therapien ähnlich. Bewährt hat sich vor allem Metronidazol, ein schwaches Antibiotikum, das lokal aufgetragen wird und die Entzündungen von außen gut bekämpft. Dieses Präparat kann über mehrere Wochen oder Monate angewandt werden und erzielt bei einer Rosazea mit Pusteln beachtlich gute Ergebnisse. Stärkere Fälle müssen zusätzlich mit Antibiotika-Tabletten behandelt werden, am besten mit Tetrazyklinen.

Gibt es eine Alternative zum Antibiotikum?

In der Lokaltherapie kaum. Bei der inneren Therapie kann alternativ zu den Antibiotika auch mit Isotretinoin, einem Vitamin-A-Abkömmling, behandelt werden. Das hilft vor allem dann gut, wenn die Talgdrüsen extrem aktiv sind, was besonders bei der fortgeschrittenen Rosazea ja oft der Fall ist. Ähnlich wie bei der Akne wirkt Isotretinoin auch bei der Rosazea schon in sehr niedrigen Dosen, zum Beispiel in einer Dosierung von 20 Milligramm pro Tag. Wie bei der Akne muss auch hier die Therapie ärztlich verordnet und begleitet werden.

Was kann man kosmetisch-medizinisch tun, wenn man an einer Rosazea leidet?

Eine kosmetisch-medizinische Zusatzbehandlung einer geschulten Kosmetikerin ist ideal. Dadurch kann eine enorme Verbesserung des Hautbildes erreicht werden. Bei der kosmetischen Behandlung werden die Äderchen mit einer durchblutungsfördernden Maske weitgestellt und die Haut wird mit einer speziellen Massagetechnik nach Sobey behandelt. Diese Technik sollte in jedem größeren medizinisch-kosmetischen Institut bekannt sein. Hierbei werden die betroffenen Areale im Gesicht morgens und abends mit kreisenden Bewegungen unter leichtem Druck massiert, was ähnlich einer Lymphdrainage wirkt. Die Behandlung dauert mindestens drei Monate und muss wöchentlich durchgeführt werden. Mit der Zeit ziehen sich die Äderchen der Gesichtshaut durch das Gefäßtraining immer mehr zusammen und werden unauffälliger. Wichtig ist, alles zu vermeiden, was eine Rosazea noch verschlechtert. Hierzu zählen äußere Einflüsse wie häufiger Wechsel von kalter in warme Luft – zum Beispiel vom kalten Wind beim Skilaufen in die warme Berghütte –, starke Sonneneinstrahlung, Alkohol, scharfe Speisen sowie psychischer und körperlicher Stress.

Wie reinigt und pflegt man die Rosazea-Haut?

Um das optische Erscheinungsbild bei einer Rosazea zu verbessern, muss die Haut mild gereinigt werden, das heißt ohne alkoholische Zusätze im Reinigungsmittel. Man darf die Rosazea auch mit einem ölfreien Make-up abdecken und muss keine Angst haben, dass sie sich dadurch verschlechtert. Im Gegensatz zur Akne darf die Rosazea aufgrund ihrer hohen Irritabilität grundsätzlich nicht gepeelt werden. Wichtig ist auch ein konsequenter und hoher UV-Schutz, am besten Lichtschutzfaktor 20 und höher.

Lassen sich auch schwere Formen der Rosazea behandeln?

Während sich die Knötchen und Pusteln der Rosazea oft sehr gut allein mit Medikamenten behandeln lassen, können ausgeprägte Formen dieser Hautkrankheit, wie eine vergrößerte Nase durch Wucherungen der Talgdrüsen, oft nur chirurgisch korrigiert werden. Glücklicherweise sind diese schweren Formen der Rosazea jedoch sehr selten und kommen fast ausschließlich bei Männern vor. Die meisten Frauen, die das Krankheitsbild googeln, werden durch die Abbildungen fortgeschrittener Krankheitsstadien beunruhigt, machen sich aber unnötig Sorgen, eventuell daran zu erkranken.

Wenn nur noch eine Operation hilft – was wird gemacht?

Alte Fotos von der Nase dienen als Vorlage. Nach diesen Aufnahmen wird die Nase, die sich durch die Rosazea vergrößert hat, abgeschliffen und mit speziellen Messern geschält, um wieder die ursprüngliche Form zu erlangen. Trotz allem können auf einer so operierten Nase immer noch erweiterte Blutgefäße sichtbar sein. Die lassen sich aber sehr gut mit einem speziellen Laserverfahren behandeln. Durch die thermische Energie des Lasers werden die Blutgefäße »verkocht« und sind danach nicht mehr sichtbar. Das chirurgische Abschälen der Nasenhaut klingt zwar etwas grausam, ist es aber nicht. Damit werden exzellente Ergebnisse erzielt, da die Wundheilung an der Nase, bedingt durch die hohe Dichte an Talgdrüsenfollikeln, meist rasch und unkompliziert verläuft.

Haut und Herpes

Schenkt man den Statistiken Glauben, dann haben rund 70 Prozent der Menschen einen ständigen Begleiter, und zwar ein Leben lang: Herpesviren. Wer einmal Herpes hatte, der bekommt es immer wieder. Der Mensch ist der beste Wirt für das Virus. Das Wort Herpes, das aus dem Griechischen stammt, beschreibt in seiner Übersetzung die Haut-Infektion ganz passend, denn vom Wortstamm her bedeutet Herpes »kriechen«. Kriechend breiten sich die Entzündungen aus, zeigen sich erst als rote Flecken, auf denen sich später Bläschen bilden, und wenn es ganz heftig kommt, dann sorgen Bakterien dafür, dass die Bläschen sich infizieren.

Schon der griechische Arzt Hippokrates (um 460 bis 370 v. Chr.) hat Herpes bestens gekannt. Der römische Kaiser Tiberius (42 v. Chr. bis 37 n. Chr.) ließ das Küssen bei öffentlichen Zeremonien verbieten, um die Ausbreitung des Herpes zu verhindern. Und sogar dem berühmten William Shakespeare wird nachgesagt, dass er Herpes gehabt haben soll. In seinem wohl bekanntesten Werk »Romeo und Julia« lässt er Queen Mab sagen: »… oft plagt die böse Mab mit Bläschen diese (die schönen Lippen), weil ihren Odem Näscherei verdarb …«

Außer dem unschönen Ausschlag rund um die Lippen, auch als Lippenherpes bezeichnet, gibt es unter anderem noch den Herpes an den Genitalien, der sich pingpongmäßig von Genitalschleimhaut zu Genitalschleimhaut überträgt und fatale Folgen für das neugeborene Kind haben kann, wenn die Mutter während des Geburtsvorgangs an Genitalherpes erkrankt ist. Auch im Po-Bereich erkranken viele Menschen regelmäßig, manchmal sogar ein Mal pro Monat, an Herpes, dem sogenannten Herpes glutealis. Obwohl Herpes heute recht gut behandelt werden kann, bleiben Mensch und Herpes trotz aller Pillen und Salben ein unzertrennliches Paar, wenn sie sich einmal gefunden haben.

Welche Herpesviren gibt es und welches sind die häufigsten Herpesinfektionen?

Die häufigsten Herpesinfektionen betreffen Nase, Lippen, Genital- und Pobacken-Bereich. Auslöser ist das Herpes-simplex-Virus, wobei der Typ I häufig für den Lippenherpes und der Typ II für den genitalen Herpes verantwortlich ist. Die Herpesviren »überwintern« in den Nerven. Bei Sonnenbestrahlung, schweren Erkrankungen und auch bei Stress (manchmal genügt Ekel) kommt es zu einer Wieder-Infektion der Haut. Die Viren befallen die Deckzellen der Oberhaut, es bilden sich schmerzhafte Bläschen und das Immunsystem der Haut reagiert mit einer Entzündung. Zusätzlich können Bakterien auf den Herpesbläschen eine sogenannte Sekundärinfektion verursachen (Herpes ist dann die Primär- und die bakterielle die Sekundärinfektion). Wirkstoffe wie Foscarnet oder Aciclovir hindern die Viren daran, sich zu vermehren. Dadurch kommt es zwar selten zu einer sofortigen Abheilung, der Erkrankungsverlauf kann sich jedoch deutlich verkürzen.

Was hilft bei einem schweren Herpes?

Bei einem einfachen, unkomplizierten Herpes der Lippen kann eine Creme mit Foscarnet oder Aciclovir den Krankheitsverlauf lindern und abkürzen. Präparate, die Kieselsäure enthalten, scheinen den Krankheitsverlauf ebenfalls zu mildern. Unter Herpespatienten kursieren viele Insidertipps. Manche tragen Zahncreme auf die Stellen auf, was helfen kann, weil die Zahncreme einen leicht austrocknenden Effekt hat. Bei ausgeprägtem Herpes der Lippen, einer Herpesinfektion der Genitalien oder anderer Stellen des Körpers – häufig ist das Gesäß betroffen, was nicht nur lästig, sondern auch sehr schmerzhaft ist – hilft Aciclovir, am besten als Tablette.

Wann muss man mit der Therapie beginnen?

Je früher mit der Therapie begonnen wird, desto besser ist der Effekt. Bei Herpesinfektionen sollten die Tabletten fünf Mal am Tag über eine Zeitdauer von fünf bis sieben Tagen eingenommen werden. Um eine zusätzliche Infektion durch Bakterien zu verhindern und damit der Herpes schnell heilt, können zudem noch austrocknende und antiseptische Lotionen oder Cremes aufgetragen werden, zum Beispiel Lotio alba, die in jeder Apotheke erhältlich ist.

Was machen Menschen, die regelmäßig und sehr häufig an Herpes erkranken, zum Beispiel zehn bis zwanzig Mal pro Jahr?

Leider gibt es das. Am besten hilft in solchen Fällen eine sogenannte Suppressionstherapie, das heißt, man unterdrückt den Herpes durch die tägliche Einnahme von einer bis zwei Tabletten Aciclovir, und zwar über viele Monate. Danach bessert sich die Situation sehr häufig. Im Idealfall tritt der Herpes gar nicht mehr auf. Therapien dieser Art sind jedoch unbedingt von ärztlicher Seite durchzuführen.

Muss man mit jeder Herpeserkrankung zum Hautarzt?

Nein, nicht jeder Lippenherpes muss vom Arzt gesehen und behandelt werden. Wenn allerdings die Einnahme von Tabletten notwendig wird, dann muss ein Arzt diese verordnen und die Therapie überwachen. Das macht Sinn, weil schwere Herpesinfektionen, die immer wiederkehren, gelegentlich auch ein Hinweis dafür sein können, dass andere Krankheiten vorliegen. Im Gegensatz zu den Herpes-simplex-Viren, den Auslösern des typischen Lippen- oder Genitalherpes, wird die Gürtelrose durch Varizella-Zoster-Viren ausgelöst, die auch für

Windpocken verantwortlich sind. Eine Gürtelrose sollte konsequent und so schnell wie möglich mit Tabletten behandelt werden, nur so können bleibende Schmerzen und Brennen im Bereich der Gürtelrose verhindert werden. Auch hier kommt Aciclovir zum Einsatz, jedoch in einer höheren Dosis.

Werden die beiden Erkrankungen Herpes und Gürtelrose nicht oft verwechselt?

Doch, das ist tatsächlich so. Die Verwechslung beruht auf der Tatsache, dass beide Viren zur Gruppe der Herpesviren gehören und beide typischerweise Bläschen auf gerötetem Grund verursachen. Leider wurde das Varizella-Zoster-Virus, das mit Erstinfektion Windpocken und erst mit der Zweitinfektion die typische Gürtelrose verursacht, früher als Herpes-Zoster-Virus bezeichnet. Das machte die Konfusion perfekt. Am besten man spricht von Herpes simplex und Zoster-Varizella, dann kann es kein Durcheinander geben.

Haut und Flecken / Warzen

Ein Flecken auf der Haut muss kein Makel sein. Er kann, je nach Form und Größe und je nachdem, wo er platziert ist, ein Schönheitsfleck sein – obwohl er eigentlich nichts anderes ist als ein simples Muttermal. Berühmte Frauen wie Marilyn Monroe und auch Brigitte Bardot hatten so einen schönen Fleck. Lange vor Monroe und Bardot, nämlich im Barock (1575 bis 1770), klebten sich vor allem die Adeligen einen Schönheitsfleck auf, unter anderem um ihre Attraktivität zu steigern.

Abgesehen von diesen Modeerscheinungen vergangener Zeiten und jenen schönen Flecken bei schönen Frauen, stimmen solche Veränderungen des Hautbildes den Menschen nicht gerade fröhlich. Vor allem dann nicht, wenn die Flecken Altersflecken genannt werden. Das Wort sagt alles und ruft nur eine einzige Reaktion hervor: weg damit. Meist sind diese Farbveränderungen auf der Haut eine Folge davon, dass man in jungen Jahren zu lange und ungeschützt die Sonne genossen hat. Man darf sich glücklich schätzen, wenn es nur bei diesen Altersflecken bleibt, die sich – vorausgesetzt man will es – relativ problemlos entfernen lassen.

Auch mit Leberflecken oder Muttermalen – zwei Namen für ein und denselben Fleck – kann man so lange problemlos leben, solange sie sich in Form und Farbe nicht verändern. Aber eine regelmäßige Kontrolle ist gerade bei Leberflecken unerlässlich – am besten vom Tag der Geburt an.

Ebenfalls zu den eher harmlosen Hautveränderungen gehören die Warzen, die man klaglos tolerieren könnte, wenn sie nicht so hässlich wären und bei den meisten Menschen Ekel hervorriefen – vor allem dann, wenn sie mitten im Gesicht thronen und borstige Härchen auf ihnen wachsen. Die Namen, die die Warzen tragen, sind auch nicht gerade schmeichelhaft. Feigwarzen, Stilwarzen, Dellwarzen, Pinselwarzen oder Dornwarzen heißen sie und können zusätzlich zu ihrem unvorteilhaften Äußeren auch noch Beschwerden verursachen, je nachdem wo sie sitzen. Alle Warzenformen kann man erfolgreich behandeln. Wenn jedoch Warzen an so empfindlichen Stellen wie den Fußsohlen auftreten, kann die Behandlung sehr weh tun. Der einzige Trost: Wenn der Schmerz nachlässt, dann ist gleichzeitig auch die Warze weg.

Egal ob Muttermal, Warze oder Altersflecken – sie werden meist als störend empfunden und als Makel auf der Haut.

Warum wird die Haut im Gesicht und an den Händen fleckig?

Das sind Altersflecken, die ausschließlich durch UV-Lichtstrahlen entstehen. Am »verlängerten Rücken«, wo so gut wie nie Sonne hinkommt, entwickeln sich keine Altersflecken und hier ist auch die Haut eines Achtzigjährigen noch von ebenmäßiger Farbe. UV-Licht kann nach vielen Jahren eine verstärkte Pigmentierung der Haut verursachen, und Altersflecken sind Stellen, an denen dies deutlich zu sehen ist. Sie entstehen, weil der braune Pigmentfarbstoff Melanin, der normalerweise ebenmäßig in der Oberhaut verteilt ist, sich nach Jahren intensiver Sonneneinwirkung unregelmäßig verteilt. Dadurch entstehen Areale mit mehr und solche mit weniger Pigment. Hinzu kommt beim Altersfleck auch oft noch eine Verdickung der Haut, denn bei Altersflecken handelt es sich prinzipiell um nichts anderes als um eine flach gebliebene Alterswarze.

Haben auch junge Menschen Altersflecken?

Diese Flecken sind nur sekundär eine Frage des Alters. Entscheidend ist die Lichtempfindlichkeit (Hautlichttyp) und wie oft und lange man in der Sonne war. Auch Dreißigjährige können nach langen Jahren des ungeschützten Sonnenbadens Altersflecken haben. Davon sind sowohl Männer als auch Frauen betroffen.

Können aus Sommersprossen Altersflecken werden?

Sommersprossen sind genetisch bedingte überaktive Pigmentzellen bei hellhäutigen Menschen, wenn sie sich der Sonne aussetzen. Sie haben mit dem Alter nichts zu tun.

Hat der Lebensstil einen Einfluss darauf, ob sich auf der Haut Flecken bilden?

Ausschließlich die Sonne spielt hier eine Rolle, nicht aber Alkohol und Nikotin. Dennoch haben Alkohol und Nikotin Einfluss auf die Hautfarbe. Durch jahrzehntelanges Rauchen entwickelt der Teint oft ein gelblich-gräuliches Kolorit und Alkohol kann durch eine Weitstellung kleiner Äderchen im Gesicht die Hautrötung fördern.

Lässt sich vorbeugend etwas gegen Flecken tun?

Entsprechende Gene machen die Haut empfänglich für Fleckenbildungen, da hilft auch der beste Schutz nicht. Als Vorsichtsmaßnahme ist zu empfehlen: keine oder wenig Sonne beziehungsweise ein dauerhaft effektiver Sonnenschutz.

Wie kann man Altersflecken behandeln?

Am besten mit einem Laser, der das übermäßig in den Deckzellen der Oberhaut gespeicherte braune Pigment zerstört. Das ist unkompliziert und sicher. An Cremes und Tinkturen gibt es einige Produkte auf dem Markt, die eine gewisse Wirkung entfalten. Hierzu zählt eine Kombination aus den Wirkstoffen Hydrochinon, Vitamin-A-Säure und Kortison. Tendenziell können auch Kosmetika mit Extrakten aus der Süßholzwurzel (Licorice) aufhellend wirken. Das kann aber Monate dauern. Von allen erwähnten Methoden bringt der Laser jedoch die besten Ergebnisse.

Können auch durch die Einnahme von Medikamenten Flecken auf der Haut entstehen?

Es gibt Arzneimittel, die dunkle Verfärbungen an der Haut verursachen können, wie bestimmte Herzmittel oder auch das Minozyklin, ein Antibiotikum aus der Gruppe der Tetrazykline, das häufig bei Akne und Rosazea verordnet wird.

Riskiert man Hautflecken, wenn man auf die Sonnenbank geht?

In jedem Fall. Auch durch UVA-Strahlen auf der Sonnenbank kann es zu Flecken kommen, obwohl UVB bei der Entstehung von Flecken wahrscheinlich der größere Übeltäter ist. Sonnenbänke, die ja angeblich nur UVA-Strahlen aussenden, sind gelegentlich wohl auch mit UVB-Strahlen verunreinigt. Wer sichergehen will, möglichst keine Altersflecken zu entwickeln, meidet daher schon aus diesem Grund die Sonnenbank, ganz davon abgesehen, dass Sonnenbänke die Hautalterung massiv beschleunigen.

Genauso störend wie braune Flecken sind hektische rote Flecken auf der Haut. Wie entstehen sie?

Hektische Flecken entstehen durch psycho-vegetative Erregungszustände. Bei bestimmten emotionalen oder auch körperlichen Stresssituationen werden Stoffe ausgeschüttet, die akut zu einer Weitstellung bestimmter Blutgefäße in Gesicht und Dekolleté führen. Da durch die weitgestellten Gefäße mehr Blut fließt, ist die Hautfarbe roter. Alkohol kann durch ähnliche Vorgänge die Blutgefäße in Gesicht und Dekolleté erweitern und daher auch zu Hautrötungen führen.

Und was ist für die Weißfleckenkrankheit verantwortlich?

Die Ursache für die Weißfleckenkrankheit (Vitiligo) ist nicht bekannt. Es gibt mehrere Theorien wie Enzymdefekte mit Schädigungen der Pigmentzellen durch Sauerstoffverbindungen – vermehrter oxidativer Stress durch Sauerstoff-Radikale – oder die Bildung von Antikörpern gegen Pigmentzellen, eine schlüssige Begründung fehlt jedoch noch immer. Am Ende kommt es immer zum Untergang der Pigmentzellen, wodurch die Haut in diesen Regionen weiß wird.

Gab es diese Krankheit schon immer?

Vitiligo gab es schon immer, aber heutzutage wird offener damit umgegangen. Dadurch werden viele Menschen erst auf dieses Phänomen, an dem etwa ein bis zwei Prozent der Weltbevölkerung leiden, aufmerksam. Vitiligo kann überall entstehen. Meistens beginnt sie im Gesicht, im Anus-Genital-Bereich oder auch an Armen und Händen. Es gibt eine Reihe von Behandlungsmöglichkeiten, diese sollten sich allerdings am Leidensdruck orientieren. Die Palette reicht von minimal-chirurgischen Eingriffen, der Suction-Blister-Methode, die technisch nicht einfach ist, über Calcineurin-Hemmer und andere Wirkstoffe in Form von Salben bis hin zu Kortisontabletten oder auch Behandlung mit UVB-Strahlen. Aber keine dieser Behandlungen bringt einen durchschlagenden Erfolg. Eine Heilung ist sehr selten und ein Aufenthalt in einer Klinik bringt auch nichts.

Aber es gibt doch Spezialkliniken für Vitiligo-Patienten.

Es gibt weltweit überall Arbeitsgruppen, die sich mit Vitiligo beschäftigen. Aber all diese Arbeitsgruppen kochen auch nur mit Wasser und beschäftigen sich primär mit der Erforschung der Krankheitsursachen. Gute klinische Studien zur Therapie sind begrenzt und ihr Charakter ist oft auch sehr experimentell.

Vitiligo tritt familiär gehäuft auf, dennoch gibt es bei der Vitiligo keine eigentliche Vererbung, wie wir das bei Erbkrankheiten oder auch bei der Schuppenflechte kennen.

Zu Altersflecken, Sommersprossen und weißen Flecken gesellen sich die Leberflecken. Warum bilden sie sich überhaupt auf der Haut?

Leberflecken sind Muttermale. Sie bestehen aus einer dichten Ansammlung von Pigmentzellen (Melanozyten). Die Pigmentzellen haben die Aufgabe, unsere Haut vor UV-Strahlen zu schützen, und sie liegen normalerweise einzeln in der Haut. Bei Leberflecken liegen sie nicht einzeln, sondern dicht gepackt in Gruppen in der Haut. Sie stammen aus dem Rückenmark und wandern während der Embryonalzeit in die Haut. Wenn es bei dieser Wanderung irgendwelche Störungen gibt, dann entstehen angeborene Leberflecken. Die meisten Leberflecken sind jedoch erworben, das heißt erst Jahre nach der Geburt entstanden. Die Ursachen hierfür sind nicht immer klar. Es gibt aber eine eindeutige Beziehung zur Sonne, denn diese erworbenen Leberflecken treten häufig bei Menschen auf, die sich oft und unzureichend geschützt der Sonne ausgesetzt haben. Der Körper mancher Menschen ist allerdings übersät mit Leberflecken, was sicher mehr auf eine genetische Veranlagung als auf die Sonne zurückzuführen ist.

Es gibt tiefdunkle und hellbraune Leberflecken. Warum diese Unterschiede?

Das weiß man nicht. Pigmentzellen können, wenn sie wenig Pigment (Melanin) gespeichert haben, sehr hell bis farblos sein. Deshalb sind Leberflecken auch nicht immer dunkelbraun. Sie können auch rötlich oder hautfarben sein. Und es gibt kleine, mittlere und große Leberflecken. Auch hier kennt man die Gründe nicht. Ob ein Leberfleck gefährlich ist oder nicht, kann immer nur nach individueller Begutachtung beurteilt werden. Oft gelingt eine solche Beurteilung nur durch eine mikroskopische Untersuchung. Hierzu muss der Leberfleck natürlich vorher operativ entfernt werden.

Ist es gefährlich, wenn ein Leberfleck blutet?

Nicht generell. Wenn ein Leberfleck durch eine mechanische Verletzung der Haut blutet, ist das ungefährlich. Aus Sicherheitsgründen kann man erwägen, den Leberfleck zu entfernen, insbesondere wenn er an einer Stelle sitzt, an der es vielleicht noch öfter zu Verletzungen kommen könnte, wie beispielsweise am Ellenbogen. Wenn ein Pigmentfleck jedoch ohne zurückliegende Verletzung anfängt zu bluten, sollte unbedingt zügig ein Dermatologe zur Abklärung der Ursache konsultiert werden.

Ab welchem Alter muss man Leberflecken untersuchen lassen?

Bereits ab der Geburt. Leberflecken sind zwar per se gutartig, sie können jedoch entarten. Leberflecken müssen grundsätzlich untersucht und hautfachärztlich beurteilt werden. Die Abstände richten sich nach dem persönlichen Risiko. Normalerweise ist eine Untersuchung der kompletten Haut im Abstand von zwei Jahren sinnvoll. Bei bekannten Risiken wie sehr heller Hauttyp, viele Muttermale, viele Sonnenbrände, eigene oder familiäre Hautkrebserkrankungen sollte im Abstand von sechs bis zwölf Monaten kontrolliert werden. Der Hautarzt muss die Zeitspanne festlegen, da er das Risiko am besten beurteilen kann.

Wie wird untersucht?

Es beginnt immer mit einem ruhigen und informativen Gespräch, für das der Arzt viel Zeit mitbringen muss. Dann wird die Haut von

Kopf bis Fuß untersucht. Der Patient wird gebeten, sich zu entkleiden, und untersucht wird am liegenden oder stehenden Patienten mit Lupe und bei guten Lichtverhältnissen. Fußsohlen, Zehenzwischenräume, Kopfhaut und Mundschleimhaut ebenfalls. Auffällige Leberflecken werden mit Hilfe eines Computers und einer Videokamera gescannt und gespeichert. Dies dient zum einen der Kontrolle, ob ein Leberfleck sich im Laufe der Zeit verändert hat, zum anderen kann eine solche Untersuchung auch für eine Operation hilfreich sein, wenn der Leberfleck entfernt werden muss. Der Operateur kann den Pigmentfleck besser beurteilen und den Sicherheitsabstand bei der Operation gegebenenfalls von vornherein etwas erweitern. Mit dem Ganzkörperscan und einer besonderen Software lässt sich zudem erkennen, welche Muttermale neu sind.

Welche Veränderungen sind alarmierend?

Wir beurteilen einen Leberfleck nach der »ABCD-Regel«. A steht für Asymmetrie, B für Begrenzung, C für Couleur / Farbe, D für Durchmesser. Wenn ein Leberfleck asymmetrisch und unscharf begrenzt ist, in sich mehrere Farbtöne aufweist und sich in Größe und Form verändert hat, muss er als auffällig eingestuft und sicherheitshalber entfernt werden.

Wie tief wird geschnitten?

In lokaler Betäubung wird der Leberfleck inklusive eines kleinen Sicherheitsabstandes mit der darunterliegenden Fettschicht durch einen spindelförmigen Schnitt entfernt. Unter der Haut wird eine unsichtbare Naht gelegt. Die Haut selbst wird nur noch zugeklebt und nicht mehr genäht. Es müssen keine Fäden mehr gezogen werden. Bei guter Technik, guter Narbenheilung und umsichtigem Verhalten des Patienten in den zwei Wochen nach der Operation sind die Stellen später kaum sichtbar.

Zu allem Übel können sich auf der Haut auch noch Warzen ansiedeln.
Was sind Warzen?

Warzen können sich überall auf der Haut bilden, sie kommen aber meist an Händen und Füßen vor. Es handelt sich um schmerzlose virale Infektionen durch humane Papillomviren (HPV), die zu den typischen, mit dicker Hornhaut belegten, rauen Knötchen führen. Neben den Viruswarzen gibt es im Sprachgebrauch noch Alterswarzen und Stilwarzen, die eine andere Entstehungsgeschichte haben.

Wie entfernt man Viruswarzen?

Warzen entstehen durch Kontakt von Mensch zu Mensch. Dies bedeutet jedoch nicht zwingend, dass man immer nach Kontakt mit Menschen, die Warzen haben, selbst Warzen bekommt. Das passiert nur, wenn begünstigende Faktoren für eine Infektion vorliegen. Das sind zum Beispiel das kindliche Alter, in dem man anfällig für Warzen ist, Zigarettenrauchen und kalte Hände und Füße. Humane Papillomviren kommen in der gesamten Umwelt vor und lassen sich an jedem Treppengeländer, jeder Türklinke und in jeder Hoteldusche nachweisen. Das heißt, jeder Mensch kann davon ausgehen, dass er immer und überall Kontakt mit diesen Viren hat. Zur Infektion, das heißt zur Entwicklung einer Warze kommt es jedoch nur selten und meist nur dann, wenn die oben genannten Faktoren vorliegen.

Schützt gute Hygiene?

Nur bedingt. In fremden Duschen oder Schwimmbädern kann das Tragen von Badelatschen jedoch von Vorteil sein. Meistens erkranken gesunde Kinder im frühen Schulalter an Warzen. Prinzipiell kann jedoch jeder Mensch in jedem Lebensalter an Warzen erkranken. Zwar können Menschen mit defektem Immunsystem leicht Warzen entwickeln, aber der Rückschluss ist falsch, dass Menschen mit Warzen ein defektes Immunsystem haben.

Können Warzen wachsen?

Warzen können wachsen, sie können aber auch über Jahre klitzeklein bleiben und nicht wahrgenommen werden. Dies ist oft an Händen der Fall. Besonders an Füßen können sich Warzen auch mosaikartig zu ganzen Beeten ausbreiten, die nicht einfach zu behandeln und häufig auch schmerzhaft sind. Handwarzen bei Kindern heilen oft spontan und von selbst ab. Alle anderen Warzen sollten vom Hautarzt entfernt werden. Lediglich das Betupfen mit Warzenmitteln (in der Apotheke erhältlich) kann in Eigenregie erfolgen. Warzen werden am besten mit einem Pflaster aufgeweicht, das Hornhaut lösende Mittel wie Salicylsäure enthält. Nach einigen Tagen ist die Warze weich und aufgequollen, sie kann jetzt gut durch einen schmerzlosen minichirurgischen Eingriff, bei dem es nicht blutet, entfernt werden. Lediglich bei Fußwarzen gestaltet sich der Prozess meist komplizierter. Man kann hier nicht so entschlossen vorgehen. Ein vorsichtiges Abtragen der infizierten Hornhaut macht da eher Sinn. Schließlich sollte man ja unmittelbar nach der Behandlung laufen können.

Kann man Warzen auch mit Salben behandeln?

Alternativ zu den obigen Behandlungen gibt es auch eine Warzensalbe mit Cignolin (Dithranol), die jeder Apotheker kennt. Diese Salbe ist besser als ihr Ruf, muss aber sehr lange und sehr konsequent aufgetragen werden. Da sie die Wäsche verfärbt, sollte die behandelte Stelle immer mit einem Pflaster abgedeckt werden.

Kann man Warzen auch besprechen, also nach einer alten Heilmethode der Volksmedizin behandeln?

Das funktioniert gelegentlich, meist jedoch nur bei Kindern und hier auch fast immer nur bei Handwarzen. Die Ursache für den nicht seltenen Erfolg dieser Suggestivtherapie, zu der ja auch Behandlungsmethoden wie Hypnose gehören, bleibt ein Phänomen.

Kann man Warzen einfach unbehandelt lassen und damit leben?

Theoretisch ja, und viele Menschen machen es auch so. Dennoch sollten Warzen aus mehreren Gründen entfernt werden. Erstens erhöht man durch Warzen die Virusmenge in der Umwelt für alle Menschen, mit denen man Körperkontakt hat oder sanitäre Anlagen teilt. Zweitens erhöht man die Ausbreitungsgefahr von Warzen bei sich selbst, drittens können Warzen sehr schmerzhaft und dann auch sehr lästig werden. Viertens sind Warzen nicht schön, stören die Ästhetik und werden von vielen Menschen als unangenehm und eklig empfunden.

Gibt es auch Warzen auf Schleimhäuten?

Humane Papillomviren können auch Schleimhäute befallen. Oft und gerne entstehen Warzen im Genital- und Analbereich. Hier werden sie als Feigwarzen oder Condylome bezeichnet. Im Gegensatz zu Hautwarzen sind diese Schleimhautwarzen sehr viel ansteckender, bei sexuellem Kontakt kommt es leichter zur Übertragung und Infektion. Auch an Lippen und an der Mundschleimhaut können solche Warzen auftreten.

Warum sind Warzen mal weiß und mal braun?

Gelegentlich fahren einige Pigmentzellen (Melanozyten) als Trittbrettfahrer in einer Warze mit. Wenn die Warze wenige Pigmentzellen an Bord hat, ist sie heller, wenn sie mehr hat, ist sie bräunlicher. Oft sind die Blutgefäße in den Warzen auch am oberen Ende mit kleinen Blutgerinnseln verstopft. Das führt zu den kleinen schwarzen

Pünktchen in einer Warze, die mit dem bloßen Auge gerade noch sichtbar sind.

Vermehren sich Warzen, wenn sie bluten?

Das stimmt nicht. Dennoch wird man natürlich aus Sicherheits- und hygienischen Gründen immer darauf achten, dass beim Entfernen einer Warze möglichst wenig oder kein Blut fließt.

Können sich aus Warzen bösartige Tumore entwickeln?

Das ist bei Hautwarzen so gut wie nie der Fall. Bei großen Schleimhautwarzen im Genitalbereich und bei Warzen am Muttermund können sich jedoch Tumore entwickeln, was aber abhängig ist vom Virustyp, der die Warze verursacht hat.

Vornehmlich bei älteren Menschen sieht man gelegentlich große Warzen im Gesicht. Ist das eine Folge des Alters?

Ja, hier handelt es sich meist um sogenannte Alterswarzen (seborrhoische Keratosen), die nichts mit den eben besprochenen Viruswarzen zu tun haben. Sie können im Gesicht aus Altersflecken oder auch direkt auf zuvor unveränderter Haut entstehen.

Und die bilden sich auch am Körper?

Alterswarzen können wie Viruswarzen überall auftreten, auch an Brust, Bauch und Rücken. Es sind Wucherungen der Oberhaut, die zwar kosmetisch stören, im medizinischen Sinn jedoch harmlos und nicht infektiös sind. Sie können sich auch nie zu bösartigen Tumoren entwickeln, obwohl sie mit dem bloßen Auge gelegentlich schwer von diesen zu unterscheiden sind.

Sollte man sie entfernen lassen?

Dies ist zu empfehlen, aber kein Muß. Die mit Alterswarzen besetzte Haut neigt jedoch zu Juckreiz und kann nur schlecht gereinigt und gepflegt werden. Zudem verschwindet der Körperschweiß in den tiefen Poren einer Alterswarze und kann hier auch durch Reinigung nur schlecht entfernt werden. Im schlimmsten Fall wird Körpergeruch hierdurch gefördert. Am besten ist die flache Abtragung unter lokaler Betäubung mit einer Art gebogener Rasierklinge, einem scharfen Löffel oder einer Ringkürette. Die Stellen heilen rasch ab und sind hinterher kaum noch sichtbar. Der Laser wird zwar häufig verwendet, bringt aber keine Vorteile.

Warum wachsen auf Warzen oft noch borstige Haare?

Auf Viruswarzen und Alterswarzen wachsen so gut wie nie Haare, es sei denn, die Warzen sind am behaarten Kopf lokalisiert, wo primär schon Haare wachsen. Wenn borstige, dicke und dunkle Haare aus einem Knötchen auf der ansonsten unbehaarten Haut wachsen – meist im Gesicht, früher auch als Hexenwarze bezeichnet –, handelt es sich um hautfarbene, erhabene Muttermale, sogenannte dermale Nävi. In diesen Muttermalen liegen oft tief reichende Haarfollikel mit dicken, dunklen Haaren. Man kann diese Haare einfach mit der Pinzette entfernen oder aber die ganze Stelle operativ beseitigen.

Was tun, wenn unter der Achsel Warzen wachsen? Muss man besondere Sorgfalt walten lassen, wenn man sich die Achseln enthaart?

Das sind meist Stilwarzen, keine Viruswarzen, die sich gerne in großen Körperfalten wie Achseln, Leisten oder auch unter der Brust bilden. Häufig kommen sie bei übergewichtigen Menschen vor. Diese Stilwarzen kann man vom Hautarzt mit einer kleinen Schere abschneiden lassen, eine Technik, die in diesem Fall dem Laser überlegen ist. Die Schnittstelle ist nach wenigen Tagen verheilt. Stilwarzen sollten grundsätzlich entfernt werden, da sie eine gute Körperpflege behindern, sich manchmal drehen und dann entzünden können. Leider verlangen viele Patienten kritiklos nach dem Laser, obwohl die Entfernung von Stilwarzen mit dem Laser oft mehr kaputt macht als Gutes bringt. Fachmännisch mit der Schere abgetragen sind die Wunden dagegen oft schon nach zwei bis drei Tagen nicht mehr sichtbar. Ein Sprichwort alter amerikanischer Laserpioniere lautet auch: »If you don't need a laser, don't use a laser.«

Was sind Schwimmwarzen?

Schwimmwarzen sind auch Viruswarzen, die jedoch nicht durch humane Papillomviren, sondern durch eine andere Virusart verursacht werden. Sie werden häufig in Schwimmbädern erworben und kommen fast nur bei Kindern im Vorschulalter vor. Oft entstehen sie auf trockenen und entzündeten Stellen mit Veranlagung zu Neurodermitis. Sie sind harmlos und heilen meist von allein ab. Klappt das nicht, müssen sie minichirurgisch entfernt werden.

Haut und Alter

»Das Alter ist für mich kein Kerker, sondern ein Balkon, von dem man zugleich weiter und genauer sieht.« Das meint zumindest die deutsche Lyrikerin Marie Luise Kaschnitz (1901–1974) in ihrem Werk »Orte«. Schön, wenn man das Alter so sehen kann und im Alter so weitsichtig ist. Den meisten allerdings vergeht die Freude am Alter, wenn sie im Spiegel ihr faltiges Gesicht betrachten: Jeder will zwar gerne alt werden, aber niemand will alt aussehen. Die Gesellschaft ist darauf ausgerichtet, der Jugend und der Jugendlichkeit den Hof zu machen. Wer es schafft, jenseits der fünfzig und sechzig immer noch knackig, sportlich, schlank und faltenfrei aufzutreten, darf sich als zugehörig fühlen.

Von diesem Streben nach bleibender Jugend profitieren zahlreiche Wirtschaftszweige. In Fitnessstudios wird auf Festigkeit trainiert, was von Natur aus und bedingt durch die Lebensjahre eigentlich hängen würde. In Wellness-Urlauben laufen bis dahin überzeugte Stubenhocker zur Höchstform auf, um zu Hause – rundum erneuert – bewundert zu werden, in der Gewissheit, dass Cellulite an den Oberschenkeln wegmassiert und schön-gecremt wurde und die schlaffe Muskulatur an den Oberarmen mit Hanteltraining auf Vordermann gebracht ist.

Dagegen ist nichts einzuwenden, denn Bewegung, Training, ein gesunder Lebensstil sind Garanten dafür, dass man Körper und Geist bis ins hohe Alter in Bestform hält, vorausgesetzt die genetische Veranlagung macht einem keinen Strich durch die Rechnung.

Wissenschaftler und Forscher sind bisher mehrheitlich zu dem Schluss gekommen, dass beim Prozess des Alterns rund 40 Prozent eine Sache der Veranlagung sind – also der Gene –, der Rest wird bestimmt durch eine mehr oder minder kräftezehrende berufliche oder familiäre Tätigkeit, die allgemeine körperliche Verfassung und die äußeren und inneren Lebensbedingungen. Und in der Tat ist es mittlerweile so, dass viele Menschen deutlich jünger aussehen, als sie tatsächlich sind. Sie sehen aber nicht jünger aus, weil sie sich schon beizeiten unters Skalpell gelegt, sondern weil sie ein Leben im Einklang mit Körper und Geist geführt und diesen beiden Säulen ihres Daseins zeitlebens Aufmerksamkeit geschenkt haben. Kein Wunder, dass sich diese Menschen in ihrer Haut wohlfühlen und Anerkennung ernten – selbst wenn sie Fältchen und Falten haben.

Allerdings ist niemand gezwungen, alle Begleiterscheinungen einer sichtbaren Alterung auf der Haut klaglos und ohne Gegenmaßnahmen zu akzeptieren. Es gibt gute und erfolgreiche Methoden und Mittel, den Prozess des Alterns für sich und seine Haut so angenehm wie möglich zu gestalten. Dazu gehört aber auch die Erkenntnis, dass man dem Alter nicht entrinnen kann und sollte. Schon deshalb nicht, weil man vom »Balkon des Alters« so wunderbar weit gucken kann – wie Marie-Luise Kaschnitz, die damit nicht nur eine literarische, sondern vor allem eine schöne Sicht auf das Alter kundtut.

Ab wann zeigen sich die ersten Anzeichen der Alterung auf der Haut?

Das beginnt etwa mit dem 18. bis 20. Lebensjahr und hängt stark davon ab, welcher Hautlichttyp man ist, wie oft und wie intensiv man in der Vergangenheit Sonnenbäder genossen hat und in welcher Form und wie heftig Stress von innen und außen auf die Haut eingewirkt hat. Kurz gesagt: was die Haut im Lauf der Jahre wegstecken musste.

Gibt es unterschiedliche Formen des Hautalterns?

Es gibt eine natürlich verlaufende, innere Alterung – die biologische Uhr. Und es gibt eine äußere Alterung, die insbesondere durch das

Sonnenlicht und den Lebensstil verursacht beziehungsweise beeinflusst wird. Der Po zum Beispiel, der praktisch nie der Sonne ausgesetzt wird, altert auf ganz natürliche Art nach der biologischen Uhr. Im Gesicht oder auf den Handrücken kommt zur natürlich ablaufenden inneren Alterung noch die äußere Alterung hinzu, die wie gesagt von Sonne und Lebensstil bestimmt wird.

Welche Konsequenzen hat das?

Bei der natürlich ablaufenden, inneren Alterung wird die Haut dünn, entwickelt kleine Fältchen und verliert an Elastizität. Bei der lebensstilbedingten, äußeren Alterung entstehen neben einer dünneren Haut mit geringerer Elastizität auch noch grobe Falten, kleine Gefäßerweiterungen und Pigmentverschiebungen. Die natürlich ablaufende, innere Alterung folgt einer genetisch festgelegten biologischen Uhr, die nicht beeinflussbar ist. Die äußere Alterung wird entscheidend geprägt vom größten Alterungsverursacher, der Sonne. Großen Einfluss auf diese äußere Alterung haben aber auch Schlafmangel, Stress, Nikotin, Umweltverschmutzung, Ernährung, Alkohol, Hautpflege, Partnerschaft, seelische Verfassung, Hormone sowie die Qualität der Work-Life-Balance, also das ausgewogene oder unausgewogene Verhältnis von Arbeit und Freizeit.

Lässt sich der Alterungsprozess der Haut durch einen gesunden Lebensstil aufhalten?

Es gibt vier Dimensionen des Alterns. Erstens das kalendarische Alter, zweitens das biologische Alter, drittens das optische Alter und viertens das gefühlte Alter. Alle vier Dimensionen sind miteinander verkettet. Drei der vier Dimensionen sind beeinflussbar. Das biologische Alter ist durch körperliches und geistiges Training hervorragend zu beeinflussen, im Idealfall bringt das einen Gewinn von zwanzig Jahren. Das optische Alter wird verzögert durch einen hautgesunden Lebensstil. Wenn es richtig gemacht wird, sind zehn bis fünfzehn Jahre jüngeres Aussehen realistisch. Und dann gibt es natürlich noch das gefühlte Alter. Wer 50 Jahre alt ist, kann optisch wie 45 aussehen, sich aber fühlen, als sei er erst 35. Dieser »Jungbrunnen im Geist« kann bewirken, dass man auf die Umwelt deutlich jünger wirkt, als man tatsächlich ist.

Wer etwas pummeliger ist, hat deutlich weniger Falten. Wäre das ein Anti-Aging-Konzept?

Nicht unbedingt, aber die Feststellung stimmt. Der »Rubenstyp«, das heißt die etwas übergewichtige Frau femininen Typs, hat ein größeres Fettdepot in der Unterhaut als die schlanke Frau. Dadurch sind bei pummeligen Frauen die über dem Fettdepot liegende Leder- und Oberhaut prall gespannt und faltenfreier. Der schlanke, maskuline und eher untergewichtige Frauentyp hat durch geringere Fettdepots mehr Falten in der Haut.

Wo macht sich Hautalterung zuerst bemerkbar: im Gesicht, am Hals, an den Händen oder am gesamten Körper?

Anzeichen des Alterns werden zuerst sichtbar in der seitlichen und unteren Augenregion, da die Mimik unseres Gesichts genau hier vorrangig dafür sorgt, dass sich die ersten Falten bilden.

Altert die Haut von Männern genauso schnell wie die von Frauen?

Dazu gibt es keine systematischen Untersuchungen. Beide Geschlechter altern ähnlich. Männer altern kontinuierlicher und Frauen mit einem zusätzlichen Schub ab Beginn der Menopause, wenn während der Wechseljahre die Östrogenproduktion relativ plötzlich sinkt.

Was lässt Männer alt aussehen, was Frauen?

Der Eindruck einer alten Haut entsteht bei beiden Geschlechtern durch Tränensäcke, hängende Wangen, Volumenverluste in der Gesichtsmitte, also wenn sich das Unterhautfettgewebe verändert und gemäß der Schwerkraft nach unten sinkt, durch kleine und grobe Falten sowie Pigmentverschiebungen mit kleinen, mittleren und großen Altersflecken. Hinzu kommen Gefäßerweiterungen, ein unruhiges Hautrelief und ein gelblich-gräulicher Teint.

Tränensäcke machen also alt. Wie entstehen sie und kann man sie behandeln?

Das Fettgewebe am unteren Lid wölbt sich vor. Das tut es umso mehr, je dünner die Haut wird. Zudem erschlafft die Bindegewebshülle, weil Kollagen und elastische Fasern abgebaut werden. Erst dadurch kann das Augenhöhlenfett nach unten sacken und den Tränensack bilden, der natürlich sehr auffällig ist. Tränensäcke kann man ohne sichtbare Narben operieren, indem man das vorgewölbte Fett mit einem kleinen inneren Schnitt durch die Bindehaut des Auges entfernt. Die äußere Haut wird zusätzlich mit einem fraktionierten CO_2-Laser gestrafft. Ein fraktionierter CO_2-Laser ist ein spezielles Gerät, das immer nur ein winziges Areal lasert, eins überspringt und beim nächsten weiterlasert. An einem Beispiel erläutert: Wenn man ein Foto in 10 000 Pixel einteilt, dann werden nur 5000 Pixel gelasert, der Rest nicht. Diese Laser-Methode ist hochwirksam und die behandelten Stellen heilen schneller und besser ab. Das liegt daran, dass beim Heilungsprozess der behandelten Stellen die nicht gelaserten Stellen mithelfen. Noch fünf bis sieben Tage nach dem Eingriff sollte man die Augen mit einer Sonnenbrille schützen, danach sind die Spuren der Operation meist nicht mehr sichtbar.

Welche Rolle spielen Hormone bei der Hautalterung?

Eine wichtige Rolle spielen die Sexualhormone und das Wachstumshormon. Generell sinkt jedoch die Produktion fast aller Hormone im Lauf der Lebensjahre. Es ist bis heute immer noch strittig, ob die Alterung eine Folge der sinkenden Hormonproduktion oder ob die sinkende Hormonproduktion eine Folge der Alterung ist. Letzteres wird wohl der Fall sein.

Verjüngen hormonhaltige Cremes das Hautbild?

Solche Cremes enthalten Östrogene. Sie scheinen das Hautbild zu verjüngen und die Geschwindigkeit der Hautalterung zu verringern. Es handelt sich aber um verschreibungspflichtige Produkte, da Hormone Arzneimittel sind und damit einer anderen Gesetzgebung unterliegen.

Gehört Cellulite, die Orangenhaut an den Oberschenkeln, auch zum Alterungsprozess?

Cellulite gehört nicht zum Alterungsprozess, kann aber im Alter zunehmen. Sie beginnt schon sehr früh bei jungen Frauen mit einer entsprechenden Veranlagung, denn sie wird durch Sexualhormone gesteuert. Erschwerend kommt noch Übergewicht hinzu. Vorrangig die Außenseiten und der hintere Bereich der Oberschenkel sind betroffen, weil dort größere Fettdepots vorhanden sind. Die Fettgewebsläppchen sind bei Männern und Frauen durch Bindegewebsstränge getrennt. Diese verlaufen bei Frauen – möglicherweise bedingt durch die unterschiedliche Konzentration der Sexualhormone – anders als bei Männern. Frauen verfügen über mehr Östrogene (weibliche Hormone) und weniger Androgene (männliche Hormone) als Männer. Bei Frauen verlaufen diese Bindegewebsstränge so, dass das natürliche Mehr an Fett wellen- und dellenartig nach außen hervortreten kann.

Das bezeichnet man als Cellulite, Orangenhaut oder auch weniger schmeichelhaft als Matratzenphänomen. Auch die Lederhaut, die Festigkeit verleiht und bei Frauen dünner und schwächer ist, verstärkt die Cellulite bei Frauen. Wenn Männer Cellulite haben, leiden sie meist an Übergewicht und einer Störung ihrer Sexualhormon-Konzentration, das heißt, sie haben viele Östrogene und wenig Androgene.

Gibt es wirksame Cremes gegen Cellulite?

Die gibt es nicht und wird es auch nie geben. Die strukturellen Besonderheiten durch anders verlaufende Bindegewebssträge lassen sich auch durch die beste Creme der Welt nicht verändern. Cellulite kann nur durch Gewichtsreduktion und körperliches Training reduziert werden, da die Muskeln die darüber liegende Haut spannen und straffen. Ein Lichtblick sind neue physikalische Geräte, die durch eine Kombination von Radiofrequenz- und Ultraschalltechniken eine eindrucksvolle Schrumpfung und Spannung des Gewebes zum Beispiel an Oberschenkel, Bauch, Kinnregion und Wangen bewirken können.

Bekommen Frauen, die sich ausreichend bewegen, trotzdem Cellulite?

Ja, weil Cellulite durch ein Mehr an Fett, ein verändertes Sexualhormon-Verhältnis (mehr Östrogene, weniger Androgene), anders verlaufende Bindegewebssträge und eine dünnere Lederhaut bedingt ist. Wenn überhaupt kann die Stärkung der Muskulatur die Cellulite tendenziell verringern.

Ebenso störend wie Cellulite sind Besenreiser. Wo bilden sie sich und warum?

Besenreiser sind Mini-Krampfadern, die an den Beinen auftreten. Sie sind im Gegensatz zu großen Krampfadern keine Krankheit im ursprünglichen Sinn, stören aber kosmetisch. Sie entstehen durch einen erhöhten Druck in den kleinen Blutgefäßen der Lederhaut, also der faserreichen Schicht zwischen Oberhaut und Unterhautfettgewebe, wodurch die Blutgefäße geweitet werden.

Was kann man dagegen tun?

Kleinste hellrote Besenreiser können relativ gut gelasert werden. Bei den meisten Besenreisern, die etwas dicker und bläulich sind, liefert der Laser keine guten Ergebnisse, und es kann leicht zu Narben kommen. Die Faustregel lautet: entweder veröden oder so lassen, wie es ist. Die Verödung machen in der Regel Venen-Spezialisten. Nachteilig ist, dass sich an den Injektionsstellen gelegentlich die Haut bräunlich verfärben kann, was mit der Zeit abklingt. In der Hand eines Fachmanns ist Verödung eine sehr gute Behandlung für Besenreiser.

Cellulite oder Besenreiser kann man zur Not geschickt durch Kleidung kaschieren – Falten nicht. Wie entstehen Falten?

Falten sind in Linien angeordnete Einsenkungen der Hautoberfläche. Sie entstehen durch Veränderungen im Bindegewebsgerüst der Haut durch Abbau von kollagenen und elastischen Fasern. Gleichzeitig nimmt die in der Haut gespeicherte Menge an Flüssigkeit und Füllmaterialien ab, die die Hautzellen umgeben – die extrazelluläre Matrix. Das führt zu Falten, begünstigt noch durch Mimik und Verschiebungen des Unterhautfettgewebes im Sinne der Schwerkraft.

Lassen sich Falten wegcremen?

Versprechungen und Erwartungen werden auf diesem Gebiet fast immer zu hoch angesetzt. Mittlere und große Falten lassen sich durch Cremes und Tinkturen nicht oder nur marginal beeinflussen. Hier helfen – abgesehen vom Facelifting – nur Füllmaterialien wie Hyaluronsäure, eventuell kombiniert mit Botox. Bei kleineren Falten sind die Chancen besser. Sie lassen sich durch Cremes mit Vitaminen, Antioxidantien und natürlichen Gewebsaktivatoren deutlich bessern. So gibt es zum Beispiel hautaufbauende Substanzen wie Flavanole in den Kakaobohnen, die schützend wirken, oder aber Vitamin A, das indirekt für den Aufbau des Gewebes sorgt. Die Antioxidantien, wozu Vitamin C, Vitamin E und Q10 gehören, sorgen dafür, dass Sauerstoff-Radikale keinen Schaden anrichten können. Auf einen Nenner gebracht heißt das: Sauerstoff-Radikale sind die Bösen und Antioxidantien sind die Guten. Für die Oberfläche der Haut, die ja wesentlich dazu beiträgt, ob man noch jugendlich oder schon alt wirkt, spielt das eine bedeutende Rolle. Aber eins ist und bleibt unumstößlich: Die beste Antifaltencreme ist die Sonnencreme.

Sollte man eine Antifaltencreme so früh wie möglich nehmen?

Idealerweise beginnt man dann, wenn noch keine nennenswerten Falten aufgetreten sind oder sich erste kleine Fältchen zeigen. Das ist meist zwischen dem zwanzigsten und dreißigsten Lebensjahr der Fall. Wenn man mit Mitte fünfzig anfängt, ist das zu spät, aber immer noch besser, als gar nichts zu tun.

Welche wirksamen Faltenbehandlungen gibt es generell?

Abgesehen vom Facelifting gibt es vier Möglichkeiten, Falten zu behandeln. Erstens Füllmaterialien unter die Haut spritzen, sogenannte Filler wie Hyaluronsäure, Kollagen, Polymilchsäure und Kalzium-Hydroxylapatite. Zweitens Botox-Injektionen, drittens Oberflächenbehandlungen mit Peelings und Lasern und viertens Antifaltencremes. Daneben wird es in Zukunft sicher noch weitere Therapien geben, mit denen sich Falten behandeln lassen, zum Beispiel durch thermische Reize.

Wie oft muss man Faltenbehandlungen wiederholen?

Diese Frage ist nur individuell zu beantworten. Bei den meisten der genannten Therapien muss man immer am Ball bleiben, das heißt nach sechs bis zwölf Monaten eine Auffrischungsbehandlung machen. Gut cremen muss man natürlich immer und ein leichtes Peeling mit Fruchtsäuren oder Enzymen kann man dauerhaft machen. Selbst bei einigen Lasern bietet sich nach Jahren noch mal eine Auffrischung an. Interessant ist in diesem Zusammenhang, dass man durch Unterspritzungen mit Hyaluronsäure das Mikromilieu in der Lederhaut, der Schicht zwischen Oberhaut und Unterhautfettgewebe, so verbessert, dass die kollagenproduzierenden Zellen (Fibroblasten) wieder aktiv werden. Das ist natürlich ein Sechser im Lotto, dass man mit einer Injektion eine verloren gegangene körpereigene Produktion von Molekülen wie Kollagen wieder beleben kann.

Leidet die Haut, wenn man ihr zu viele Reparaturen mit Laser, Peeling und Straffung zumutet?

Die Haut toleriert milde hautverjüngende Verfahren gut. Die Betonung liegt hier jedoch auf mild. Wenn verjüngende Maßnahmen wie Peeling und Lasertechniken zu hart und fachlich nicht einwandfrei durchgeführt werden, kann die Haut einen nicht wieder gutzumachenden Schaden davontragen. Wichtig sind: fachliche Kompetenz des behandelnden Arztes und korrekte Auswahl des richtigen Peelingmittels beziehungsweise des richtigen Lasers. Es muss auch darauf geachtet werden, um welchen Hauttyp es sich handelt, da jeder Hauttyp einer auf ihn abgestimmten Behandlung bedarf.

Welche Schönheitsmängel kann man bedenkenlos korrigieren?

Am leichtesten lassen sich Unregelmäßigkeiten bei der Farbverteilung in der Haut korrigieren. Dies ist sinnvoll, da eine fleckige Hautfarbe das Gesicht älter erscheinen lässt. Das hängt damit zusammen, dass durch unregelmäßige Reflexionen des Lichts auf einer fleckigen Haut mehr Kontraste entstehen. Die Hautfarbe ist eine Mischung aus Braun, enthalten im Melanin, und Rot, enthalten im Hämoglobin, dem eisenhaltigen roten Blutfarbstoff in den roten Blutkörperchen. Beide Werte, die des Melanins und des Hämoglobins, lassen sich exakt bestimmen, wenn man eine Chromatometrie vornehmen lässt. Darunter versteht man eine Farbmessung beziehungsweise Farbbestimmung der Haut. Da sich die Haut immer aus den beiden Farbtönen Braun und Rot zusammensetzt, werden bei der Chromatometrie genau diese beiden Farbtöne gemessen. Das erfolgt mit Spezialgeräten in einem Hautfunktionslabor. Eine Haut mit fleckigen braunen Tönen läßt sich gut mit einem Pigmentlaser – zum Beispiel Neodym Yag oder Rubinlaser – behandeln. Bei einer rötlich-fleckigen Haut lassen sich gute Ergebnisse erzielen mit einem Gefäßlaser, auch Diodenlaser genannt. Ziel sollte ein kontrastarmes Gesicht sein. Darüberhinaus lassen sich Hautunreinheiten, Überaktivität von Talgdrüsen sowie Falten und Defizite im Hautvolumen meist sehr gut behandeln und beheben.

Was versteht man denn unter einem Defizit im Hautvolumen?

Unter dem Defizit eines Hautvolumens versteht man, dass im Lauf der Jahre die Haut dünner wird, an Elastizität verliert, schlaff und faltig wirkt, weil unter anderem auch das Fettgewebe als Stütze der Haut abgebaut wird. Das Gesicht erscheint dünner und schmaler und man wirkt älter, als man tatsächlich ist.

Wie entstehen die tiefen Falten von der Nase hin zum Mund, die Nasolabialfalten?

Wie alle anderen Falten auch, nur kommt hier noch eine Besonderheit dazu. Die Region um den Mund und die Wangenregion bilden zwei eigene Einheiten, die durch Bindegewebssträngе unter der Haut voneinander abgegrenzt sind. Während Haut und Unterhautfettgewebe der Wange altersbedingt an Festigkeit verlieren und schwerkraftbedingt nach unten sinken, bleibt das Ganze über der Nasolabialfalte hängen und betont diese erst so richtig. Nasolabialfalten machen ein Gesicht älter. Sie sind aber nur eines von vielen Charakteristika des Alterns.

Kann man Nasolabialfalten abmildern?

Durch Unterspritzungen mit Füllmaterialien wie Hyaluronsäure. Zur Behandlung von Nasolabialfalten ist dies eindeutig das Beste. Auch für die übrigen Gesichtsregionen, insbesondere die Gesichtsmitte, sind Unterspritzungen eine der besten Behandlungsformen für eine optische Verjüngung.

Wie werden hängende Augenlider behandelt?

Die überschießende Oberlidhaut wird entfernt. Diesen Vorgang bezeichnet man auch als Blepharoplastik. Die Operation ist relativ einfach, kann in Vollnarkose oder in örtlicher Betäubung erfolgen und die Fäden werden nach fünf bis sechs Tagen gezogen. Wenn nach der Operation die Augenregion ein paar Stunden gut gekühlt wird, ein paar Tage lang eine Sonnenbrille getragen wird und man einige Tage nach der Operation vornehmlich auf dem Rücken schläft, liefert dieser Eingriff an den Oberlidern fantastische Ergebnisse, ist sehr risikoarm und führt immer zu einem frischen, wachen und deutlich verjüngten Aussehen. Wenn durch hängende Augenlider eine Einschränkung des Gesichtsfeldes besteht, was vom Augenarzt bestätigt werden muss, werden die Operationskosten von einigen Krankenversicherungen übernommen.

Was hilft bei Augenringen?

Augenringe entstehen, wenn sich das Unterhautfettgewebe verringert, sodass die Haut nicht mehr auf einem Polster aus hautschmeichelnden weißlich-gelben Unterhautfettzellen liegt, sondern auf der gut durchbluteten Muskulatur. Die Gefäße scheinen durch, wodurch die bläuliche Färbung entsteht. Das vermittelt leider oft den Eindruck, man sei übermüdet. Bei Menschen mit Untergewicht, aber auch wenn die Haut durch Schlafmangel oder nach einem Langstreckenflug ausgetrocknet ist, treten oft Augenringe auf. Behandeln kann man Augenringe kaum, am besten durch eine gute Schminktechnik, viel Schlaf, eine ausgewogene Ernährung und reichliches Trinken.

Lassen sich Knitterfältchen um Mund und Augen wegcremen?

Für die Region um die Augen bieten sich Cremes mit Vitamin-A-Säure an – Vorsicht, nicht allzu dicht am Auge auftragen –, Botox oder eine Lasertherapie. In der Region um den Mund sind Unterspritzungen mit speziellen Hyaluronsäure-Produkten sinnvoll, mittlere oder tiefe Peelings mit Trichloressigsäure, Phenol oder eine Lasertherapie, am besten mit dem fraktionierten CO_2-Laser. Diese relativ neue Form der Lasertherapie funktioniert ebenfalls sehr gut in der Unterlidregion. All diese Methoden haben nur geringe Risiken und glätten die Haut eindrucksvoll.

Wodurch entstehen die tiefen Stirnfalten?

Falten auf der Stirn entstehen wie jede andere Falte auch. Nur bilden sie sich durch die Mimik besonders auffällig aus. Beim Stirnrunzeln zieht sich die unter der Haut liegende Muskulatur zusammen, wodurch sich Stirnfalten oft schon in frühen Jahren bilden. Die Falte ist hier Folge des sinkenden Kollagengehalts und Folge der eingeschränkten Elastizität. Durch eine teilweise oder komplette Lähmung der

Stirnmuskulatur mit Botox können diese Falten nahezu komplett entfernt werden.

Klappt das auch bei der steilen Stirnfalte zwischen den Augenbrauen?

Diese sogenannte Zornesfalte lässt sich besser behandeln als jede andere Falte im Gesicht. Eine Kombination aus Hyaluronsäure und Botox glättet das komplette Areal und verleiht dem Gesicht meist ein wesentlich freundlicheres Aussehen.

Was ist besser bei Falten: lasern oder unterspritzen?

Mit einer oberflächlichen Lasertherapie lassen sich kleine flächendeckende Knitterfältchen im Gesicht, die häufig an den Wangen, in der Unterlidregion oder an der Oberlippe auftreten, ideal behandeln. Dies geschieht am besten mit einem sogenannten »skin resurfacing«, zum Beispiel mit dem bereits erwähnten fraktionierten CO_2-Laser. Alternativ eignet sich auch ein tiefes Phenol-Peeling, besonders im Bereich der Oberlippe.

Verändert sich im Lauf des Lebens die Pigmentierung und Farbe der Gesichtshaut?

Die Haut wird im Laufe des Lebens heller. Das liegt an der sinkenden Zahl und geminderten Leistungsfähigkeit der Pigmentzellen, was natürlich zu weniger braunem Pigment und folglich zu einer helleren Haut führt. Viele Menschen bemerken, dass sie die tiefe Bräune, die sie noch als Jugendliche an der frischen Luft entwickelt haben, gar nicht mehr erreichen können. Das liegt nicht nur am vermehrten Gebrauch von Sonnencremes mit höheren Lichtschutzfaktoren, sondern an der veränderten Pigmentzell-Dichte und -Aktivität.

Wird die Haut auch immer dünner und empfindlicher?

Im Laufe des Lebens verdünnt sich die Haut deutlich, und zwar sowohl die Oberhaut, die Epidermis, als auch die Lederhaut, die Dermis. Dies gilt für beide Geschlechter und betrifft sowohl die dem Sonnenlicht ausgesetzte als auch die stets bedeckte Haut. Die Haut wird im Laufe des Lebens auch leichter verletzbar. Schon kleine Stöße können große und lang anhaltende Blutergüsse verursachen, da die Blutgefäße in der Haut brüchiger werden. Wunden entstehen schneller und verheilen schlechter. Wirkungsvolle Mittel dagegen gibt es leider nicht. Das heißt, man sollte die Altershaut mit ihrer hohen Verletzbarkeit in Watte packen. Zusätzlich wird die Haut empfindlicher, weil die Hautbarriere, die in der Hornschicht der Oberhaut liegt, weniger widerstandsfähig ist.

Nimmt ältere Haut die Nährstoffe aus Cremes noch gut auf?

Auch ältere Haut kann die Nährstoffe noch relativ gut aufnehmen, insgesamt ist die Stoffwechselaktivität der älteren Haut aber deutlich verringert.

Trocknet die Haut im Alter auch stärker aus?

Ja, bei einigen Menschen sogar massiv. Mit dem Alter geht eine generelle Reduzierung aller Leistungen der Haut einher. Dazu gehören auch eine geringere Talgproduktion, wodurch die Fette der Haut abnehmen, mit denen sie sich quasi selber schmiert. Auch die Fähigkeit der Haut, Wasser zu binden, sinkt. Beides führt zu einer fettarmen und trockenen Haut, was besonders an Händen, Unterschenkeln und im Gesicht zu sehen ist.

Wird die Haut im Alter auch anfälliger für Hautkrankheiten?

Das ist so, insbesondere für Ekzeme. Erkrankungen mit Juckreiz führen zu aufgekratzten Hautstellen. Beides wird begünstigt, weil die Haut im Alter austrocknet und die Hautbarriere, die Abgrenzung der Haut zur Umwelt, geschwächt ist. Daneben wird die Haut anfälliger für Hautkrebs, was mit der schwächeren Immunabwehr im Alter einhergeht. Bei den Ekzemen sind es besonders die Austrocknungsekzeme an Händen und im Gesicht sowie Ekzeme mit münzförmigen Entzündungen an Unterschenkeln (mikrobielle Ekzeme). Beim Hautkrebs ist es der weiße Hautkrebs in Hautregionen, die zeitlebens dem Sonnenlicht ausgesetzt waren. Es können sich Krebsarten bilden wie Basalzellkrebs, Stachelzellkrebs und dessen Vorstufen, die Lichtkeratosen. Bei immunologisch bedingten Erkrankungen wie der Schuppenflechte, Neurodermitis und auch Allergien nimmt die Anfälligkeit im Alter eher ab.

Muss die Haut aufgrund all dieser Erkenntnisse im Alter intensiver gepflegt werden?

Im Alter braucht die Haut mehr Fett, mehr Feuchtigkeit und besonders milde Mittel zur Reinigung, damit die Hautbarriere gestützt und nicht irritiert wird. Die Reinigung sollte nicht übertrieben, sondern angemessen sein. Ideal ist Duschöl statt Seife. Die Pflegeprodukte sollten Feuchthaltefaktoren haben wie Urea, Glycerin oder pflanzliche Produkte. Beispiele sind hier Jojobaöl, Macadamianussöl, Shea Butter oder Aloe vera, um nur einige zu nennen. Emulgatoren in den Pflegeprodukten sollten mild sein, damit sie den Schutzfilm der Haut aus Fetten und Wasser nicht noch zusätzlich zerstören. Unmittelbar nach einem Vollbad oder einem Duschbad sollte die Haut gut eingecremt werden, da die Haut, genauer gesagt die Hornhaut, dann noch viel Wasser gespeichert hat und die Creme durch einen vorübergehenden Verschluss dafür sorgt, dass das Wasser länger in der Haut bleibt. Da ausreichend Feuchtigkeit Voraussetzung dafür ist, dass die unterschiedlichen Hautfette (freie Fettsäuren, Cholesterol und Ceramide) optimal stabilisiert werden, wird die Haut nicht nur weicher und geschmeidiger, sondern auch robuster. Das heißt, auch die Altershaut kann durch eine gute Pflege zeitlebens gesund und schön sein.

Empfiehlt es sich, im Alter andere Kosmetika zu benutzen?

Nicht generell, nur sollte man auf die oben angeprochenen Punkte besonders achten. Es gibt inzwischen auch Pflegeserien von großen Markenherstellern, die eigene Produktlinien für die reife, das heißt ältere Haut herstellen und den genannten Besonderheiten Rechnung tragen.

Altern Menschen mit dunklem Teint schneller als Menschen mit hellem Teint?

Das ist schwer zu sagen, da Hautalterung immer sehr individuell abläuft. Was die lebensstilbedingte, äußere Hautalterung angeht, altert die helle Haut theoretisch schneller, da sie weniger Eigenschutz gegenüber UV-Strahlen hat. Dennoch ist Hautalterung ein so komplexer Vorgang, dass sich unterschiedliche Geschwindigkeiten kaum auf den Nenner weniger oder mehr Pigmente reduzieren lassen. Außerdem gibt es Unterschiede in der optischen und biologischen Alterung. Optisch alt heißt nicht zwangsläufig biologisch alt und umgekehrt. Am Ende ist die Geschwindigkeit abhängig von sehr vielen genetischen und lebensstilbedingten Faktoren.

Lässt zu wenig Schlaf die Haut schneller altern?

Eindeutig. Im Schlaf regeneriert sich jedes Organ – auch die Haut. Der oxidative Stress nimmt zu, je weniger man schläft. Da oxidativer

Stress einer der wichtigsten, vielleicht sogar der wichtigste Beschleuniger der Hautalterung ist, wird klar, warum ein ausreichender und regelmäßiger Schlaf so wichtig für Hautgesundheit und Schönheit ist. Durch den ganz normalen Stoffwechsel entstehen bereits eine gewisse Menge freie Radikale, also sauerstoffreiche Verbindungen, die die Haut altern lassen. Freie Radikale entstehen im Körper aber auch zusätzlich durch Rauchen, Stress, UV-Strahlen und Schadstoffe aus der Umwelt. Durch wenig Schlaf wird die Produktion dieser Sauerstoff-Radikale noch zusätzlich angekurbelt. Damit steht eine Armada an Angreifern bereit, um das umliegende Gewebe zu schädigen. Schlaf wirkt sich auch deshalb positiv auf das Hautbild aus, weil die Haut im Schlaf Wasser einlagert, was kleine Fältchen vorübergehend aufpolstert. Das verjüngt das Hautbild.

Wie wirken sich Alkohol und Nikotin auf den Alterungsprozess der Haut aus?

Alkohol in moderaten Mengen hat möglicherweise wenig negative Einflüsse auf die Geschwindigkeit der Hautalterung. Bei größeren Mengen sieht das anders aus. Menschen, die viel und vor allem regelmäßig Alkohol trinken, sehen »puffy« aus, aufgedunsen und pastös, zumal Alkohol auch viele überflüssige Kalorien liefert. Alkohol führt leicht zu erweiterten Äderchen und Rötungen der Gesichtsregion um die Nase herum, beides fördert optisch den Eindruck der Hautalterung. Beim Zigarettenrauchen gibt es nicht den geringsten Zweifel über einen negativen, das heißt beschleunigenden Einfluss auf die Hautalterung. Rauchen aktiviert bestimmte Enzyme (Matrixmetalloproteinasen), die das Kollagen der Lederhaut, der faserreichen Schicht zwischen Oberhaut und Unterhautfettgewebe, zerstören und damit die Entstehung von Falten fördern. Außerdem verfärbt das Rauchen den Teint gräulich-gelblich und vermindert die Durchblutung der Haut. All diese Dinge beschleunigen die optische und biologische Hautalterung erheblich.

Haut und Straffung

Im Gespräch mit anderen steht man wie selbstverständlich zu jeder Falte, die sich über die Jahre ins Gesicht gegraben hat. Lasern lassen, vielleicht sogar liften – auf gar keinen Fall. Falten unterspritzen – bloß nicht. Den schrumpeligen Hals glätten oder die Lider der Augen anheben lassen – Gott verhüte. Das machen vielleicht die, die beim Film sind, die großen und die kleinen Stars. Die haben es ja vielleicht auch nötig, aber man selbst beileibe nicht. Außerdem hat fast jeder schon von einem missglückten Facelifting gehört, von erstarrten, weil falsch gelifteten Gesichtszügen.

Die Überzeugung, dass alle anderen es nötig haben, man selbst aber nicht, hält meist so lange vor, bis die oder der erste aus dem Freundeskreis stolz erklärt, dass er sich entschlossen habe, die Schlupflider korrigieren zu lassen. Und man mag es kaum zugeben, aber derjenige sieht danach besser, ja jünger aus. Zu Hause vor dem Spiegel fragt man sich dann doch klammheimlich, ob man wirklich die vielen Fältchen rund um die Lippen als gottgegeben hinnehmen muss oder vielleicht mal zu einem Hautarzt gehen sollte. Natürlich nur, um erst mal darüber zu reden, mehr nicht – jetzt noch nicht.

Besser redet es sich, wenn man weiß, wie die einzelnen Verfahren funktionieren, für welche Hautprobleme sie geeignet sind und wo die Gefahren lauern.

Wer sich gut informiert, der kann hinterher immer noch entscheiden, ob er mit seinen Falten oder lieber ohne sie alt werden möchte.

Mit welchen Verfahren kann man die Haut straffen?

Der Verlust an Hautstraffheit ist ein wesentliches Element des Alterungsprozesses. Elastische und kollagene Fasern werden mit zunehmendem Alter geschädigt, es kommt zu einem Verlust an Unterhautfettgewebe. Diesem Schwund kann man durch ein Faceliftinging von innen begegnen, indem Füllmaterial (Filler) in das Unterhautfettgewebe gespritzt wird. Es gibt verschiedene Materialien mit unterschiedlichen Eigenschaften. Heutzutage werden vor allem biologisch abbaubare Substanzen bevorzugt. Dazu zählen die auch natürlicherweise in der Haut vorkommenden Substanzen Hyaluronsäure und Kollagen sowie die künstlichen Substanzen Polymilchsäure und Kalzium-Hydroxylapatit. Die Einbringung dieser Substanzen in die Haut führt meist schon zu einer deutlichen optischen Verjüngung. Der Effekt hält mehrere Monate an. Weitere Verfahren zur Glättung und Straffung der Haut (Skintightening) beruhen auf physikalischen Verfahren. Dazu zählen Radiofrequenz-, Ultraschall- und Lasertechnik. Bei der Behandlung mittels Radiofrequenz und Laser wird der verjüngende Effekt durch thermische Energie, also Wärme, erzielt, bei der Anwendung von Ultraschall mittels mechanischer Stoßwellen. Eine Straffung und Glättung der Haut lässt sich auch durch operative Verfahren erreichen, durch ein Lifting.

Liften

Welche Bereiche im Gesicht und am Körper lassen sich liften?

Hängende Haut lässt sich am besten operativ straffen. Am häufigsten werden das Ober- und Unterlid am Auge geliftet. Wenn zudem die Augenbrauen absacken, bringt das Liften der Stirn den besten Erfolg. Man muss aber nicht immer operieren, sondern auch mit Radiofrequenz-Techniken lässt sich eine tendenzielle Verbesserung erzielen. Unter Radiofrequenz versteht man die Therapie mit Geräten, die Wellenlängen im Radiofrequenzbereich von 3 bis 50 Megahertz aussenden. Dadurch wird im Gewebe Wärme produziert, was zur Straffung des behandelten Bereichs führt. Es gibt auch den Fadenlift. In das Fettgewebe der Haut wird ein Faden eingezogen, der nicht abgebaut werden kann. Mittels dieses Fadens wird die verloren gegangene Spannung und Straffheit des Fettgewebes wieder hergestellt. Die Halsregion zu straffen ist schwierig. Radiofrequenz ist eine Möglichkeit. Bei starkem Hautüberschuss bleibt allerdings nichts anderes übrig, als die überflüssige Haut operativ zu entfernen. Um die Haut am Körper zu straffen, kommen ebenfalls Radiofrequenz, Ultraschall, Lasertherapie und Kryolipolyse in Frage. Unter Letzterem versteht man die Zerstörung des Fettgewebes durch Kältesonden. Jede der vier Methoden kann gegebenenfalls eine Operation überflüssig machen.

Was charakterisiert ein gutes Lifting?

Bei einem Facelift – Sonderformen sind Stirnlift, Wangenlift, Halslift – entfernt der Chirurg überschüssiges Hautgewebe und strafft die verbleibende Haut nebst Unterhautfettgewebe über der Gesichtsmuskulatur. Dadurch können – bei nicht sorgfältiger Arbeit des behandelnden Arztes – gelegentlich künstliche Gesichtszüge die Folge sein, die befremdend wirken. Ein gutes Facelift ist eine große Kunst, die nur wenige beherrschen. Wichtig ist immer der Erhalt der Authentizität. Das beste Facelift ist das, welches nicht als solches wahrgenommen wird.

Wo liegen die Gefahren?

In der Regel werden die Wangenpartien in Richtung Ohren geliftet, wodurch die hängende Wangenhaut verschwindet und zwischen Kinn und Kieferwinkel wieder eine gerade Linie entsteht. In gleicher Weise wird die Stirn geliftet, indem die überschüssige Haut nach oben gezogen und am Stirnhaaransatz entfernt und fixiert wird. Heute werden Liftings sehr professionell gemacht. Man sieht aber gelegentlich immer noch Leute, die vor lauter Straffung ihre Augen nicht mehr richtig schließen und die Zahnbürste nicht mehr richtig in den Mund führen können.

Wie lange hält der Effekt des Liftens an?

Meist wird nur einmal im Leben geliftet. Das erste Lifting ist immer das wichtigste und entscheidende Lifting. Wiederholungen sind selbstverständlich nach vielen Jahren möglich. Sie sind technisch aber nicht einfach, da man zusätzlich mit altem Narbengewebe kämpfen muss. Bei einem wiederholten Lifting muss ein absoluter Experte auf dem Gebiet der Gesichtschirurgie ans Werk. Es gibt Menschen, die zwei und sogar mehr Liftings hinter sich haben. Der Effekt eines Liftings hält zehn bis zwanzig Jahre an. Natürlich zerstört ein Lifting je nach Ausmaß die Mimik des Gesichts, da mit jedem Lifting auch ein Teil der Flexibilität der Haut verloren geht.

Kann man auch faltige Hände und einen faltigen Hals liften?

Den Hals ja, die Hände nein. Ein komplettes Lifting schließt den Hals mit ein. Ein Handlifting ist unüblich und wird allenfalls als ungewöhnliche Sonderleistung einiger Schönheitschirurgen angeboten. Bei den Händen wird zur optischen Verjüngung eher die Unterspritzung mit Füllmaterial wie Hyaluronsäure und die Lasertherapie angewendet.

Kann man sich bei einem Lifting auch gleich Tränensäcke und Doppelkinn entfernen lassen?

Das ist problemlos möglich und wird im Standardprogramm jedes guten Schönheitschirurgen angeboten.

Filler

Wann machen Filler Sinn?

Es gibt eine selbst für den Fachmann nicht überschaubare Menge an verschiedenen Füllstoffen für die Haut. Zulassung und Zertifizierung sind kein sicheres Indiz dafür, dass das Produkt auch sicher und qualitativ gut ist. Generell gilt, dass nur biologisch abbaubare Filler-Stoffe verwendet werden sollten. Nicht abbaubare Stoffe können Unverträglichkeiten auslösen, Knoten unter der Haut bilden und im Laufe des Lebens, wenn das natürliche Unterhautfettgewebe abnimmt, unschön zutage treten. Filler können nicht überall eingesetzt werden. Es gibt unterschiedliche Falten im Gesicht: Mimikfalten wie die Zornesfalte, Falten aufgrund von Hauterschlaffung, wie die tiefe Falte von der Nase zum Mund, die Nasolabialfalte, und es gibt die tiefe Rinne unter dem Auge, die im Augenwinkel beginnt, dieTränenrinne. Mimikfalten lassen sich am besten mit Botox behandeln. Haben sich aber die Falten bereits in die Haut eingegraben, sollte man Filler wie Hyaluronsäure unterspritzen. Hierbei wird die Furche in der Haut von dem Füllmaterial angehoben. Der Gesichtsausdruck wird hierdurch wie mit einem Weichzeichner geglättet. Wenn das Unterhautfettgewebe absinkt, entstehen Tränenrinnen und der Mittelteil des Gesichts sinkt ein. Diese Defekte im Gewebe lassen sich ebenfalls mit Fillern unterfüttern.

Welche sind zu empfehlen?

Filler sind Füllmaterialien, die in die Schichten unter der Oberhaut, das heißt in die Lederhaut und das Unterhautfettgewebe, eingebracht werden. Sie sollen die Gewebemenge ersetzen, die im Laufe des Alterungsprozesses verloren gegangen ist, und somit Falten beseitigen. Es handelt sich also technisch zunächst um einen reinen Volumenersatz. Zu empfehlen sind abbaubare Filler wie Hyaluronsäure,

Kollagen, Poly-Milchsäure und Kalzium-Hydroxylapatit. Am besten untersucht und überwiegend verwendet wird Hyaluronsäure. Sie verursacht praktisch keine Allergien, allenfalls meist nur gering ausfallende lokale Unverträglichkeiten wie kurz andauernde Rötungen. Hyaluronsäure kann das Tausendfache ihres Eigengewichts an Wasser binden – plustert also auf – und stellt daher einen idealen Filler dar. Nachteil eines jeden Fillers ist, dass er mit der Zeit abgebaut wird und daher im Abstand von sechs bis neun Monaten nachgespritzt werden muss.

Ist Hyaluronsäure eine Art Wundermittel?

Hyaluronsäure ist eine Substanz, die in der Haut, den Gelenken und auch im restlichen Körper vorkommt. Hyaluronsäure wird mittlerweile biotechnologisch hergestellt und ist identisch mit der im Körper vorkommenden Hyaluronsäure. Sie bindet pro Gramm drei Liter Wasser. Dieses enorme Wasserbindungsvermögen führt dazu, dass auch von außen aufgetragene hyaluronsäurehaltige Produkte einen gewissen Glättungseffekt bewirken. Hyaluronsäure ist die am weitesten verbreitete Füllsubstanz zum Ausgleich von Volumenverlusten in der Haut und zur Behandlung von Falten. Desweiteren kann Hyaluronsäure auch »hängendes Gewebe« im Wangenbereich aufpolstern. Dieses Facelift von innen bewirkt ein frisches Aussehen. Die Haltbarkeit der Substanzen beträgt in der Regel besagte sechs bis neun, manchmal auch bis zu zwölf Monate. Wer aber eine starke Mimik hat und die Gesichtsmuskeln stark beansprucht, bei dem wird die Hyaluronsäure schneller abgebaut. Durch Hyaluronsäure werden zudem die für den Kollagenaufbau verantwortlichen Zellen (Fibroblasten) stimuliert, sodass neben dem eigentlichen Filler-Effekt noch die Hilfe zur Selbsthilfe angekurbelt wird.

Mesotherapie

Was ist darunter zu verstehen?

Bei der Mesotherapie werden meist kleine Mengen von Cosmeceuticals (Kombination aus Kosmetikum und Arzneimittel) mit vielen Einzelspritzen direkt unter die Haut, überwiegend im Gesicht, eingebracht. Meist werden in der ästhetischen Dermatologie hierfür Hyaluronsäure oder auch Vitamine verwendet. Untersuchungen zeigen, dass sich nach einer Mesotherapie mit Hyaluronsäure die Elastizität der Haut verbessert. Der Effekt von Vitaminen und Aminosäuren, die in Cocktails zusätzlich gespritzt werden, ist bisher nicht wissenschaftlich untermauert. Trotzdem erfreuen sich auch diese Substanzen einer großen Beliebtheit in der Mesotherapie.

Botox

Wann und wo wird Botox eingesetzt?

Botox kommt aus der Neurologie und wurde ursprünglich eingesetzt bei Spastiken und Muskelkrämpfen. Zufällig stellte man fest, dass sich Falten glätten, wenn die Muskeln sich entspannen. Damit hielt Botox Einzug in die ästhetische Medizin. Botox hemmt die Freisetzung des Botenstoffs Acetylcholin, der Nervenimpulse auf Muskeln überträgt. Dadurch wird verhindert, dass die Muskeln sich zusammenziehen. Folglich wird die mimische Muskulatur abgeschwächt beziehungsweise gelähmt und mimisch bedingte Falten verschwinden. In der ästhetischen Dermatologie werden mit Botox am häufigsten die Falten in der oberen Hälfte des Gesichts – Stirn- und Zornesfalten sowie Krähenfüße – behandelt. Aber es können auch »Bunny-Lines« entstehen, wenn so intensiv mit Botox behandelt wurde, dass an Stellen, wo sich eigentlich nie Mimikfältchen bilden, diese plötzlich entstehen, weil durch Botox alle anderen Gesichtsregungen eingeschränkt sind. Solche Fältchen bilden sich meist seitlich der Nasenflügel und sind ein verräterisches Zeichen für eine allzu intensive Botox-Therapie, wie man das bei einigen prominenten Schauspielern gut beobachten kann. Auch in der unteren Gesichtshälfte ist mit Botox Vorsicht geboten, denn die eigentlichen Aufgaben der Muskeln dürfen nicht beeinträchtigt werden. Das heißt: Wenn Lippenfalten mit Botox behandelt werden, müssen die Muskeln um den Mund herum noch einwandfrei funktionieren können. Einen guten Lifting-Effekt erzielt man mit Botox in der Kinn-Hals-Region. Diese Therapie wird auch als Nofretete-Lift bezeichnet.

Wann darf Botox auf keinen Fall gespritzt werden?

Während der Schwangerschaft, in der Stillzeit, bei Allergien gegen Botox oder Bluteiweiß, bei Nerven-Muskel-Erkrankungen, Blutgerinnungsstörung sowie bei Infektionen an der Einstichstelle.

Gibt es Botox-Unverträglichkeit oder Nebenwirkungen?

Bei sachgerechter Handhabung ist das eher selten. Gelegentlich werden Antikörper gegen Botox gebildet, das ist aber keine Unverträglichkeit, sondern schwächt nur die Wirkung ab. Kleine Rötungen an den Einstichstellen können ebenfalls kurzfristig auftreten. Auch das ist keine echte Unverträglichkeit. Prinzipiell wird Botox – obgleich ein Gift – exzellent vertragen, da die Dosis so gering ist. Die Anwendung von Botox bestätigt das klassische Gesetz der Pharmakologie: Nur die Dosis macht das Gift. Nebenwirkungen hat Botox bei korrekter Anwendung nach derzeitigem Kenntnisstand praktisch keine.

Wie oft können Botox-Behandlungen wiederholt werden?

Nach derzeitigem Kenntnisstand beliebig oft.

Peeling

Welche Peelings gibt es?

Es gibt oberflächliche, mitteltiefe und tiefe Peelings. Oberflächliche Peelings mit Milchsäuren, Alpha-Hydroxysäuren beziehungsweise Trichloressigsäure in einer Konzentration von 15 bis 20 Prozent tragen oberflächlich die Hornschicht ab und verfeinern das Hautbild beispielsweise bei einer grobporigen Haut. Der Talg aus den Talgdrüsen kann besser abfließen und auch Hautunreinheiten und Akne lassen sich so gut therapieren. Mitteltiefe Peelings mit Trichloressigsäure in einer Konzentration von 35 Prozent dringen bis in die Lederhaut ein, die faserreiche Schicht zwischen Oberhaut und Unterhautfettgewebe. Sie verfeinern das Hautbild, glätten oberflächliche Falten und kleinere Aknenarben. Tiefe Peelings mit Phenol dürfen nur von erfahrenen Ärzten angewendet werden. Diese Methode überzeugt durch gute kosmetische Ergebnisse und einen über viele Jahre anhaltenden Effekt. Mitteltiefe und tiefe Peelings können auch zur Behandlung oberflächlicher Hautkrebserkrankungen (weißer Hautkrebs) eingesetzt werden.

Lassen Fruchtsäure-Peelings das Gesicht jünger erscheinen?

Fruchtsäure-Peelings werden in einer Konzentration von 5 bis 15 Prozent eingesetzt. In geübten Händen und nach Vorbereitung der Haut sind auch Kurzkontakte mit bis zu 70 Prozent möglich. Verwendet werden dafür Cremes oder Lösungen. Sie lösen die obersten Hautschuppen der Hornhaut und haben glättende, reinigende und in geringem Maße auch eine pigmentregulierende Wirkung. Sie eignen sich fast für jeden Hauttyp und geben dem Gesicht immer einen sehr angenehmen »Frischekick«. Bei Entzündungen oder Hautreizungen sollte die Anwendung unterbleiben.

Wie wirkungsvoll sind Peelings, die man zu Hause anwenden kann?

Das Ergebnis ist meist befriedigend, und deshalb sind sie auch sinnvoll. Peelings, die man selbst anwendet, können mechanisch, also mit Schleifpartikeln versetzt sein oder chemisch mit Enzymen. Einige Produkte vereinen beides. Zu den selbst anzuwendenden Peelings zählt auch Fruchtsäure in geringer Konzentration von 5 bis 15 Prozent. Die Ergebnisse sind bei regelmäßiger Anwendung sehr schön und unterstützen die pflegende Kosmetik. Bei Entzündungen oder Hautreizungen ist von einer Anwendung abzuraten.

Wann kommt ein tiefes Peeling in Frage?

Ein tiefes Peeling ist ein Phenol-Peeling, bei dem der Wirkstoff bis weit in die Lederhaut eindringt und die obersten Hautschichten komplett durch eine »neue Haut« ersetzt werden. Tiefe Peelings werden bei Verhornungsstörungen und frühen Formen des weißen Hautkrebses, bei ausgeprägten Hautschäden durch die Sonne oder zur Behandlung schwerer Aknenarben eingesetzt. Sie glätten die Oberfläche, erzeugen eindrucksvolle Besserungen der Hautstruktur und führen zu einer deutlichen optischen Verjüngung der Haut. Der Eingriff erfolgt in Vollnarkose und die Erholungszeit nach der Operation dauert meist zwei bis vier Wochen. Im Anschluss daran ist die Haut mindestens sechs Monate lang konsequent vor Sonne zu schützen, damit es nicht zu Pigmentverschiebungen kommen kann.

Laser

Wann wird gelasert, wie lange hält der Erfolg an?

Eine Vielzahl von Laser-Geräten ist auf dem Markt. Zudem gibt es noch die IPL-Technologie, die häufig als Ersatz für Laserbehandlungen angeboten wird. Im Gegensatz zur Lasertechnologie mit dem Licht einer einzigen Wellenlänge handelt es sich bei IPL (Intense Pulsed Light) um ein Spektrum verschiedener Wellenlängen. Während die Laserbehandlung nur von Ärzten durchgeführt werden darf, wird die IPL-Technologie auch von Nichtmedizinern angewendet. Ähnlich wie der Laser birgt auch die IPL-Technologie bei falscher Anwendung hohe Risiken, und es ist fahrlässig, diese Technologie in Laienhände zu geben. Aus diesem Grunde ist dringend anzuraten, alle Laser- und IPL-Anwendungen grundsätzlich nur von lasererfahrenen Ärzten und in entsprechenden Zentren durchführen zu lassen. Rosazea und Couperose, rote und bläuliche Äderchen im Gesicht und die sogenannte Gänsegurgelhaut lassen sich in ein bis zwei Sitzungen behandeln. Da aber meist eine genetische Veranlagung vorliegt, kommen die Hautveränderungen wieder, sodass nach ein bis zwei Jahren nachbehandelt werden muss. Feuermale und Blutschwämme müssen aufwendiger behandelt werden, aber die Erfolge sind sehr gut. Bei Flecken und Hautveränderungen sollte nicht gelasert werden, bevor nicht abgeklärt ist, ob die Flecken und Veränderungen harmlos sind. Erst dann können Altersflecken oder Alterswarzen gelasert werden. Eine einmalige Behandlung genügt.

Lässt sich mit dem Laser das Hautbild optimieren?

Auch Hautstraffungen und Glättungen sind mit dem Laser möglich. Man unterscheidet zwischen abtragenden und nicht abtragenden Verfahren. Der Effekt ist umso besser, je tiefer man eindringt. Moderne Verfahren, bei denen nicht die gesamte Hautoberfläche, sondern nur 10 bis 20 Prozent behandelt werden, haben einen kurzen Heilungsprozess. Laserverfahren, kombiniert mit Botox, verbessern die Ergebnisse einer optischen Hautverjüngung. Vielfach wird angenommen, dass die Haut durch Laseranwendungen dünner wird. Ganz im Gegenteil erfolgt aber eine Stimulation des Kollagens und damit eine Verbesserung des gesamten Hautzustandes.

Mikrodermabrasion

Was versteht man darunter und eignet sich diese Therapie nur fürs Gesicht?

Eine Mikrodermabrasion trägt die oberflächliche Hautschicht mit kleinen, vakuumgesteuerten Schleifpartikeln ab, verfeinert das Hautbild und glättet die Oberfläche. Die Mikrodermabrasion bietet sich als begleitende Therapie bei Akne an, insbesondere wenn die Akne viele Mitesser (Komedonen) aufweist. Das Verfahren wird vor allem im Gesicht, am Hals und im Dekolleté eingesetzt und kann mehrfach wiederholt werden, je nach Verträglichkeit auch im Abstand von zwei bis vier Wochen.

Haut und Pflege

Die menschliche Haut ist wie ein nobles Auto: eine perfekte Hülle mit ausgefeilter Technik, sodass sie mit jeder Straßenlage zurechtkommt.

Kein Mensch käme auf die Idee, so ein nobles Auto bewusst verrotten zu lassen, an den empfindlichen Lack mit einem groben Scheuertuch zu gehen oder die Elektronik nicht zu warten.

Warum also sollte man seiner Haut nicht, wie einem Luxuswagen angemessen, das Beste zukommen lassen? Dazu muss man wissen, was das Beste ist, wie man den »hochwertigen Lack« richtig reinigt, wie und wie oft man ihn waschen muss, damit die Politur zur Wirkung kommt, und was zu tun ist, um kleine und große Macken unsichtbar zu machen.

Der Blick auf nur einen Quadratzentimeter Haut zeigt, welch umfassendes System zu bedienen ist, um die Haut richtig zu pflegen und gesund zu erhalten. Auf der Minifläche eines Quadratzentimeters Haut »sitzen« 5000 Sinneszellen, die Wärme, Kälte, Schmerz und Lust empfinden können. Hundert Schweißdrüsen arbeiten auf diesem kleinen Stück Haut, wo auch noch Platz ist für fünfzehn Talgdrüsen und fünf Haare. Von den 150 000 Pigmentzellen, den vier Metern Nervenbahnen und dem einen Meter Blutgefäße in diesem Miniareal ganz zu schweigen.

In Anbetracht dieser hervorragenden Ausstattung sollte man Sorgfalt walten lassen bei der Hautpflege, die so individuell sein sollte wie der Mensch selbst.

Es ist ein Märchen zu glauben, dass die Pflege der Haut vorrangig ein Thema für Frauen ist. Immerhin benutzen schon 46 Prozent der Männer regelmäßig Hautpflegeprodukte, doch mit dem Bekenntnis zur täglichen intensiven Pflege halten sie sich in der Öffentlichkeit eher zurück. Völlig unnötig, denn der Bedarf an Pflege ist bei Männern und Frauen gleich. Vorrangig gilt, den Feuchtigkeitshaushalt der Haut zu erhalten – je länger, desto besser. Jeder Mensch besteht zu siebzig Prozent aus Wasser. Allein ein Viertel dieser Menge speichert die Haut und zeigt das durch ein pralles Aussehen.

Was ist mit guter Hautpflege zu erreichen?

Das Ziel der Hautpflege ist es, die Haut zu reinigen und zu schützen. Schmutz und alte, abgestorbene Zellen müssen entfernt werden, damit die Haut einwandfrei funktionieren kann. Das versteht sich von selbst. Dass die Haut aber auch geschützt werden muss, das wird erst verständlich, wenn man sich die wichtigste Aufgabe der Haut vor Augen führt: Sie ist unsere Barriere, also unsere Abgrenzung zur Umwelt. Die Haut kann sich in vielen Fällen selbst schützen, in vielen Fällen braucht sie aber Hilfe. Die Haut eines gesunden zehnjährigen Kindes in unseren Breitengraden benötigt in aller Regel kaum Pflege von außen. Bei der Haut von erwachsenen Menschen aber ist Pflege vonnöten. Die Bandbreite der Maßnahmen reicht dabei von selten und wenig bis hin zu regelmäßig und viel.

Was bedeutet Hautbarriere?

Die Haut soll verhindern, dass wertvolle Dinge von innen nach außen und schädliche Dinge von außen nach innen gelangen. Das klappt nur mit einer intelligenten Barriere, die das eine durchlässt, das andere dagegen nicht. Man spricht auch von einer halbdurchlässigen, der semipermeablen Membran. Die Natur hat hier ein Meisterwerk vollbracht, indem sie diese flexible Hülle schuf, die unseren wasserhaltigen Organismus gegen die trockene Umwelt abdichtet, trotzdem aber gewisse Mengen an Wasser beispielsweise beim Schwitzen zur Kühlung unseres Motors durchlässt. Ansonsten müssten wir bei höherer Außentemperatur oder bei körperlicher Anstrengung sterben, da unser Organismus nur bis 37 Grad Celsius reibungslos funktioniert. Durch ein raffiniertes Kühl- und Heizsystem können die 37 Grad Celsius konstant gehalten werden. Diese faszinierende Barriere besteht aus einem Film aus Hornzellen, das sind abgestorbene Zellen der Oberhaut, aus Fetten (freie Fettsäuren, Cholesterol, Ceramide) und Wasser, dessen Konzentration durch die Fette und wasserbindende Stoffe stabilisiert wird. Man spricht hier auch vom natürlichen Befeuchtungsfaktor der Haut, dem »natural moisturizing factor« (NMF). Das heißt, die Hornhaut mit ihren Zellen, die Kittsubstanz zwischen diesen Zellen, die Fette und die Komponenten des NMF bilden zusammen einen komplex aufgebauten Hydrolipidfilm, der die eigentliche Barriere der Haut darstellt.

Hautpflege hat die primäre Aufgabe, diese Barriere zu schützen und zu pflegen.

Muss sich jeder Mensch anders pflegen?

Pflege sollte immer so einfach wie möglich sein, aber nicht einfacher! Viele glauben, dass es drei Hauttypen gibt, also den Mischtyp, den trockenen Hauttyp, den empfindlichen Hauttyp, und das wäre es dann auch schon. Das ist eine falsche Vereinfachung, bei der nicht nur Äpfel und Birnen, sondern Äpfel, Birnen und Bananen miteinander verglichen werden. Jeder Mensch hat seinen eigenen Hauttyp, wie jeder seinen eigenen Fingerabdruck hat, nur ist es letztlich mit der Haut noch etwas komplizierter. Ein Fingerabdruck verändert sich nicht, der Hauttyp schon.

Was macht den Hauttyp aus?

Hauttypen sind in weiten Bereichen durch die Gene festgelegt, trotzdem kann sich die Hautbeschaffenheit verändern. Das Alter, Medikamente, Hautpflege und der Lebensstil, also Sonne, Ernährung,

Schlaf, Nikotin, Alkohol, spielen eine große Rolle. Zur Bestimmung des Hauttyps, besser gesagt des Hautstatus, der sich meist auf die Charakteristika der Gesichtshaut bezieht, müssen zehn Punkte berücksichtigt werden:

- Kalendarisches Alter: Hauttypen ändern sich im Laufe des Lebens.
- Biologisches Alter: beispielsweise die Elastizität der Haut, die mit zunehmendem Alter sinkt.
- Optisches Alter: Faltentiefe, Pigmentunregelmäßigkeiten, Volumenverschiebung. Das heißt: Wenn die Haut altert, kommt es zu Veränderungen im Unterhautfettgewebe. Dieses nimmt von der Gesichtsmitte her ab und sinkt, bedingt durch die Schwerkraft, nach unten.
- Hautlichttyp: Wie viel braunes Pigment, also wie viel Melanin ist in der Oberhaut gespeichert und wie gut verträgt ein Mensch die Sonne?
- Hautrötung: Wie viel des roten Blutfarbstoffs Hämoglobin ist an der Hautoberfläche zu sehen? Für Hautlichttyp und Hautrötung gilt: Die Hautfarbe setzt sich im Wesentlichen aus Braun und Rot zusammen, einer Mischung aus Melanin und Hämoglobin, und kann durch eine Farbmessung, die Chromatometrie, bestimmt werden.
- Talgkonzentration: der Talg im Zentrum des Gesichts, das heißt in der als T-Zone bezeichneten Region von Stirn, Nase und Kinn.
- Höhe der Talgkonzentration: vor allem in den seitlichen Wangenregionen des Gesichts. Bei den Talgkonzentrationen in der T-Zone und den Wangenregionen des Gesichts ist noch wichtig zu wissen: Einige Menschen haben in der T-Zone eine sehr fettreiche und in der Peripherie des Gesichts eine sehr fettarme Haut, andere wiederum haben flächendeckend eine fettreiche oder fettarme Haut.

– Hautfeuchtigkeit: Wie gut oder schlecht ist die Haut durch-
feuchtet, das heißt, wie ist der »Natural Moisturizing Factor«
(NMF) entwickelt?
– Aktivität der Schweißdrüsen
– Empfindlichkeit der Haut

Für jeden dieser zehn Punkte gibt es einen Wert auf einer Skala von
null bis neun. Dadurch ergibt sich ein höchst individueller, zehnstel-
liger Zahlencode, der den Hauttyp und den Status der Haut relativ
gut charakterisiert. Die Wahrscheinlichkeit, dass zwei Menschen exakt
den gleichen Hauttyp und Hautstatus haben, liegt geschätzt in einer
Größenordnung von 1:100 000 bzw. 1:1 000 000.

Lässt sich das an einem Beispiel erläutern?

Nehmen wir eine siebenundvierzig Jahre alte Südeuropäerin: Sie hat
eine sehr empfindliche Haut, die gut gepflegt ist, überdurchschnittlich gerötet, stets gut geschützt wurde. Die Haut ist optisch jung
geblieben, in der T-Zone an Stirn, Nase und Kinn ist die Haut fett,
an den Gesichtsrändern fettarm, insgesamt aber ist es eine trockene
Haut, die auch bei großer Hitze kaum schwitzt. Der zehnstellige
Zahlen-Code für diese Frau sieht so aus:

4 4 3 6 5 6 2 3 3 7.

Diese Zahlenkombination, die sich liest wie ein Lotto-Tipp, bedeutet:

Kalendarisches Alter 47 → Codezahl 4
Biologisches Alter 42 → Codezahl 4
Optisches Alter 35 → Codezahl 3
Hautlichttyp / Phototyp 6 → Codezahl 6
Hautrötung überdurchschnittlich → Codezahl 5
Talgkonzentration zentrales Gesicht hoch → Codezahl 6
Talgkonzentration peripheres Gesicht niedrig → Codezahl 2

Natürliche Feuchtigkeit gering → Codezahl 3
Schweißdrüsenaktivität gering → Codezahl 3
Empfindlichkeit hoch → Codezahl 7

Diese Frau könnte in New York wohnen und ihrem Hautarzt in Hamburg am Telefon ihren zehnstelligen Code durchgeben. Ohne die Frau jemals gesehen zu haben, könnte der Arzt ihr die richtigen Hinweise für ihre Hautpflege geben.

Ist bei der Pflege entscheidend, ob die Haut fett oder trocken ist?

Mit diesem Irrtum muss dringend aufgeräumt werden. Was den Fettgehalt der Haut betrifft, so kann die Haut nur fett oder fettarm sein. Was die Feuchtigkeit der Haut betrifft, so kann die Haut feucht oder trocken sein. Eine Haut kann also nicht fett oder trocken sein, sie kann höchstens fett und trocken sein. Wenn also gefragt wird, ob die Haut fett oder trocken ist, werden zwei Dinge durcheinandergebracht, das heißt, es werden Äpfel mit Birnen verglichen. Eine Haut kann erstens fett und feucht, zweitens fett und trocken, drittens fettarm und feucht oder viertens fettarm und trocken sein.

Wie heißt die Pflegeformel bei diesen Charakteristika?

Eine fett-feuchte Haut braucht kaum Pflege. Wer eine fett-trockene Haut hat, braucht keine fettreichen Cremes, sondern Moisturizer, also feuchtigkeitsspendende Produkte. Wer eine fettarme-feuchte Haut hat, braucht fettreiche Cremes und keine Moisturizer. Und wer eine fettarme-trockene Haut hat, braucht fettreiche Cremes und Moisturizer. Von den hier aufgezählten vier Varianten des Hauttyps und Hautzustandes trifft man in aller Regel auf den fett-feuchten oder auf den fettarm-trockenen Typ. Die beiden anderen Kombinationen sind eher selten, insbesondere der fettarm-feuchte Typ kommt kaum vor und der fett-trockene Typ nur gelegentlich.

Warum haben die meisten Menschen eine fett-feuchte oder eine fett-arm-trockene Haut?

Das liegt daran, dass sich die Fette in der Haut, dazu gehören freie Fettsäuren, Ceramide, Cholesterol, und die in der Haut gespeicherte Feuchtigkeit gegenseitig stabilisieren. Zur Erläuterung: freie Fettsäuren, Ceramide und Cholesterol sind die Namen für Fette, die in der Haut vorkommen. Zusammen mit den Wasseranteilen bilden sie den Hydrolipidfilm der Haut, der zusammen mit den Hornzellen den eigentlichen Schutzfilm darstellt, also die Barriere. So leidet bei einem Mangel an Fetten auch die gespeicherte Feuchtigkeit. Das erklärt, dass die fettarme Haut häufig auch trocken ist, vor allem wenn der Mensch altert, wenn die Haut gar nicht oder falsch gepflegt wurde oder wenn eine familiäre Veranlagung zu Neurodermitis vorliegt. Fettarmut begünstigt die Austrocknung der Haut.

Gibt es eine Faustregel für die richtige Pflege?

Keine festen Regeln, aber Richtlinien. Wichtig ist eine gute Reinigung mit warmem Wasser. Bei fetter Haut sollte eher ein Gel, bei fettarmer Haut eher eine Milch oder eine Reinigungscreme verwendet werden. Dazu eine Hautpflege, die sich, was Fettgehalt und »Moisturizer« betrifft, am Hauttyp orientiert. Idealerweise wird die Pflege unmittelbar nach der Reinigung aufgetragen, da die noch feucht-warme Haut diese besser aufnimmt.

Macht man einen Unterschied zwischen gut gepflegter Frauenhaut und Männerhaut?

Frauenhaut hat meist eine glattere Oberfläche und ist in aller Regel auch dünner. Eine geringere Aktivität der Talgdrüsen und weniger Unreinheiten sorgen für einen insgesamt ebenmäßigeren Teint als bei Männern. Männerhaut dagegen ist grobporiger und wirkt durch die dickere und festere Lederhaut auch robuster. Wenn Männerhaut nicht gereizt wirkt und auch keine entzündlichen Veränderungen wie Aknenknötchen hat, dann kann man sowohl die Haut von Frauen als auch die von Männern als schön bezeichnen, insbesondere wenn sie gut durchblutet ist und das Pigment (Melanin) sowie der Blutfarbstoff (Hämoglobin) gleichmäßig verteilt sind.

Und wie sieht das bei jungen und alten Menschen aus?

Die Haut kann egal in welcher Lebensphase eine besondere Ausstrahlung und Schönheit entfalten. Allerdings benötigt die Haut eines älteren Menschen mehr Unterstützung, nämlich gezielte Pflege von außen und von innen. Zusätzlich müssen Stressfaktoren für die Haut wie Austrocknung und Schlafdefizite unbedingt vermieden werden. Im fortgeschrittenen Alter sind die Hautdrüsen nicht mehr so aktiv und die Spannung der Lederhaut lässt nach. Die Lederhaut ist aber im Wesentlichen für das Erscheinungsbild der Oberhaut verantwortlich. Natürlich wird die faltenfreie Haut eines jungen Menschen, die noch keine Schäden aufweist, gern als schön bezeichnet. Doch auch die Haut vieler Sechzigjähriger strahlt eine gewisse Jugendlichkeit aus. Im Gegensatz zu früher sind heute sehr viele Menschen auch im fortgeschrittenen Alter geistig und körperlich höchst leistungsfähig und aktiv. Sie sind und wirken biologisch und optisch oft deutlich jünger, als die tatsächlichen Kalenderjahre es vorgeben. Dies spiegelt sich natürlich auch in einer entsprechend gepflegten Haut wider.

Woran erkennt man eine richtig gepflegte Haut?

Auf einer gut gepflegten Haut sieht man keinerlei Rückstände und keine Schüppchen. Sie reflektiert das Licht relativ ebenmäßig. Sie ist weder fett-glänzend noch matt. Eine zu wenig gepflegte Haut ist oft leicht gerötet, rissig, spröde, schuppig und spannt. Eine Haut, die zu viel gepflegt wird, ist durch die Überfettung oft gerötet und kann Pickel haben, vornehmlich rund um den Mund. In diesem Fall spricht man von perioraler Dermatitis. Da Pflege nicht nur von außen, sondern auch von innen kommt, sind ausreichend Schlaf, eine gute Ernährung und eine gute Durchblutung Voraussetzung für eine gut gepflegte Haut.

Hatte schöne und gepflegte Haut schon immer so einen großen Stellenwert wie heute?

Eindeutig! Die Schönheit der Haut hatte schon in der Antike den gleichen, wenn nicht einen noch höheren Stellenwert. Kosmetika zur Reinigung, Pflege und Verschönerung der Haut sind so alt wie die Kulturgeschichte des Menschen. Schöne Haut erhöht die Attraktivität und damit auch die Chancen, bei der Partnersuche den Wunschpartner zu finden. Da aus genetischer Sicht die erfolgreiche Partnersuche das zentrale Ereignis im Leben eines Menschen ist, kommt schöner Haut indirekt ein immenser Stellenwert zu. Schöne Haut ist nur bedingt vererblich. Natürlich hat man die Anlagen für einen bestimmten Hauttyp geerbt, also eine feinporige, eine grobporige, eine fettarm-trockene oder eher fett-feuchte Haut bis hin zur sogenannten empfindlichen Haut. Familiär bedingt und daher auch unterschiedlich ausgeprägt ist, inwieweit und wie intensiv sich Stressfaktoren auf der Haut abzeichnen. Aber genauso wichtig wie das Erbgut sind für die Schönheit der Haut die konsequente Pflege und eine gesunde Lebensführung.

Was muss man für eine schöne, gepflegte Haut tun?

Definitiv geschädigt wird die Haut durch chronischen Stress, chronische Schlafdefizite, schlechte, kalorienreiche beziehungsweise ungesunde Ernährung – weil sie meist zu wenig Vitamine und Spurenelemente enthält –, chronischen Flüssigkeitsmangel, UV-Strahlen der

Sonne ohne ausreichenden Schutz, Nikotin, falsche, das heißt zu aggressive Reinigung, falsche, das heißt meist zu reichhaltige Pflege, hormonelle Defizite und eine fehlende »Work-Life-Balance«, das heißt ein Mangel an Ruhe- und Entspannungsphasen nach arbeitsreichen Zeiten. Die Reinigung sollte eher mild und die Hautpflegeprodukte müssen vom Fett- und Feuchtigkeitsgehalt her dem Hauttyp angepasst sein. Als Faustregel gilt:

– Sehr gründliche Reinigung und wenig Pflege für die fett-feuchte Haut.
– Viel Fett und wenig Feuchtigkeit für die fettarme-feuchte Haut.
– Wenig Fett und viel Feuchtigkeit für die fett-trockene Haut und
– Sehr milde Reinigung, viel Fett und viel Feuchtigkeit für die fettarme-trockene Haut.

Warum hat jedes gesunde Kleinkind optimale Haut?

Schon beim Streicheln der jungen oder kindlichen Haut stellt man fest, dass diese besonders weich ist. Dies liegt an der guten Wasserspeicherung der äußersten Hautschicht, der Hornhaut also, die dadurch glatt und geschmeidig ist. Zusätzlich ist die Haut durch das gleichmäßig verteilte und reichhaltig vorhandene Unterhautfettgewebe ebenmäßig gepolstert, was beim Streicheln auch als lieblich und angenehm empfunden wird. Hinzu kommen die relative Faltenfreiheit und die gleichmäßige Lichtreflexion auf der Haut. All diese Charakteristika verleihen der Haut Frische und Jugendlichkeit, denn etwas Unverbrauchtes und Samtartiges wird von uns Menschen als schön empfunden.

Je älter man wird, desto vielfältiger die Hautprobleme. Viele Menschen klagen über trockene Gesichtshaut. Warum ist sie trocken?

Die Ursachen können vielfältig sein: falsche Pflege, zu starke Reinigung, Ernährungsdefizite, familiäre Veranlagung oder aber Stressfaktoren, deren Auswirkungen auf die Haut bisher nur ungenügend erforscht sind. Auch Umwelteinflüsse wie lang anhaltende Kälte oder dauerhaft trocken-warme Heizungsluft haben enormen Einfluss auf die Beschaffenheit der Haut. Zuerst müssen die Ursachen geklärt werden, um trockene Haut richtig zu behandeln. Das gelingt leider nicht immer. Folgendes ist bei der Behandlung trockener Gesichtshaut angebracht: Wenn die Haut fettarm-trocken ist, was höchstwahrscheinlich der Fall ist, da fettarm meist mit trocken einhergeht, sollte eine besonders milde Reinigung erfolgen.

Hautpflegeprodukte enthalten meist Emulgatoren oder Tenside, damit sich die Fett- und Wasserphasen in einem Produkt nicht trennen. Welche Tenside sind bei trockener Haut zu empfehlen?

Am besten eignen sich sogenannte Zuckertenside. Sie werden aus nachwachsenden Rohstoffen gewonnen, sind umwelt- und hautverträglich. Sie greifen nicht wie Seifen oder andere waschaktive Substanzen, die oft rein chemisch hergestellt sind, die Barriere der Haut an. Waschaktiv bedeutet schlicht, dass das Mittel Schmutz lösen kann. Das Problem aller waschaktiven Substanzen ist, dass sie fast alle mehr tun, als sie sollen. Sie sollen den Schmutz lösen und reinigen, die wertvollen Hautfette sollen sie aber bitte in Ruhe lassen. Dass dies nicht immer gelingt, liegt auf der Hand.

Warum sind Milch, Cremes und Öle für die Reinigung der fettarm-trockenen Haut zu bevorzugen?

Durch ihre leicht rückfettenden Eigenschaften wird die Barriere der Haut geschützt und weniger beeinträchtigt als bei stärker entfettenden Produkten wie Seifen oder Gelen. Anschließend kann man ein Gesichtswasser ohne Alkohol nehmen. Das spendet zusätzlich Feuchtigkeit und befreit die Haut von eventuell noch vorhandenen Reinigungsrückständen.

Wie sollte man mit trockener Haut nach der Reinigung verfahren?

Nach der Reinigung ist eine fetthaltige und feuchtigkeitsspendende Creme zu empfehlen, die neben den Fetten und Ölen auch Moisturizer, das heißt feuchtigkeitsbindende Substanzen enthält, am besten Urea und Glycerin. Beide haben hervorragende wasserbindende Eigenschaften und ergänzen sich gegenseitig. Auch freie Aminosäuren oder einige pflanzliche Inhaltsstoffe haben exzellente wasserbindende Eigenschaften und versorgen und pflegen die trockene Haut optimal mit Feuchtigkeit (zum Beispiel Shea Butter). Ideal ist, zwischen der Reinigung und dem Auftragen einer Pflegecreme auch eine feuchtigkeitsspendende Maske oder ein Serum, eine Ampulle, zwischenzuschalten. Das sättigt das Feuchtigkeitsdepot der Haut, das mit der Pflegecreme dann versiegelt werden kann. Nochmals die richtige Reihenfolge: eine äußerst milde Reinigung, dann eine Maske – zum Beispiel Kollagen –, gegebenenfalls ein Serum und abschließend die Pflegecreme, die bei der fettarm-trockenen Haut eher reich an Fetten und Moisturizern sein sollte.

Wie sieht die richtige Pflege für die fettige Gesichtshaut aus?

Rund 60 Prozent der zwanzigjährigen Männer und Frauen leiden heute eher an einer fettigen Haut, die meist fett-feucht, gelegentlich aber auch fett-trocken ist. Die Ursache ist eine hohe Talgproduktion. Männliche Hormone, die Androgene, stimulieren die Talgdrüsen, sodass fettige Gesichtshaut häufig mit Beginn der Pubertät auftritt. Unabhängig von der Pubertät kann möglicherweise auch Stress die Produktion männlicher Hormone steigern und eine fettige Haut begünstigen. Bei der fett-feuchten Haut sollten keine fettreichen Cremes, sondern eher leichte Lotionen oder Cremes mit extrem niedrigem Fettgehalt verwendet werden. Das Hauptgewicht liegt auf der guten Reinigung, zum Beispiel mit Gel und einem alkoholhaltigen Gesichtswasser. Die Pflege tritt bei der fettigen Haut in den Hintergrund und ist oft überflüssig. Wenn Pflege, dann ölfreie Produkte mit Inhaltsstoffen, die die Talgproduktion und den überschüssigen Fettgehalt regulieren. Auch fruchtsäurehaltige Cremes, Peelings sowie Masken mit Heilerde können regulierend wirken und das meist grobporige Bild der fettigen Haut verfeinern. Wichtig ist: Alle bei diesem Hauttyp verwendeten Kosmetika von der Reinigung bis hin zum Make-up sollten wenn möglich ölfrei sein.

Was tun bei einer Mischhaut?

Der Begriff Mischhaut stimmt eigentlich nicht, hat sich aber eingebürgert. Mischhaut spricht nur die Aktivität der Talgdrüsen und nicht die anderen Hauteigenschaften an. Wenn einer seinen Hauttyp mit Mischhaut angibt, ist das so, als wenn einer nach seinen Organen befragt wird und nur mit Ohr antwortet. Die sogenannte Mischhaut wird wie folgt gepflegt: Die T-Zone sollte morgens und abends gut gereinigt werden inklusive der Anwendung eines alkoholhaltigen Gesichtswassers. Danach sollte mit leichten Produkten – leicht bedeutet hier wenig Fett und viel Moisturizer beziehungsweise Feuchtigkeit – gepflegt werden. Für die trockenen Areale gilt: Reinigungsmilch oder Reinigungscreme, alkoholfreies Gesichtswasser sowie eine Pflege, die Fett und Feuchtigkeit spendet.

Treffen diese Hautcharakterisierungen auf Frauen und Männer zu?

All diese unterschiedlichen Hauttypen finden sich bei beiden Geschlechtern. Der Hauttyp ist jedem in die Wiege gelegt. Die Unterschiede bestehen von Anfang an. Richtig deutlich werden diese jedoch mit Beginn der Pubertät, wenn die Hormonproduktion beginnt.

Muss man eine Hautanalyse machen lassen, um zu wissen, wie man sich zu pflegen hat?

Gute Hautanalysen sind schwer zu erstellen, und meist werden diese Analysen in Hautforschungslaboratorien oder auch in großen Hautarztpraxen mit mehreren Messgeräten durchgeführt. Bevor man Kosmetik oder Pflegeprodukte anwendet, sollte zumindest eine Basisbeurteilung von Hauttyp und Hautzustand erfolgen. Das können ein kosmetisch erfahrener Dermatologe/eine Dermatologin und auch eine dermatologisch erfahrene Kosmetikerin. Die Bestimmung des Hauttyps erschöpft sich nicht in der Aussage, dass hier ein sogenannter Mischtyp vorliegt oder nicht. Oft hört man auch die Frage, haben Sie eine Mischhaut, eine trockene Haut oder eine empfindliche Haut? Das ist in etwa so, als ob man einen Menschen fragt: Arbeiten Sie am Schreibtisch, gehen Sie schwimmen oder mögen Sie doch lieber Äpfel? Geübte Hautspezialisten können den Hauttyp durch eine einfache Untersuchung und simples Befragen beurteilen, indem sie sich nach Verträglichkeiten erkundigen und wie die Haut auf Belastungen reagiert. Hierzu braucht man nicht zwingend die ganze Latte der Messapparaturen. Wenn es ganz korrekt ablaufen soll, sind Messgeräte jedoch erforderlich, zusammen mit den systematischen Fragen des Zehn-Punkte-Katalogs.

Wie pflegt man großporige und wie feinporige Haut?

Eine fett-feuchte Haut ist meistens grob- oder großporig. Die Ursache für große Poren sind große und aktive Talgdrüsen, die die Hautoberfläche bucklig machen wie ein kleines Kopfsteinpflaster. Angeregt werden diese Talgdrüsen durch männliche Hormone (Androgene). Während der Pubertät nimmt die Produktion männlicher Hormone Fahrt auf, sodass die Talgdrüsen aktiviert werden und vermehrt Talg – also Fett – produzieren. Das wiederum ist die entscheidende Ursache für unreine Haut mit Mitessern und Pickeln, also die Entstehung von Akne, die es ohne vermehrten Talgfluss nicht gäbe. Verstopfungen in den Ausführungsgängen, den letzten Abschnitten der Poren vor ihrer Mündung an die Hautoberfläche, verstärken das Problem der grobporigen Haut. Neben einer intensiven Reinigung, am besten mit Gelen, die stärker entfetten, und einer sehr leichten, also sehr fettarmen Pflege dürfen auch alkoholhaltige Gesichtswasser verwendet werden. Regelmäßiges mildes chemisches Peeling mit Fruchtsäurelösungen oder Cremes sind ideal für diesen Hauttyp. Sie lösen abgestorbene Hornschüppchen, fördern den Abfluss von Talg, hemmen die Entstehung von Mitessern und normalisieren die Porengröße. Die Haut wird feiner in der Oberfläche, und Hautunreinheiten nehmen ab. Peelingverfahren verstärken diese Effekte und können bei großporiger Haut bedenkenlos angewendet werden. Die feinporige Haut benötigt oft (nicht immer!) eine mildere Reinigung mit einer Milch oder einer Reinigungscreme, die nicht so stark entfetten. Auch die Pflege kann reichhaltiger, das heißt fettreicher sein. Falls ein Gesichtswasser verwendet wird, sollte dieses alkoholfrei sein. Peelings müssen vorsichtiger angewendet werden und sogenannte Anti-Aging-Maßnahmen können früher begonnen werden, da dieser Hauttyp schneller Falten entwickelt.

Hilft der Besuch bei der Kosmetikerin, um die optimale Pflege abzurunden?

Der regelmäßige Besuch bei einer Kosmetikerin verbessert das Erscheinungsbild der Haut, dient der Schönheit und fördert Selbstbewusstsein und Ausdruck. Zudem dienen regelmäßige Besuche bei einer Kosmetikerin der Früherkennung, da eine gute Kosmetikerin Hautveränderungen unter der Lupe meist früh bemerkt und dann eine dermatologische Abklärung veranlassen kann. Hautanalysen ermöglichen eine auf den Hauttyp abgestimmte Pflegeempfehlung, und kosmetische Tiefenreinigungen und Gesichtsmassagen unterstützen die Reinheit, den Lymphabfluss und die Durchblutung der Haut.

Packungen und Masken können das Hautbild beruhigen und Irritationen abbauen. Auch störender Haarwuchs kann fachmännisch entfernt und korrigiert werden. Eine regelmäßige kosmetische Behandlung bringt Ruhe und damit Entspannung in den Alltag, was wiederum das vegetative Nervensystem ausbalanciert. All dies fördert direkt oder indirekt die körperliche und geistige Fitness und damit die Gesundheit.

Zum Pflegeprogramm gehören auch Masken. Wie oft sollte man sie anwenden?

Masken beeinflussen den Hautzustand positiv. Crememasken, zum Beispiel mit Jojobaöl, Mangokernöl, Vitamin E, Glycerin, Urea, Hyaluronsäure, Kollagen, Arginin, Panthenol und Shea-Butter, sind hervorragende Feuchtigkeitslieferanten für die fettarm-trockene Haut und eignen sich zudem für die fett-trockene Haut. Zusätzlich können diese Masken regulierende Extrakte enthalten aus Hopfen, Gerste, Melisse und Rutin. Auch Masken in Form eines Kollagenvlies können die Haut maximal mit Feuchtigkeit sättigen. Zur Behandlung der fettreichen Haut empfiehlt sich eine Maske aus Heilerde mit Schwefel, die überschüssiges Fett entzieht. Erweiterte Poren ziehen sich während der Behandlung leicht zusammen, das Hautbild wird geglättet. Zur Behandlung der unreinen, zur Akne neigenden Haut eignen sich Heilerdemasken mit Entzündungshemmern wie Zink und Antiseptika wie Chlorhexidin. Hier können Feuchtigkeitsspender natürlich auch verwendet werden. In welchen Abständen und mit welcher Maske sich Frauen und selbstverständlich auch Männer gleichermaßen pflegen sollten, diktiert der Zustand der Haut. So können Masken für eine kurze Zeit täglich angewandt werden, wenn der Hautzustand danach verlangt. In der Regel reicht einmal in der Woche.

Man kann, aber muss nicht. Gesichtswasser reinigt die Haut von Rückständen des Leitungswassers, das ja Kalk enthält. Ein Gesichtswasser ist also eine Art »Reinigung nach der Reinigung«. Es erfrischt und durch spezielle Zusätze werden die Poren zusammengezogen, es wirkt also adstringierend. Falls Alkohol enthalten ist, hat ein Gesichtswasser auch eine desinfizierende Wirkung und löst Fett oder Talg. Hauptbestandteil von Gesichtswasser ist destilliertes und kalkfreies Wasser, das wasserlösliche Schmutz-, Schweiß- und Kalkrückstände entfernen soll. Das Hautgefühl kann durch die Verwendung eines Gesichtswassers noch einmal verbessert werden. Wenn man sich über längere Zeit nicht waschen kann oder möchte, wie auf einem zwölfstündigen Langstreckenflug, kann ein Gesichtswasser eine schöne Erfrischung für zwischendurch sein.

Wie steht es mit Peelings?

Peelings sorgen für ein klares, frisches und feineres Hautbild. Wenn Talg und tote Hornschüppchen abgetragen werden und Verhornungsrückstände aus den oberen Talgdrüsengängen gelöst sind, ist die Haut nach einem Peeling angenehm glatt und fühlt sich weicher an. Neben dieser Tiefenreinigung wird die Durchblutung angeregt.

Welche Peelingvarianten gibt es?

Das mechanische Peeling mit Schleifpartikeln und das Enzympeeling. Das mechanische Peeling ist für die fett-feuchte Haut geeignet, da sie unempfindlicher ist. Mechanisch heißt, dass kleine Schleifpartikel, zum Beispiel mikroskopisch kleine Bruchstücke von Mandelkernen, in der Peelingcreme enthalten sind, mit denen die Haut durch kreisende Bewegungen mit den Fingern und leichtem Druck bearbeitet wird. Das Enzympeeling ist für jeden Hauttyp und Hautzustand geeignet. Enzyme sind natürlich vorkommende Stoffe – früher wurden sie auch als Fermente bezeichnet –, die an der Hautoberfläche knabbern und tote Hornschüppchen und Talgverklumpungen lösen. Ein solches Peeling wirkt fünf bis zehn Minuten auf der Haut ein und wird dann mit Wasser abgetragen. Ideale Inhaltsstoffe für ein Enzympeeling sind Extrakte aus Ananas, Milchsäure, Apfelsäure, Bambus-Extrakte und Panthenol. Panthenol wird in der Haut zu Pantothensäure, Vitamin B5, umgewandelt und hat zahlreiche hautschützende und hautpflegende Eigenschaften.

Wie oft darf man peelen?

Eine normale, unkomplizierte Haut freut sich über ein wöchentliches Peeling. Eine fettarme-trockene Haut sollte man höchstens alle drei bis vier Wochen mit einem Peeling behandeln. Eine fett-feuchte Haut darf einmal pro Woche, eventuell sogar zweimal pro Woche gepeelt werden. Wichtig ist, Peelings auf keinen Fall zu häufig oder gar täglich anzuwenden, da der Schuss dann nach hinten losgeht. Zu häufige Peelings provozieren Irritationen oder gar eine Art Gegenreaktion der Haut, die als Schutz vor dem zu häufigen Peeling eine schwielenartige Hornschicht aufbaut. Das ist natürlich das Letzte, was man mit einem Peeling bewirken möchte. Die Hornschicht soll sich ja nicht verdicken, sondern fein und ebenmäßig sein.

Nimmt man lieber grobkörniges oder feinkörniges Peeling?

Grobkörniges Peeling ist hervorragend für die fett-feuchte Haut, und ein feinkörniges Peeling wird jedem anderen Hautzustand gerecht.

Wer sollte auf Peelings verzichten?

Die fettarm-trockene Haut ist oft zu empfindlich für ein Peeling, egal ob mechanisch oder enzymatisch. Barriere und Säureschutzmantel sind hier oft schon angegriffen und vertragen keinen weiteren Angriff von außen mehr. Ein Peeling würde den Hautzustand verschlechtern. Es sollte also individuell entschieden werden, ob die Haut gelegentlich (zum Beispiel alle drei bis vier Wochen) gepeelt werden darf oder besser gar nicht. Auch bei sehr empfindlicher und leicht reizbarer Haut oder bei der Rosazea oder auch bei entzündlichen Akneformen sind Peelings nicht anzuraten. Wenn zeitgleich Behandlungen mit Vitamin A oder Vitamin-A-Derivaten laufen, sollte ebenfalls nicht gepeelt werden, da die Haut durch die Vitamin-A-Präparate bereits stark entfettet und ausgetrocknet ist.

Sind Peelings eher etwas für die reife oder auch für die junge Haut?

Auch für Jugendliche eignen sich Peelings hervorragend. Bei fettfeuchter und zu Mitesser-Akne neigender Haut empfiehlt sich ein Peeling, das die Talgproduktion reguliert und Entzündungen verhindert. Peelings mit zum Beispiel Heilerde und Schwefel gegen zu hohe Talgproduktion und solche mit Aloe vera, Chlorhexidin, Zink, Azulen und Salbei eignen sich hier besonders. Zahlreichen Peelings werden auch Fruchtsäuren (sogenannte Alpha-Hydroxysäuren) zugesetzt, die sich ebenfalls hervorragend zum Abtragen kleiner Hornhautschüppchen eignen. Die unkomplizierte jugendliche Haut, insbesondere auch die unreine, zur Akne neigende sowie die sehr fette Haut, verträgt meist alle Formen des Peelings. Bei reifer Haut empfiehlt sich ein Peeling mit Fruchtsäuren und Enzymen. Dadurch wird die Haut für Pflegeprodukte optimal geöffnet und vorbereitet, die Zellteilung wird angeregt, die Haut also aktiviert.

Was ist von Fruchtsäurepeelings zu halten?

Für ein optimales Ergebnis muss die Haut schonend darauf vorbereitet werden. Die Haut kann sich während dieser Vorbehandlungszeit durch niedrige Fruchtsäurekonzentrationen in den täglich aufgetragenen Pflegecremes (10 bis 12 Prozent) langsam an die hochkonzentrierte Fruchtsäure beim Peeling gewöhnen, das in der Hautarztpraxis oder in einem speziellen Kosmetikinstitut gemacht werden sollte und kontinuierlich bis zu 70 Prozent gesteigert wird, aber nur unter ärztlicher Aufsicht. Höhere Fruchtsäure-Konzentrationen als 15 Prozent dürfen nur von fachlich versierten Kosmetikerinnen, am besten unter ärztlicher Aufsicht, angewendet werden.

Darf man den ganzen Körper peelen?

Bei unreiner Haut am Rücken, Dekolleté und den Oberarmen können Peelings das Hautbild bessern und gelegentlich auch dem Einwachsen von Haaren vorbeugen. Die Körperhaut wird nach der Behandlung mit einem Peeling ebenmäßiger und aufnahmefähiger für die Pflege. Das ist kein Muss, aber fühlt sich schön an.

Bevor gepeelt wird, sollte gereinigt werden. Ist Seife wirklich schädlich?

Nein. Viele reinigen sich ihr Leben lang mit Seife und die Haut ist in einem exzellenten Zustand. Seifen stellen wahrscheinlich eines der ältesten Pflegemittel in der Kulturgeschichte des Menschen dar und sind viel besser als ihr Ruf. Der Werbeslogan »seifenfrei« ist daher auch eher ein Marketinginstrument, als dass dies inhaltlich begründet wäre. Seife kann aber beim fettarm-trockenen und fettarm-feuchten Hauttyp Nachteile haben. Das liegt daran, dass Seifen alkalisch sind. Der pH-Wert der Haut, die mit Seife eingeschäumt wird, kann sich verdoppeln von 5,5 auf Werte von 9 bis 11. Um das richtig einordnen zu können, muss man wissen, dass die Haut mit 5,5 einen leicht sauren ph-Wert hat, der für sie aber genau richtig ist. Der hohe ph-Wert von 9 bis 11, verursacht durch die Reinigung mit Seife, beeinträchtigt den Säureschutzmantel der Haut, stört die körpereigene Flora, und erleichtert es fremden Keimen und Allergie auslösenden Stoffen, auf der Haut Fuß zu fassen. Nachdem die Seife abgewaschen ist, wird immer noch ein pH-Wert von sieben bis acht gemessen. Diesen erhöhten Wert reguliert die gesunde Haut ganz allein innerhalb von dreißig Minuten. Neben dieser meist kurzen und harmlosen Störung des Säureschutzmantels können Seifen unter Umständen die Bildung von Mitessern begünstigen.

Reicht nicht einfach nur Wasser für Gesicht und Körper?

Wichtig ist die Faustregel: Viel Wasser und wenig Seife. Besonders die großen Gelenkbeugen und die Intimzonen müssen gut gereinigt werden. Ob hier Seife oder ein Syndet verwendet wird, ist Geschmackssache. Syndet ist ein Kunstwort und steht für synthetisches Detergens. Sowohl Detergentien als auch Seifen sind Tenside, das heißt Moleküle mit bipolarem Charakter – also Stoffe, die ein wasserliebendes und ein fettliebendes Ende haben. Deshalb können Tenside den Schmutz lösen.

Was müssen gute Hautreinigungsmittel können?

Schweiß, Staub, Schmutz, wasserlösliche Wimperntusche, Talg, Hornschüppchen, alte Epidermisfette, Make-up und alle Fremdkörper auf der Haut schonend entfernen, ohne den Säureschutzmantel und die Barriere anzugreifen. Zur Entfernung der wasserfreundlichen Substanzen auf der Haut würde warmes Wasser genügen. Die fettfreundlichen Substanzen, zu denen die meisten Schmutzpartikel und Hautverunreinigungen gehören, müssen jedoch mit Wasser und einem Reinigungsmittel abgewaschen werden. Zur Herstellung einer solchen Emulsion, also zur Herstellung einer Lösung, in der sich die Fette in Wasser lösen, braucht man einen Emulgator, der bei Hautreinigungsmitteln meist als Tensid (Seife oder Detergens) bezeichnet wird. Das Problem bei Reinigungsmitteln liegt eigentlich darin, ein Tensid einzusetzen, das zwar den Schmutz entfernt, die wertvollen Fette und die natürlichen Feuchthaltemittel aber in Ruhe lässt.

Waschschaum, Gel, Lotion oder Milch – was ist richtig?

Der fett-feuchte Hauttyp verwendet Waschschaum oder Gel, um den erhöhten Fettanteil der Haut zu mindern. Der fett-trockene Hauttyp ebenfalls, aber er muss schon vorsichtiger mit der Menge des Waschmittels sein. Bei einer fettarm-feuchten und fettarm-trockenen Haut sind Reinigungslotion, Reinigungsmilch oder Reinigungsöle vorzuziehen, da sie die hauteigenen Fette weniger angreifen. Diese Reinigungsprodukte wirken auch rückfettend, pflegen also die Haut schon leicht allein durch die Reinigung.

Ist tägliches Duschen gut?

Der gepflegte, körperbewusste Mensch wäscht sich täglich komplett, wobei es sicherlich kein Beinbruch ist, wenn es mal ausfällt. Es ist egal, ob man morgens oder abends duscht. Das morgendliche Duschritual hat sich jedoch auch aus Erfrischungsgründen und zum Aufwachen mehr durchgesetzt als die abendliche Ganzkörperwäsche, obwohl die eigentlich besser wäre, da Schmutz und Schweiß sich ja vermehrt tagsüber auf der Haut ansammeln. Wer kommt schon morgens schmutzig aus dem Bett?

Tägliches Baden ist tabu?

Das schadet der Haut nicht. Wichtig ist beim täglichen Baden jedoch, sich unmittelbar danach gut mit einer Bodylotion oder Körpercreme zu pflegen. Dies hilft, das Wasser, das während des Vollbades vermehrt in die Hornhaut eingedrungen ist, länger dort zu halten und die mit dem Wasser angereicherte Hornhaut vorübergehend etwas zu versiegeln.

Sind Dusch- und Badezusätze vonnöten?

Normalerweise reichen viel Wasser und wenig Seife oder jedes andere Tensid. Beim Duschen sind Duschöle, parfümiert oder unparfümiert, zu favorisieren, die die Haut mild reinigen und die Hautbarriere nicht stören. Beim Vollbad sind Schaumbäder zwar schön und sicher auch ein wunderbares Erlebnis, sie trocknen aber unnötig aus, da viel Schaum nur durch starke Tenside entsteht, ein Umstand, den wir ja gerade vermeiden wollen. Beim Baden empfehlen sich also Öle und Zusätze, von denen es in jeder Parfümerie oder Apotheke eine Reihe sehr guter kosmetischer und medizinischer Produkte gibt.

Und nach dem warmen Bad kalt abduschen – ist das eine Wohltat für die Haut?

Für die Haut ist dies insofern eine Wohltat, als der Temperatursprung die Hautdurchblutung anregt. Durch die warme Wassertemperatur werden die Hautgefäße weitgestellt, durch das kalte Nachduschen verengt. Die Gefäßmuskulatur wird also trainiert, die Durchblutung angeregt.

Braucht Gesichtshaut eine spezielle Tages- und Nachtpflege?

Nein. Alle Welt spricht von einer Tages- und einer Nachtcreme. Die Haut wird nach Zustand und nicht nach Tageszeit gepflegt. Eine fettarme Haut braucht Fett und eine trockene Haut braucht Feuchtigkeit, egal ob morgens oder abends. Das Wort Fett ist hier gleichbedeutend mit Öl beziehungsweise Lipiden. Eine Pflegecreme besteht aus Wasser und Fett. Damit diese beiden Phasen sich mischen, muss ein Emulgator hinzugefügt werden, wodurch eine Emulsion von Wasser und Fett entsteht. Wenn wir wenig Fett haben, das sich in viel Wasser löst, sprechen wir von einer Öl-in-Wasser-Emulsion.

Wenn wir wenig Wasser haben, das sich in viel Fett löst, sprechen wir von einer Wasser-in-Öl-Emulsion. Wasser und Fett können mit diversen Tricks von Biochemikern im Labor beliebig gemischt werden. Eine Creme kann extra leicht sein, ganz wenig Fett und ganz viel Wasser enthalten. Sie kann leicht sein, wenig Fett und viel Wasser enthalten. Sie kann mittel sein, also ein ausgewogenes Verhältnis von Fett und Wasser enthalten. Sie kann reichhaltig sein, viel Fett und wenig Wasser, und sie kann sehr reichhaltig sein mit ganz viel Fett und ganz wenig Wasser.

Müssen Männer eine andere Gesichtscreme nehmen als Frauen?

Nein. Entscheidend für die Wahl der Gesichtscreme ist allein der Hauttyp. Wenn Gesichtscremes parfümiert sind, was sie nicht sein sollten, dann hätte die Unterteilung in Männer- und Frauencreme noch einen gewissen Sinn, da Frauen andere Duftstoffe bevorzugen und tragen als Männer. Bei guten, nicht parfümierten Gesichtscremes entfällt dieses Argument. Genau wie Männer bei Kopfschmerzen keine andere Tablette nehmen als Frauen, sollten Männer auch bei der Hautpflege keine andere Creme nehmen als Frauen.

Soll man die Cremes sparsam auftragen?

Ja, das genügt. Zu große Crememengen und zu häufiges Eincremen können die Haut übersättigen und dann zu Pickeln, das heißt zu entzündlichen Knötchen und Eiterstippchen führen. Diese Hautveränderungen treten gern rund um den Mund auf oder seitlich am Augenunterlid.

Belasten Duftstoffe in der Creme die Haut?

Wer keine Duftstoffallergie hat, für den sind sie in einer Creme unbedenklich. Dennoch gibt es keinen einleuchtenden Grund für Duftstoffe in einer Creme. Wer sein Lieblingsparfüm aufträgt, möchte nicht, dass dieses mit dem Parfüm aus der Pflegecreme konkurrieren muss.

Haben Augencremes einen positiven Effekt?

Ein Augengel eignet sich für Schwellungen im Augenlidbereich und für die fett-trockene oder fett-feuchte Augenpartie. Der leicht kühlende Effekt des Gels wirkt abschwellend, spendet und reguliert die Feuchtigkeit. Eine Augencreme sollte dagegen bei fettarm-trockener oder fettarm-feuchter Haut verwendet werden. Sie spendet Fett und Feuchtigkeit. Augengel und Augencreme sind so angelegt, dass sie nur an der aufgetragenen Stelle wirken und nicht in die Augen kriechen, wie es eine normale Gesichtscreme leicht tun würde. Das heißt: Augencremes enthalten keine Kriechöle. Gute Augencremes können durch ihren barriereschützenden und pflegenden Effekt einer vorzeitigen Hautalterung entgegenwirken.

Ist das auch der Fall bei Cremes für den Hals und das Dekolleté?

Für Hals und Dekolleté kann man je nach Vorliebe eine Gesichts- oder auch eine Körpercreme verwenden. Natürlich kann ein Hersteller auch eine Hals- und Dekolletécreme produzieren. Bei dem Produkt muss dann der Schutz im Vordergrund stehen, da die empfindliche Haut des Dekolletés oft viele Stunden unbewusst und intensiv der Sonne ausgesetzt wird. Keiner trägt ja ständig eine hochgeschlossene Bluse. Aufgrund dieses Mangels an Hautschutz wirken viele Frauen im Dekolleté deutlich älter als im Gesicht.

Ist es wichtig, Hände und Füße gut zu cremen?

Ja. Handpflegecremes sollen verhindern, dass die Haut an den Händen rau und rissig wird, und das Nagelkeratin wird dadurch mit gepflegt. Nagelkeratin ist ein wichtiger Baustein des Nagels, ein Protein, mit dem der Körper sein Haus baut. Handcremes enthalten feuchtigkeitsbindende Substanzen wie bestimmte pflanzliche Öle, Glycerin und Urea. Handpflegecremes sollen die hauteigene Feuchtigkeit binden, verloren gegangene Fette ersetzen, schnell einziehen und keinen Fettfilm hinterlassen. Pigmentstörungen und andere Spuren der Hautalterung können verzögert werden, wenn die Cremes zusätzlich Vitamin A, Vitamin E, Lichtschutzfaktoren und hautbleichende Substanzen enthalten, zum Beispiel Zitronen-, Gurken- und Süßholzextrakte. Panthenol, das in der Haut zu Pantothensäure (Vitamin B5) umgewandelt wird, wirkt pflegend und eignet sich für Handcremes. Bisabolol, Azulen und Allantoin sind rückfettend und reparieren kleine Hautschäden. Fußcremes enthalten oft erfrischende und belebende Zusätze wie Kampfer, Menthol, Paprika und Rosmarin sowie Extrakte aus Pflanzen, denen gewebsaktivierende Wirkungen zugeschrieben werden. Hierzu zählen auch Rosskastanie, Arnika, Enzian und Mäusedorn. Einzelne dieser Naturprodukte, zum Beispiel Arnika, können jedoch immer auch mal Allergien auslösen. Bei Unverträglichkeiten sollte daran gedacht werden.

Wann sollten Handcremes am besten aufgetragen werden?

Idealerweise eine geringe Crememenge nach dem Händewaschen, bei sehr fettarm-trockenen Händen gerne auch grundsätzlich nach jedem Händewaschen. Wichtig ist bei sehr fettarm-trockenen Händen auch die Zeremonie des abendlichen Eincremens. Ideal ist hier die Anwendung vor dem Einschlafen. Man trägt ruhig eine größere Crememenge auf dem Handrücken auf, drückt die Nachttischlampe aus und widmet sich dann fünf Minuten intensiv seinen Händen. Wer so verfährt, hat nach kurzer Zeit eine wunderbare Haut an den Händen.

Sind Hornhaut reduzierende Fußcremes sinnvoll?

Ja, diese Schrundencremes glätten die Hornhaut, lösen überschüssige Hornhautzellen ab und halten die Haut der Fußsohle geschmeidig. Sie enthalten vorwiegend Urea und Salicylsäure. Ein idealer Wirkstoff ist auch Vitamin-A-Säure (Tretinoin) in einer Konzentration von 0,03 Prozent. Eine solche Creme ist verschreibungspflichtig, da Vitamin-A-Säure kein Kosmetikum, sondern ein Arzneimittel ist.

Somit kann man Hornhaut-Feilen vergessen?

Durch tägliches Abfeilen der Hornhaut wird die Zellproduktion erst recht angekurbelt. Wenn man einmal wöchentlich die Hornhaut vor dem Duschen vorsichtig mit einer Feile oder Hornhautraspel behandelt – die Haut lässt sich besser im trockenen Zustand feilen – und die Füße nach dem Duschen großzügig und lange (!) eincremt, bekommt man weiche und gepflegte Füße. Das tägliche Eincremen mit einer Schrundencreme ist das Wichtigste.

Welche Cremes sind ein Erlebnis für den Körper und wie oft sollte man cremen?

Für eine fettarm-trockene oder fettarm-feuchte Körperhaut ist reichhaltige Körpercreme beziehungsweise eine reichhaltige Bodylotion ideal. Am besten sind Wasser-in-Öl-Emulsionen, da sie reichhaltiger als Öl-in-Wasser-Emulsionen sind. Das Problem ist nie, das Wasser in die Haut zu kriegen, sondern immer, das Wasser in der Haut zu halten. Es ist also ideal, die Haut gleich im Anschluss an eine Ganzkörperwäsche mit einer Körpercreme zu »versiegeln«. Eine fett-trockene oder fett-feuchte Körperhaut ist dagegen besser mit einer leichten Lotion oder einem Körpergel beraten. Diese Lotionen sind meistens Öl-in-Wasser-Emulsionen. Sie lassen sich leicht verteilen, ziehen schnell ein und hinterlassen keinen Fettfilm. Ideale Feuchtigkeitsspender (Moisturizer) sind Urea, Glycerin, Vitamin E, Shea-Butter und andere pflanzliche Öle. Allerdings cremen sich viele Menschen nie ein und haben trotzdem eine fantastische Haut. Ab dem dreißigsten oder vierzigsten Lebensjahr funktioniert das allerdings nicht mehr so richtig, da die älter werdende Haut fast immer eine gewisse Pflege braucht.

Wie pflegt man raue Ellbogen?

Am besten mit einer Creme mit Urea, wahlweise auch mit Glycerin. Hervorragend sind gegen raue und rissige Ellbogen die Schrundencremes für die Fußsohlen, da sie die perfekte Kombination von Urea, Feuchtigkeitsspendern und Salicylsäure enthalten, um Hautschuppen abzulösen. Ein idealer Wirkstoff für dieses Problem ist auch hier die Vitamin-A-Säure (Tretinoin) in einer Konzentration von 0,03 Prozent, die verschreibungspflichtig ist. Auch Fruchtsäurecremes oder Cremes mit Ammoniumlaktat können effektiv sein. Wichtig ist die konsequente tägliche Pflege. Einmal auftragen ist wie kein Mal auftragen.

Braucht die Haut eine Pflegepause?

Manchmal ja. Zum Beispiel bei einer überpflegten Haut, die Pickel um den Mund herum zeigt (periorale Dermatitis), sollten alle Pflegeprodukte bis zur kompletten Abheilung abgesetzt werden. Das gilt auch für die Reinigung. Die Haut ist hier also eine gewisse Zeit nur mit Wasser zu reinigen. Als einzige Behandlung ist die einmal morgendliche Anwendung einer extrem leichten, antibiotikahaltigen Öl-in-Wasser-Emulsion zu empfehlen, die der Hautarzt verschreiben muss. Abends muss die Haut absolut ohne Behandlung bleiben.

Gehören zur Körperhautpflege auch Bürsten und Sisalbänder?

Bürsten und Sisalbänder lösen tote Hornschuppen und fördern die Durchblutung. Das entschlackt die Haut, weil der Stoffaustauch angeregt wird. Zudem hat das Bürsten einen Effekt wie ein Peeling, also eine belebende Wirkung und die Haut ist für die Aufnahme von Pflegeprodukten gut vorbereitet.

Gilt das auch für Gesichtsbürstchen?

Gesichtsbürstchen verwendet man, um einen intensiveren Reinigungseffekt zu erzielen. Die Haut wird gründlich von Hornhautlamellen befreit und die Durchblutung leicht gesteigert. Bei einer empfindlichen Haut kann das aber zu Hautreizungen führen. Wichtig ist, das Bürstchen sauber zu halten, sonst können dadurch Entzündungen hervorgerufen werden.

Aber mit Gesichtsmassagen kann man nichts falsch machen?

Gesichtsmassagen rufen nahezu bei jedem Menschen ein Wohlbefinden hervor und wirken entspannend. Durch die Massage wird die Haut besser durchblutet und Pflegestoffe können besser in die Haut eindringen. Der Hautzustand entscheidet, ob eine Gesichtsmassage, eine Akupressur oder eine Lymphdrainage besser ist. Eine unreine und fettreiche Haut, die vielleicht noch leicht entzündliche Stellen und Pickel aufweist, sollte man nicht noch durch eine Massage, die ja meist auch mit fettreichen Cremes durchgeführt wird, anregen, weitere Pickel zu produzieren.

Sind Ampullen zur Gesichtspflege so gut wie ihr Ruf?

Ampullen sind gleichzusetzen mit einem Serum. Hierbei handelt es sich um eine Flüssigkeit, deren Inhaltsstoffe tiefer in die Hautschichten eindringen sollen als die Inhaltsstoffe einer Creme. Die Versorgung der Haut mit pflegenden Substanzen, Nähr- und Wirkstoffen wird durch Ampullen sicher optimiert, da die Konzentration der besagten Stoffe meist höher ist. Besonders häufig werden vitaminreiche Substanzen und Moisturizer wie Hyaluronsäure als Ampulle angeboten.

Sind warme Kompressen fürs Gesicht zu empfehlen?

Durch die Wärme lösen sich Fette, Schmutz und Hornschüppchen leichter ab und verstärken den Effekt der Reinigung. Außerdem kann man mit warmen Kompressen hervorragend die Reinigungssubstanzen von der Haut entfernen. Wärme erweitert zudem die Poren, sodass Verstopfungen in Talgdrüsen gut gelöst werden. Werden die warmen Kompressen noch getränkt mit Zusätzen wie Kamille oder Lavendel, wirken sie auch beruhigend und antientzündlich. Eine warme Kompresse sollte zehn Sekunden einwirken.

Haut und Versprechungen

Ach, nur zu gern lässt man sich von den Versprechungen der Kosmetikbranche verleiten. Es tut gut, die wundervolle Creme aufzutragen und festzustellen: Das fühlt sich gut an – und – man sieht beim Blick in den Spiegel die Veränderung direkt beim ersten Mal. Es ist tröstlich zu glauben, dass die eingecremte Falte quasi über Nacht ein bisschen unsichtbarer geworden ist, dass die sündhaft teure Ampulle eine umwerfende Sofort-Wirkung hat, die Wimperntusche einen Augenaufschlag möglich macht, der filmreif ist, und das pfirsichfarbene Rouge von jetzt auf gleich Zartheit und Frische ins müde Gesicht zaubert.

Das alles darf man glauben und man darf auch, versehen mit den neuen Errungenschaften aus der Parfümerie, erhobenen Hauptes durchs Leben schreiten, weil man sich ganz sicher ist: Ich bin schön. Allein dieser Effekt ist sein Geld wert – auch wenn es gelegentlich etwas weniger sein dürfte.

Die Produkte sind mit vollmundigen Versprechungen verbunden, weil der Verbraucher nicht nur das Cremetöpfchen mit nach Hause nehmen will, sondern gleichzeitig ein Töpfchen, das Wünsche Wirklichkeit werden lässt. Je abenteuerlicher die Bezeichnungen sind, je bizarrer die Wirkstoffe, je weniger man davon versteht, desto mehr scheinen die Erwartungen zu steigen. Niemand hat sich jemals ernsthafte Gedanken über seine kollagenen Fasern in der Haut gemacht, aber jeder nimmt dankbar den Hinweis auf, dass mit dieser Emulsion das Kollagen direkt und ohne Umwege in die Haut eindringt – was es gar nicht kann, da dieses Molekül viel zu groß ist.

Aber trotz der Hoffnungen, die so manche Produkte wecken und dann doch nicht erfüllen, gibt es viele Wirkstoffe und Cremes, Emulsionen, Ampullen und Masken, die einen beachtlich positiven Einfluss auf die Beschaffenheit der Haut haben. Wer sich schlau macht, der weiß, auf was er achten muss und was er von ihnen erwarten kann.

Sind die Versprechungen bei Kosmetikprodukten geschönt?

Ja, das sind sie. Das müssen sie auch sein, da sich die Produkte ansonsten nicht verkaufen ließen. Dies ist aber nicht nur in der Kosmetikindustrie so, sondern auch in der Automobilindustrie und in jeder anderen Branche. Marketingabteilungen sind damit beschäftigt, die Braut hübsch zu machen. In der Kosmetikbranche ist dies sicher besonders augenfällig, da indirekt immer auch Schönheit, Emotionalität und Sex mitverkauft werden. Dinge also, die sich für Überzeichnungen anbieten. Wer nur Gesundheit und Allergiefreiheit verkauft, der langweilt den Verbraucher.

Gibt es einen Leitfaden, der den Verbraucher durch den Dschungel der Verheißungen führt?

Jedes Kosmetikprodukt und jede Kosmetikmarke hat ein Image, genau wie ein Golf, ein BMW oder ein Porsche. Daneben stehen die objektiven Leistungen eines Produkts, die für den Verbraucher auf Anhieb oft schwer zu beurteilen sind. Die Zeit bringt es jedoch immer an den Tag. Jeder, der ein Produkt über drei Monate anwendet, kann sagen, ob er damit zufrieden und glücklich ist oder nicht. Die entscheidende Kenngröße ist, ob ein Produkt wieder gekauft wird. Bei der Produktauswahl für Kosmetika sollten drei Dinge auf einen Nenner gebracht werden: Hauttyp und die Zielvorstellung: Was will ich. Das Produktprofil: Was kann das Produkt, will ich die Haut damit reinigen, sie schützen – zum Beispiel vor der Sonne –, will ich sie befeuchten, fetten, dekorieren oder will ich mich optisch verjüngen. Wer intelligent genug ist zu verstehen, dass Anti-Aging-Produkte zwar tendenziell verjüngen, ein altes Gesicht aber nicht jung machen können, der wird ein Produkt finden, mit dem er zufrieden ist. Eine klar definierte Faustregel gibt es in diesem von Emotionalität überfluteten Markt nicht.

Können Studien als Beleg für die Wirksamkeit Richtlinie sein?

Studie ist nicht gleich Studie. Zu fordern wäre eine evidenzbasierte Kosmetik, also eine Kosmetik, die sich auf Beweise stützt, ähnlich wie es eine evidenzbasierte Medizin gibt. Doch diese Forderung ist aus diversen Gründen, besonders aber aus Kostengründen, unrealistisch. In der evidenzbasierten Medizin gibt es unterschiedliche Stufen der Nachweise. Der Goldstandard ist eine Studie, die im plazebokontrollierten Doppelblindversuch nachweisen kann, dass das Produkt mit einem besagten Wirkstoff besser ist als das Produkt ohne den besagten Wirkstoff, also mit einem Plazebo. Ein Beispiel: Fünfzig Leute einer Gruppe nehmen über drei Monate zweimal täglich eine Creme mit einem bestimmten Wirkstoff. Fünfzig Leute einer anderen Gruppe nehmen zeitgleich die gleiche Creme, aber mit einem Scheinwirkstoff, einem Plazebo. Es wird ausgelost, ob jemand in Gruppe A oder in Gruppe B kommt, und weder der Untersuchungsleiter noch die Testperson wissen, ob die Creme den Wirkstoff oder das Plazebo erhält. Das sind Doppelblind-Versuche. Nach drei Monaten kommt es dann zum Showdown. Wenn die Studie für die Faltentiefe angesetzt ist und jetzt nachgewiesen werden kann, dass der Wirkstoff die Faltentiefe statistisch gesehen gegenüber dem Plazebo deutlich verringert, dann ist der Wirkstoff in dem Produkt tatsächlich auch wirksam. Die Creme kann die Falten mildern und der Hersteller kann selbstbewusst mit dem Werbespruch »Reduziert die Faltentiefe signifikant« auf den Markt gehen. Eine solche Studie ist sehr seriös, erreicht das höchste Niveau an Nachweisen und kostet sicher extrem viel Geld. Allerdings gibt es auch Studien, die weniger scharf angelegt und trotzdem seriös sind.

Oft werden nur einfache Anwendungsstudien durchgeführt. Das Produkt wird auf der einen Körperhälfte angewendet und Vergleiche werden gezogen mit der anderen, der unbehandelten Körperhälfte. Das ergibt dann fast immer ein gutes Ergebnis für das Produkt. In solchen Fällen zeigt sich ja nicht nur die Wirkung des Produkts, sondern die entsprechende Körperhälfte wird ja regelmäßig eingecremt, was allein schon die Beschaffenheit der Haut drastisch verbessert. Eine solche Studie ist nicht besonders aussagekräftig. Studien können auch auf In-vitro-Daten beruhen, also auf reinen Laborexperimenten. Die Daten sind dann zwar meistens seriös erstellt worden, die Frage ist aber, inwieweit sich diese Ergebnisse auf die lebende Haut übertragen lassen. Der Wahrheitsgehalt einer Werbeaussage, der einer Studie zugrunde liegt, muss stets kritisch hinterfragt werden. Es muss aber auch bedacht werden, dass die Kosmetikindustrie nicht den strengen Richtlinien der Arzneimittelgesetzgebung unterliegt und am Ende auch keine Krankheiten behandelt werden, sondern die gesunde Haut. Sie soll gereinigt, gepflegt, geschützt und dekoriert werden. Eine gewisse Toleranz muss den Marketingabteilungen zugestanden werden, die das Produkt ja emotionalisieren und verkaufen wollen. Ein schlechtes Produkt wird den kritischen Verbrauchermarkt sowieso nicht überleben.

Darf man der Produktaussage »getestet an empfindlicher Haut« glauben?

Wenn ein Hersteller mit dieser Aussage wirbt, kann man bei seriösen Firmen davon ausgehen, dass dies auch stimmt. Es gibt immer Menschen mit einer extrem empfindlichen Haut. Diese sind als Testpersonen für Institute sehr wertvoll, da man an ihrer Haut das Irritationspotenzial einer Creme viel rascher und präziser feststellen kann. Wenn ein Produkt den Test an empfindlicher Haut übersteht, kann man davon ausgehen, dass die Verträglichkeit dieses Produktes sehr hoch ist. Auf der anderen Seite gibt es sehr viele Menschen, die angeben, eine empfindliche Haut zu haben, ohne dass ihre Haut wirklich empfindlich ist. Keiner möchte nämlich zugeben, dass er eine unempfindliche Haut hat. Das gilt als unsensibel, und wer möchte das schon sein. Jeder will »Prinzessin auf der Erbse« sein, die alles spürt und alles merkt. Insofern ist es aus Marketinggründen immer von Vorteil, wenn der Hersteller schreibt: »Für die besonders empfindliche Haut«. Dann verkauft es sich auch gut. Tatsächlich aber haben die allermeisten Menschen – glücklicherweise – eine relativ unempfindliche Haut.

Der ph-Wert der Haut wird stets hervorgehoben. Was versteht man darunter und wann spielt dieser ph-Wert eine Rolle?

Die oberste Hautschicht ist bedeckt mit einer Lösung, die wässrig ist und Hautfette (Lipide) enthält. Die Zusammensetzung aus Wasser (Hydro) und Hautfetten (Lipide) ergibt den Hydrolipidfilm der Haut, der wie jede wässrige Lösung einen pH-Wert hat. So ein pH-Wert gibt an, ob wässrige Lösungen neutral sind und damit einen pH-Wert von 7 haben, ob sie sauer sind mit einem pH-Wert unter 7 oder alkalisch mit einem pH-Wert über 7. Jede Lösung, egal ob Coca-Cola, Hühnersuppe, Magensaft oder Seifenlösung, hat einen pH-Wert. Der ph-Wert der Haut liegt mit 5,5 im leicht sauren Bereich – und das ist gut so. Sauer wird der pH-Wert der Haut durch Zellreste, Talg und saure Bestandteile im Schweiß. Der leicht saure pH-Wert der Haut bildet den Säureschutzmantel der Haut, einen Schutzfilm, der zusammen mit schon von Natur aus auf der Haut vorhandenen keimabtötenden Stoffen (Defensine) verhindert, dass Keime sich in der Haut einnisten. Der pH-Wert der Haut reguliert sich selbst, kann aber durch häufiges Waschen mit Seife gestört werden, denn Seifen sind alkalisch mit einem ph-Wert von weit über 7.

Ist ein Produkt mit der Aussage »für alle Hauttypen geeignet« unbe-denklich?

Das ist so, als würde man sagen » für jeden Hunger geeignet«. Sicher gibt es irgendwo eine »Pasta universale«, die jedem zusagt, genau wie eine trockene Scheibe Brot zur Not immer den Hunger stillt. Dennoch ist eine solche Aussage im Zeitalter einer dem Hauttyp gerechten Pflege viel zu oberflächlich. Alter, Zustand der Hautbarriere, Feuchtigkeit und Fettgehalt der Haut, wo man lebt, welche Jahreszeit gerade ist und welche Körperregion gepflegt werden soll, all das erfordert einen gezielteren Ansatz.

Darf man wenigstens auf die Aussage vertrauen, dass das neue kosme-tische Mittel in den Tests schon nach wenigen Wochen positive Ergeb-nisse gezeigt hat?

Eine solche Aussage sollte man anzweifeln. Zwar kann ein Produkt die Haut rasch glätten, indem die Befeuchtung und die Beschaffen-heit der Hornhaut verbessert wird. Diese Effekte kann man sofort nach der Pflege messen. Richtige Verbesserungen in der Struktur der Haut müssen sich aber in der Lederhaut, der Dermis, abbilden. Hier spielt die Musik. Die Anzahl und Qualität der kollagenen, also der extrem stabilen Fasern, der elastischen Fasern, die Aktivität der Bin-degewebszellen (Fibroblasten) sowie die vielen feuchtigkeitsbinden-den Moleküle im Bindegewebe zwischen den Zellen (extrazelluläre Matrix) sind es, die das Geschehen diktieren. Hier eine Umstellung zu erreichen, dauert viele Wochen und Monate, und das kann durch die Anwendung der vielen Präparate nie gelingen. Das Mindeste, was von pflegender Kosmetik jedoch zu erwarten ist, ist eine Stabilisie-rung der Barriere und eine regenerationsfördernde Wirkung auf den Hydrolipidfilm der Haut.

Wie lange muss man eine Creme anwenden, damit sie Wirkung zeigt?

Das lässt sich nicht präzise sagen, sondern nur schätzen. Zwei bis drei Monate sind sicher erforderlich.

Geht es nicht schneller, wenn man die Wirkstoffe mit schwachen Stromimpulsen in die Haut transportiert?

Nicht Strom, sondern Ultraschallwellen sind geeignet, um Wirkstoffe besser in die Haut zu schleusen. Ähnlich wie durch Wärme die Wirkstoffe leichter eindringen können – ideal ist das Eincremen von Haut und Händen nach einem heißen Bad oder einer heißen Dusche –, so können auch Ultraschallwellen die Haut in einen Erregungszustand versetzen, sodass sie für die Moleküle die Tore öffnet und diese hereinlässt.

Welche Wirkstoffe können von außen in die Haut eindringen?

Das Eindringen von Wirkstoffen in die Haut ist generell abhängig von der Größe des Moleküls sowie von seinen physikalischen und chemischen Eigenschaften. Ein kleines, fettlösliches Molekül wie Vitamin E kann die Haut problemlos durchdringen. Für größere und wasserlösliche Moleküle ist das viel schwieriger und teils auch unmöglich. Manchmal können Stoffe auch auf anderen Wegen in die Haut gelangen, zum Beispiel durch Poren oder Haarfollikelöffnungen. Kollagen, ein großes Molekül der Lederhaut, kann die Haut sicher nicht durchdringen.

Kann man die Haut darauf vorbereiten, dass sie Wirkstoffe gut aufnimmt?

Die gereinigte und gepeelte, gut durchfeuchtete und gewärmte Haut nimmt Wirkstoffe deutlich besser auf als eine nicht gereinigte, trockene und kalte Haut. Insofern ist diese Vorbereitung sinnvoll.

Der Sinn einer Creme ist die Pflege der Haut und besonders die Regeneration und Stärkung der Hautbarriere. Der Hydrolipidfilm auf der Hautbarriere muss unbedingt geschützt werden. Diese Barriere ist in der äußersten Schicht der Haut, der Hornhaut. Hier muss und soll eine Creme in erster Linie ihre pflegenden Eigenschaften entfalten. Daneben gibt es Inhaltsstoffe in einer Creme, besonders kleine und fettlösliche Moleküle wie Vitamin E, die es schaffen, tiefer in die Haut einzudringen und nicht nur Kontakt zu den lebenden Zellen in der Oberhaut (Epidermis) zu knüpfen, sondern auch zu den wichtigen Strukturen der oberen Lederhaut, der Dermis. Wie tief genau die einzelnen Wirkstoffe einer Creme in die Haut eindringen, ist nicht immer bekannt und ließe sich auch nur durch sehr aufwendige Untersuchungen herausfinden. Kosmetik soll vor allem reinigen, pflegen, schützen und dekorieren. Wenn sich die Hautstruktur verändert, wenn Falten verschwinden, dann ist das theoretisch kein Kosmetikum mehr, sondern ein Arzneimittel. Als solches müsste es dann auch zugelassen werden. Kosmetikhersteller wollen zwar, dass Kosmetika die Hautstruktur verbessern, fürchten aber eine allzu deutliche Werbung mit solchen Versprechungen. Dies würde nämlich bedeuten, dass sie ihr Produkt als Arzneimittel neu zulassen müssten. Insofern gibt es für die Hersteller immer eine gewisse Gratwanderung zwischen Behauptung und tatsächlicher Leistung eines Produkts. Das ideale Kosmetikum, so wird versprochen, pflegt, schützt, verjüngt optisch und biologisch und gibt der Haut einen ebenmäßigen und frischen Teint. Derzeit gibt es nur wenige Produkte, die dieser Idealvorstellung nahekommen.

Es gibt Cremes, die versprechen, das Feuchtigkeitsnetzwerk der Haut zu aktivieren. Klappt das?

Das Wort Feuchtigkeitsnetzwerk ist ein Marketingbegriff, um die Feuchthaltefaktoren der Haut zu beschreiben, die zusammen mit den Hautfetten den Hydrolipidfilm bilden. Dieses Feuchtigkeitsnetzwerk kann natürlich durch eine Rezeptur so aktiviert werden, dass die Kapazität, Wasser in der Haut zu speichern, erhöht wird. Insofern ist dieses Versprechen durchaus realistisch und auch anhand eines Feuchtigkeitsmessgeräts, eines Corneometers, überprüfbar.

Sind Extrakte aus Algen, Rosenöl und Hamamelis wirkungsvoll?

Rosenöl ist ein wertvolles ätherisches Öl und wird überwiegend als Duftstoff in manchen hochwertigen Parfüms verwendet. Als Wirkstoff in der Hautpflege ist es eher unbedeutend. Extrakte aus Algen werden häufig in der Kosmetik eingesetzt und entfalten in der richtigen Kombination sehr gute, die Haut befeuchtende Effekte. Extrakte aus Hamamelis wirken porenzusammenziehend, antientzündlich und beruhigen die Haut. Aus diesem Grund werden auch sie zahlreichen Hautpflegeprodukten zugesetzt. Sehr viele Stoffe aus der Natur beziehungsweise aus dem Pflanzenreich haben fantastische Wirkungen. Genau aus diesem Grund werden sie, seit es Kosmetik gibt, also seit Beginn der Kulturgeschichte des Menschen, in Kosmetika verarbeitet. Auch Pflanzen müssen sich vor der Umwelt schützen und haben über Millionen von Jahren gelernt, wirkungsvolle Schutzmechanismen auszubilden. Man denke nur an Kakteen in Arizona, die es schaffen, den ganzen Tag in der glühendheißen Sonne zu bestehen. Pflanzenextrakte können die Haut vor Entzündungen schützen, sie beruhigen, den Juckreiz stillen, Feuchtigkeit spenden, die Haut glätten, den Teint aufhellen, die Durchblutung fördern und die Poren zusammenziehen. Die Extrakte können auch abschwellend und kühlend wirken, den Aufbau von Kollagen aktivieren, freie Radikale und sogar Krebs bekämpfen, um nur einige Wirkungen aufzuzählen. Entscheidend ist, auf welcher Grundlage diese Stoffe oder Pflanzenextrakte eingearbeitet werden. Selbst bei kritischer Betrachtung und auch wenn man alle zu hoch gegriffenen Versprechungen abzieht, haben Stoffe aus der Natur für die Medizin und Kosmetik großen Wert, wenn sie richtig beurteilt, gewonnen, verarbeitet und verwendet werden.

Bei Produkten mit oder ohne Naturstoffe wird immer wieder betont, die Creme ist »nicht komedogen«. Was heißt das?

Komedogen heißt mitesserfördernd. Wenn ein Produkt also nicht komedogen ist, dann bedeutet das, dass keine Mitesser entstehen, wenn man es anwendet. Das war über viele Jahrzehnte ein großes Problem in der Kosmetik, da viele Pflegeprodukte eine sogenannte Kosmetik-Akne mit Mitessern provoziert haben. Die neuen und heute üblichen Wasser-in-Öl- und Öl-in-Wasser-Emulsionen führender Markenartikler sind sehr genau getestet und können als unbedenklich eingestuft werden, was das Entstehen von Mitessern betrifft.

Kann man dank neuer Entwicklungen in der Kosmetikbranche Krähenfüße, Tränensacke, Augenringe und Lippenfältchen wegcremen?

Jein! Das »Wegcremen« dieser Fältchen gelingt nie. Dennoch gibt es Wirkstoffe in der hautmedizinischen Kosmetik, die Falten reduzieren und die Oberflächenstruktur der Haut deutlich verbessern können. Von der Deutschen Gesellschaft für Dermatopharmazie ist 2010 ein Positionspapier veröffentlicht worden, in dem erstmals Wirkstoffe benannt werden, die in seriösen Studien zeigen konnten, dass sie an der Haut optisch verjüngende Effekte erzielen. Hierzu zählen Vitamin A und seine Abkömmlinge, Vitamin C, Alpha-Liponsäure, Polypeptide, Vitamin E, Vitamin B$_3$ (Niacinamid), Dimethylaminoethanol, Phytohormone (Isoflavone), Coenzym Q10 und pflanzliche Polyphenole. Am Ende ist der wirksamste Einsatz immer eine Kombination aus Botox, Laser, Peeling, Fillern und wirkstoffhaltigen Cremes, mit denen sich die besten Ergebnisse bei der optischen Verjüngung der Haut erzielen lassen.

Lässt sich wenigstens mit einer guten Creme die Haut am Hals straffen, der Busen festigen und das Dekolleté faltenfrei erhalten?

Es gibt in der hautmedizinischen Kosmetik Wirkstoffe, die die Haut optisch verjüngen. Dies lässt sich auch an Hals, Busen und Dekolleté beobachten. Hierbei handelt es sich um die weiter oben erwähnten Stoffe, deren Wirkung gegen Hautalterung in Studien nachgewiesen werden konnte. Die gewünschten Effekte sind meist jedoch deutlich geringer als erhofft. Nennenswerte Ergebnisse sind nur durch kombinierte Verfahren mit Peeling, Laser, Filler, Botox und Cremes möglich und erfordern überdies auf Dauer einen disziplinierten Lebensstil. Entscheidend ist hier die Vorsorge. Durch einen sehr guten Sonnenschutz kann die vorzeitige Hautalterung und Faltenbildung im Dekolleté sehr wirkungsvoll verhindert werden.

Was ist von Versprechungen zu halten, die damit werben, dass große Poren sich durch Pflege verkleinern lassen?

Das ist nur bedingt möglich. Bestimmte Masken haben den Effekt, die Poren zusammenzuziehen. Hierzu zählen Masken mit essigsaurer Tonerde oder Masken mit Extrakten aus Getreide, die wiederum Stoffe wie Milchsäure enthalten. Auch die Fruchtsäuren können Poren tendenziell verkleinern, sofern sie regelmäßig als Peelingcremes angewendet werden. Den stärksten Effekt bei einer Porenverkleinerung haben Medikamente, die Vitamin-A-Abkömmlinge enthalten wie Isotretinoin. Das gehört aber nicht mehr in den Bereich der Pflege, sondern ist eine medizinische Behandlung, die meist bei schwerer Akne, Rosazea und Erkrankungen mit sehr hoher Talgdrüsenaktivität (Seborrhoe) eingesetzt wird.

Klappt das auch bei Falten, wenn man Antifaltencremes nimmt?

Wenn Antifaltencremes die weiter oben genannten Wirkstoffe enthalten, können sie das Gesicht optisch verjüngen. Das ist kein Wunschdenken, sondern Fakt. Das Ergebnis dieser Verjüngung ist zum Teil jedoch sehr diskret. Die Studienergebnisse sind eindeutig. Die besten Daten existieren für Vitamin A und seine Abkömmlinge. Vitamin A kann den Abbau von Kollagen aufhalten und den Aufbau von Kollagen fördern. Da Kollagen die wichtigste strukturgebende Faser der Lederhaut ist, wird die Gesichtshaut zum Teil eindrucksvoll geglättet und die kleinen Falten sehr deutlich verringert, besonders in der oberen Gesichtshälfte. Mittlere und auch große, tiefe Falten lassen sich durch Cremes nicht behandeln, auch nicht durch Vitamin A. Das ist reine Zeit- und Geldverschwendung. Wer diese Falten behandeln will, muss unterspritzen, peelen, lasern, botoxen oder liften.

Kann man mit bestimmten Mitteln die Zellerneuerung anregen?

Zellerneuerungen und Zellaktivierungen sind schwer zu messen, können aber durch bestimmte Stoffe begünstigt werden. Hierzu zählen Peptide, Zellkulturmedien, Enzyme sowie Makromoleküle der Lederhaut wie Hyaluronsäure. Diese können das Mikromilieu, das Bindegewebe zwischen den Zellen, in dem die kollagenproduzierenden Zellen leben, so verbessern, dass aus inaktiven Zellen wieder aktive Zellen werden, die ihre Kollagenproduktion erhöhen. Wenn Hyaluronsäure in die Lederhaut gelangt, sei es durch eine Spritze oder durch eine spezielle Rezeptur, verbessert sich das Mikromilieu und aus einer gealterten, »unglücklichen« Zelle im Bindegewebe wird wieder eine »glückliche« Zelle (Fibroblast), die die Kollagenproduktion ankurbelt. Dies wurde inzwischen elektronenmikroskopisch nachgewiesen und als »fibroblast-stretching« beschrieben.

Kollagen verspricht eine straffe Haut. Kann Kollagen von außen in die Haut transportiert werden?

Kollagene sind große Moleküle, die nicht in die Haut transportiert werden können, auch nicht durch Mittel, die dies versprechen. Allerdings können Bruchteile dieser großen Moleküle möglicherweise über andere Wege wie die Poren oder Haarfollikelöffnungen in tiefere Schichten der Haut dringen. Das ist bisher nicht einwandfrei nachgewiesen. Auf der Haut sind Kollagene jedoch ausgesprochen wertvolle Hautpflegeprodukte, da sie exzellent befeuchten und glätten.

Was ist von dem Versprechen zu halten, dass das Kollagen in der Haut »unorganisiert« sei, man es kosmetisch wieder »ordnen« und ein ebenmäßiges Hautbild erzielen könne?

Nicht alles, was unorganisiert aussieht, ist auch unorganisiert. Wenn man sich die Kollagenfasern der Lederhaut unter dem Mikroskop ansieht, ist es in der Tat schwer, ein Ordnungsprinzip zu erkennen. Man kann aber davon ausgehen, dass die Natur hier ein sehr straffes Regiment führt und dem Kollagen eine präzise Architektur gegeben hat. Eine neue oder besser organisierte Anordnung des Kollagens ist erstens nicht erforderlich und zweitens durch Kosmetika kaum zu erreichen. Wenn überhaupt, hätten Vitamin-A-Präparate hier vielleicht eine gewisse Chance. Sinn könnte eine Kollagen-Neuordnung allenfalls bei verdickten Narben, den Keloiden, machen. Aber hier sind die derzeit zur Verfügung stehenden Cremes wirkungslos.

Viele Kosmetikstudios werben mit kostspieligen Therapien und versprechen Wunderdinge. Wann sind Zweifel angebracht?

Bis heute gibt es keine Wunderdroge und kein Zaubermittel, mit dem sich die Alterung der Haut verhindern oder rückgängig machen ließe. Wenn man sein Gesicht optisch verjüngen möchte – was selbstverständlich möglich ist –, muss man zu einem Hautarzt gehen, der alle konservativen und chirurgischen Tricks und Prozeduren der Ästhetik kennt. Seriöse Ärzte empfehlen immer nur das, was sich auch umsetzen lässt und was den Menschen am Ende auch zufriedenstellt. Das kann eine Gewichtsabnahme sein, eine Gewichtszunahme, Laser, Peeling, Filler, Botoxinjektion, Creme, Facelift, Psychotherapie, Tablettentherapie mit Vitamin-A-Säure, der Gang zum Friseur, eine typgerechte Kleidung, eine zurückhaltende und dennoch betonende dekorative Kosmetik und manchmal vielleicht auch nur ein aufklärendes Gespräch. Am Ende muss alles typ- und altersgerecht sein. Einem Achtzigjährigen würde man ja auch kein Skateboard und rosarote Turnschuhe empfehlen.

Sind »Cosmeceuticals« so gut wie ihr Ruf?

Das Wort »Cosmeceutical« ist ein von dem großen amerikanischen Dermatologen Albert Kligman (1916 bis 2010) geprägter Begriff, der ein Produkt beschreibt, das zwischen einem Kosmetikum und einem Pharmazeutikum angesiedelt ist. Rein rechtlich handelt es sich um ein Kosmetikum. Bezogen auf seine Wirkung kann es aber schon als Pharmazeutikum gelten. Zahlreiche Wirkstoffe aus der kosmetischen Industrie, besonders solche, die im Anti-Aging-Bereich verwendet werden, gehören zu den Cosmeceuticals. Hierzu zählen zum Beispiel Vitamin A, Vitamin C, Vitamin E, Alpha-Liponsäure, Polypeptide, Vitamin B3 (Niacinamid), Dimethylaminoethanol, Phytohormone (Isoflavone), Coenzym Q10 und pflanzliche Polyphenole. Cosmeceuticals werden inzwischen weltweit verarbeitet und finden sich in vielen Kosmetikprodukten.

Was ist von »Doctor-Brands« zu halten?

Hierbei handelt es sich um ein modisches Schlagwort für bestimmte Marken, das inhaltlich nicht definiert ist. Doctor-Brands sind Kosmetikmarken, die von Ärzten gestaltet, kreiert oder begleitet wurden. Oft steckt lediglich ein sogenanntes »private labeling« dahinter, wonach ein Doktor seinen Namen auf das Etikett schreibt und das Produkt dann unter seinem Namen verkauft. Doctor-Brands verwenden oft Cosmeceuticals als Wirk- beziehungsweise Inhaltsstoffe und sie werben meist auch mit vermehrten Versprechungen, was eine Verbesserung von Struktur und Funktion der Haut anbetrifft. Doctor-Brands müssen genauso kritisch gesehen und hinterfragt werden wie jedes andere Produkt auch.

Haut und Kosmetik

Der Blick in die Auslagen und Regale von Parfümerien, Kaufhäusern, Apotheken und Drogeriemärkten macht deutlich: Es herrscht kein Mangel an kosmetischen Mitteln, die Männer und Frauen rundum schön machen sollen und können – sagen die Hersteller. Ampullen, Gele, Peelings, Cremes fürs Dekolleté, glättender Balsam, straffende Elixiere, pflegende und belebende Masken fürs Gesicht und Make-up in allen Variationen, für jedes Alter, jeden Hauttyp, für die mit und für die ohne Falten. Gelegentlich ist der Preis für hochwertige Produkte namhafter Hersteller schuld daran, dass sich beim Konsumenten Sorgenfalten ins Gesicht graben. Aber der Wunsch schön auszusehen ist so groß, dass die meisten dafür tief in die Tasche greifen.

Tatsache ist, dass ein für den Hauttyp geeignetes Make-up viel bewirken kann. Unebenheiten der Gesichtshaut werden ausgeglichen, die Farbgebung wirkt einheitlich, bei Hauterkrankungen wie Akne oder Couperose kann die Kosmetik dazu beitragen, dass das Selbstwertgefühl nicht mehr so leidet. Voraussetzung für diesen Erfolg ist, dass das Produkt auch den Erfordernissen der Haut entspricht und sie nicht unnötig strapaziert. Es gibt einige Faustregeln, die, wenn man sie beherzigt, davor schützen, dass man den falschen Griff zum vermeintlich guten Produkt macht. Das gilt auch für Masken, Ampullen und die diversen Peelings.

Wer beherzigt, was Experten wertfrei darlegen, der kann auch nachvollziehen, dass eine gute Kosmetik weder die Poren verstopft noch die Haut daran hindert zu atmen. Durch Kosmetik bilden sich auch nicht mehr Pickel als sonst, und niemand altert zügig, nur weil er ein Make-up aufgelegt hat.

Kann jeder bedenkenlos Make-up benutzen?

Die neue Generation von Make-up-Präparaten enthält hautfreundliche Pigmente für die farblichen Veränderungen der Haut. Die Grundierung, was ja nur eine andere Bezeichnung für Make-up ist, gibt es als flüssiges, cremiges und streichfestes Produkt. Diese unterscheiden sich in der Konsistenz und in der Deckkraft. Die Grundierung wird nach der Tagespflege auf die Gesichtshaut aufgetragen und bildet auf der Haut eine Schutzschicht vor Kälte, Hitze, UV-Strahlen, Wind und anderen Umwelteinflüssen. Je nach Rezeptur wird die Haut auch noch mit Fetten, Ölen oder Feuchtigkeit versorgt. Unreine Haut kann je nach den Wirkstoffzusätzen im Make-up desinfiziert, ausgetrocknet und gleichzeitig abgedeckt werden. Allein aus diesen Gründen ist Make-up nicht nur ein dekorativer Schönmacher, sondern ergänzende Tagespflege. Wichtig ist, das richtige Make-up passend zu den Bedürfnissen der Haut auszuwählen. Bei einer fett-feuchten Haut, die von Natur aus ölig ist und zu akneartigen Entzündungen neigt, wählt man ein ölfreies Make-up mit Puderpartikeln, die den überschüssigen Talg direkt aufsaugen. Mit einem Abdeckstift können Unreinheiten und kleinere Entzündungen punktuell behandelt werden. Die fettarm-trockene Haut ist meist sehr empfindlich, neigt zu Rötungen und lässt sich ideal mit einem ölhaltigen Make-up abdecken.

Soll man bei einer einmal gewählten Kosmetikreihe bleiben?

Nein. Natürlich ist es erfreulich, wenn die Kosmetik mit der Haut harmoniert. Experimente müssen nicht unbedingt gemacht werden. Doch Menschen sind neugierig und wollen gerne auch mal was Neues ausprobieren. Am besten bestimmt man gemeinsam mit einer professionellen Beratung und nach einer Hautanalyse, ob es an der Zeit ist, die gewohnten Produkte entsprechend den aktuellen Hautbedürfnissen anzupassen.

Beim Wechseln auf eine neue Marke können Pröbchen aus der Parfümerie helfen. Kann man sie bedenkenlos testen?

Sinnvollerweise sollte man nur solche Proben testen, die nach einer professionellen Hautanalyse auf die Bedürfnisse der Haut und den eigenen Hauttyp zugeschnitten sind. Ansonsten machen sie keinen Sinn und bringen die Haut möglicherweise unnötig aus dem Gleichgewicht.

Stimmt es, dass besondere Zusammensetzungen im Make-up die Haut glatter und ebenmäßiger erscheinen lassen?

Ja, die Deckkraft eines Make-up basiert auf einer Mischung aus weißen und farbigen Pigmenten. Als Weißpigmente werden Talkum, Kaolin, Zinkoxid, Titandioxid, Mica-Titan-Verbindungen, Mikropartikel aus Polyamid, Calcium-, Magnesium-, Zinkstearat und Magnesiumsilikat verwendet. Die Inhaltsstoffe bestimmen die Streichfähigkeit des Make-up und wie es sich auftragen lässt. Die Mischung beeinflusst die Lichtreflexion und wie gut Korrekturen auf dem Teint möglich sind. Als Farbpigmente für die diversen Rot-, Orange- und Brauntöne werden Eisenoxide in unterschiedlicher Menge zugesetzt.

Können kosmetische Produkte auch eine straffende Wirkung haben?

Eine straffende Wirkung im eigentlichen Sinne kann durch dekorative Kosmetik nicht erreicht werden. Elastizitäts- und Kollagenverluste der Lederhaut lassen sich auch durch ein Make-up nicht verbergen. Da Kontraste in einem Gesicht das optische Alter jedoch erhöhen, kann ein gutes Make-up die Kontraste mildern und dadurch optisch verjüngen. Es ist auch möglich, das Auge des Betrachters durch besondere Akzente so zu lenken, dass ein Gesicht jünger und ausdrucksstärker empfunden wird. Ein dunkler Lidstrich oder ein helles Rouge können zudem erstaunlich beleben.

Benötigen Jugendliche schon Make-up?

Junge Menschen mit gesunder Haut können Make-up problemlos benutzen. Da aber Jugendliche meist eine fett-feuchte Haut haben, sollte das Make-up ölfrei sein. Mit einem ölhaltigen Make-up oder einer Creme, die reich an Wirkstoffen ist, beziehungsweise einer Anti-Aging-Creme auf Make-up-Basis gerät die jugendliche Haut schnell aus dem Gleichgewicht. Die Haut wird überpflegt und neigt zu Unreinheiten bis hin zur perioralen Dermatitis. Das ist eine ungefährliche, aber sehr unangenehme Hautkrankheit, bei der sich hauptsächlich um Augen- und Mundpartie herum ein Ausschlag mit kleinen roten Pünktchen und Knötchen bildet. Bei einer jugendlichen Haut reicht oft schon ein leichtes Abpudern völlig aus, um ein ebenmäßiges Hautbild zu erzielen. Da die Haut bei Jugendlichen oft unrein ist, kann ein wenig Make-up das Selbstbewusstsein und Selbstwertgefühl enorm steigern. Wenn gleichzeitig die Akne medizinisch behandelt wird, ist das kein Problem. Eine reine jugendliche Haut wirkt jedoch meist schöner, wenn sie »pur« belassen und nur ein wenig Lipgloss und Maskara verwendet werden. Aber das ist Geschmackssache.

Immer wieder wird argumentiert, dass Make-up die Poren verschließt. Ist das korrekt?

Es kommt auf das Make-up an. Die Ursache von verstopften Poren sind Substanzen in Kosmetika, die Mitesser fördern, sogenannte komedogene Substanzen. Verunreinigte Mineralöle können zum Beispiel komedogen wirken. Zusätzlich kommt es auf die Art und Verarbeitung der Rohstoffe an. Unsaubere industrielle Aufbereitungen können Unreinheiten, Rötungen und Irritationen hervorrufen. Der Kosmetikmarkt bietet inzwischen jedoch eine Vielzahl von »nicht komedogenen« Produkten an, die sorgfältig getestet wurden.

Das heißt, die Verwendung von Make-up ist auch bei großporiger Haut unproblematisch?

Ja. Gerade ein Mensch mit großporiger Haut ist dankbar für ein gutes Make-up, da es das Hautbild sofort feiner aussehen lässt. Das Wohlbefinden steigt mit der ebenmäßigeren Haut unmittelbar nach dem Auftragen. Eine großporige Haut ist in der Regel fett-feucht und wird am besten mit einem ölfreien Make-up und/oder einem ölfreien Puder behandelt.

Lassen sich bei einer Aknehaut wenigstens die Pickel mit Make-up abdecken oder verschlechtert sich dadurch das Hautbild?

Wenn das richtige Make-up ausgesucht wird, schadet es der Haut nicht. Es muss immer wieder betont werden, wie wichtig es bei einer Aknehaut ist, ölfreies Make-up zu verwenden, da die Akne ansonsten »explodieren« könnte. Parallel zur Verwendung des richtigen Make-up sollte die Aknehaut auch immer medizinisch behandelt werden. Mit einem ölfreien Make-up können Pickel und Unreinheiten abgedeckt werden. Das verdeckt das Problem der unreinen Haut und führt dann auch zu einem höheren Selbstwertgefühl.

Stimmt es, dass die Haut unter dem Make-up nicht mehr »atmen« kann?

Natürlich kann die Haut auch mit Make-up noch atmen. Make-ups stehen wie andere Kosmetikprodukte auch für die Gesunderhaltung und Pflege der Haut. Man sollte aber darauf achten, dass das Make-up nicht das Entstehen von Mitessern fördert, und bei entsprechenden Beobachtungen sofort die Eignung des verwendeten Produkts hinterfragen.

Was ist, wenn sich die ersten Falten im Gesicht zeigen? Betont Make-up die Falten?

Make-up kann sich nach einer gewissen Zeit in Gesichtsfalten absetzen. Um das zu verhindern, ist es wichtig, das Make-up richtig anzuwenden, damit es den ganzen Tag ebenmäßig bleibt. Das Make-up sollte nicht zu dick aufgetragen werden, es sollte eine cremige Konsistenz und den gleichen Ton wie die Haut haben. Sogenannte Anti-Aging-Make-ups – ein in diesem Zusammenhang unglückliches und völlig falsch gewähltes Wort, das sicherlich nur aus Verkaufsgründen entstanden ist – mit feuchtigkeitsbindenden Stoffen wie Glycerin, Kollagen und Hyaluronsäure durchfeuchten gleichzeitig die oberen Hautschichten und sorgen dadurch auch für eine pflegende Wirkung. Zusätzlich wird die Reflexion des Lichts auf der Haut durch ein gut aufgetragenes Make-up ebenmäßig, da Kontraste abgemildert werden. Mit der richtigen Technik und dem richtigen Produkt sind durch ein Make-up am Ende weniger Falten sichtbar als vorher. Das Make-up sollte sparsam auf die Gesichtshaut aufgetragen werden. Anschließend wird die T-Zone (Stirn, Nase und Kinn) mit einem guten Puder leicht fixiert. Je weniger aufgetragen wird, desto weniger kann sich später in Falten absetzen. Wenn man mit dem Schminken fertig ist, kann man seine frisch gewaschenen, noch leicht warm-feuchten Hände einmal über das gesamte Gesicht legen, um Make-up und Puder optimal mit der Haut zu verbinden. Wer lieber auf Make-up verzichten will, kann eine getönte Tagescreme nehmen, die Linien und kleine Fältchen ebenfalls glättet und Pigmentunregelmäßigkeiten abdecken kann. Bei getönten Cremes lagert sich im Vergleich zu den klassischen Make-ups aufgrund des geringen Pigmentgehalts kaum etwas in den Gesichtsfalten ab. Statt zu versuchen, mit viel Make-up etwas zu kaschieren, was nicht zu verbergen ist, sollte man lieber mit anderen Akzenten versuchen, vom Problem abzulenken, wie beispielsweise mit einem Lidstrich oder einem hellen Rouge.

Wird durch Kosmetik der Alterungsprozess der Haut beschleunigt?

Nein. Eine gute dekorative Kosmetik pflegt und schützt die Haut und kann den Alterungsprozess der Haut tendenziell sogar hinauszögern. Ältere Menschen können durch zu viel Make-up jedoch optisch älter aussehen, als sie sind, weil ein ohnehin schon faltenreiches Gesicht, wenn es nicht wirklich perfekt geschminkt wird, rasch maskenhaft, starr und damit noch älter wirkt.

Die Angebote bei Make-up reichen von dünnflüssig bis kompakt. Was ist besser?

Die ganze Bandbreite ist gut verträglich. Ein kompaktes Make-up deckt stärker ab und eignet sich für Menschen mit einer fett-feuchten beziehungsweise fett-trockenen Haut. Ein kompaktes Make-up ist praktischer in der Anwendung, da man es jederzeit mit einem Schwämmchen auffrischen kann und zur Fixierung kein Puder benötigt. Bei einer fettarm-trockenen Haut kann ein kompaktes Make-up schnell grob wirken oder die darin enthaltenen Puderpartikel können die Haut zusätzlich austrocknen. Dünnflüssiges Make-up deckt in der Regel nur wenig, kann jedoch je nach der Technik des Auftragens auch die Deckkraft eines kompakten Make-up erreichen. Dünnflüssige Make-ups sind sowohl mit Feuchtigkeitsspendern als auch ölfrei erhältlich. Sie werden nach dem Auftragen mit einem Puder fixiert und sind bei allen Hauttypen gleich beliebt. Besonders bei einer fettarmen Haut verbinden sie sich perfekt mit der Haut, ohne sich schuppig abzusetzen.

Aber nicht nur die Produktpalette beim Make-up ist breit gefächert, auch die Preise sind es. Kann man Produkte von Billiganbietern nehmen?

Auch bei Billiganbietern gibt es inzwischen eine große Anzahl an nicht komedogenen Make-ups, die also keine Mitesser fördern. Wer mit diesen Produkten gut zurechtkommt, kann sie bedenkenlos nehmen. Von der Pigmentierung und dem Tragekomfort beziehungsweise dem Hautgefühl haben meist die preislich höherwertigen Produkte auch die bessere Qualität.

Muss man darauf achten, ob ein Make-up medizinisch unbedenklich ist?

Auf Verträglichkeit getestete Kosmetika sind in aller Regel auch medizinisch unbedenklich, vorausgesetzt, sie werden sachgerecht angewendet. Wer sich Make-up ins Auge schmiert, muss natürlich mit einer Bindehautentzündung rechnen. Auch Menschen mit Allergien können unvorhergesehen auf bestimmte Inhaltsstoffe reagieren. Viel häufiger als allergische Reaktionen sind jedoch Irritationen auf kosmetische Produkte, die bei jedem Menschen jederzeit auftreten können. Oft kann man nicht klären, welche Ursachen sie haben. Aber diese Irritationen heilen komplett ab, wenn man das Kosmetikum absetzt und eine antientzündliche Behandlung erfolgt.

Wird der Gesichtshaut nicht zu viel zugemutet, wenn man täglich Creme, Make-up, Puder, Rouge, Lidschatten und Wimperntusche aufträgt?

Es muss auf nichts verzichtet werden. Wichtig ist nur, dass die Haut gesund ist und dass die Produkte auf den Hauttyp abgestimmt sind. Bei einer fett-feuchten Haut sollte die Pflege fettarm und die dekorative Kosmetik ölfrei sein. Das heißt: eine Gesichtscreme als Grundlage, ölfreies Make-up, Puderrouge (kein Creme- oder Flüssigrouge) und so weiter. Bei der fettarm-trockenen Haut trägt man eine Gesichtscreme, ein ölhaltiges Make-up, ein Puder- oder Cremerouge auf. Voraussetzung für die Gesunderhaltung der Haut ist das gründliche Reinigen am Abend.

Benötigt die Haut Schminkpausen?

Die unkomplizierte Haut braucht keine Pausen. Die Nacht ist die Pause. Treten jedoch auf der Haut Reaktionen oder Irritationen auf, muss man einschreiten. Jedes Kosmetikum sollte dann genauestens überprüft und bei Bedarf weggelassen werden. In diesem Fall können auch längere Pausen sinnvoll sein. Bei einer reaktionsfreudigen Haut reicht es oft, wenn die Haut sich nach der Reinigung mal ab und zu ohne Pflege und auch mal ohne dekorative Kosmetik ausruhen kann.

Wenn man sich täglich schminkt, muss man die Gesichtshaut besonders gründlich reinigen, oder?

Damit eine täglich geschminkte Haut gesund bleibt, muss sie natürlich regelmäßig und gut gereinigt werden. Die fettfreundlichen Substanzen eines ölhaltigen Make-up müssen mit Wasser und Reinigungsmitteln, den Tensiden, gelöst werden, damit sie von der Hautoberfläche abgewaschen werden können. Ölfreie Make-ups können gut mit einem Reinigungsgel entfernt werden. Vor dem Auftragen von Make-up sollte die Haut gereinigt und mit einer Pflege vorbehandelt werden. Für die fett-feuchte Haut eignet sich ein leichtes Feuchtigkeitsgel. Für die fettarm-trockene Haut ist eine Reinigungsmilch, ein Öl oder auch eine Reinigungscreme ideal.

Strapazieren die Abschminkprodukte für das Augen-Make-up die zarte Haut um die Augen und beschleunigen sie das Entstehen von Augenfältchen?

Die gründliche Entfernung des Augen-Make-up einschließlich Wimperntusche ist eine Voraussetzung für schöne, gepflegte Wimpern und ausdrucksvolle Augen. Da Augen-Make-up-Entferner immer besonders milde Reinigungssubstanzen enthalten, die auf den besonders empfindlichen Augenbereich zugeschnitten sind, ist eine vorzeitige

Hautalterung durch den regelmäßigen Gebrauch der Abschmink-produkte, die ja nur einmal pro Tag und dann auch nur sehr kurz auf der Haut sind, unwahrscheinlich.

Müssen Menschen mit Mischhaut unterschiedliche kosmetische Produkte für die trockenen und fetten Hautpartien wählen?

Die Pflege vor dem Make-up ist entscheidend. Die fetten Hautpar-tien versorgt man mit einer ölfreien beziehungsweise mattierenden Pflege wie einem leichten Feuchtigkeitsgel. Die trockenen Hautpar-tien brauchen Feuchtigkeit, also Moisturizer, am besten als leichte oder mittlere Creme. Leicht und mittel bezieht sich hier auf den Fettgehalt der Creme. Für das Make-up wählt man sowohl für die T-Zone als auch für die Haut außerhalb der T-Zone ein ölfreies Flüs-sig-Make-up, wobei die T-Zone noch zusätzlich gepudert wird.

Gibt es Zusätze in Kosmetika, die Allergien oder Entzündungen hervor-rufen können?

Inhaltsstoffe in Kosmetika lösen nicht selten Kontaktallergien aus, die sich auf der Haut als Ekzem mit Hautrötungen und Juckreiz zeigen. Duftstoffe gehören in Europa zu den Spitzenreitern, die Kontakt-allergien auslösen können. Rund ein bis zwei Prozent aller Deutschen leiden an einer Duftstoffallergie. Darüber hinaus können Konservie-rungsmittel, Emulgatoren und Lichtfilter Allergien auslösen. Parado-xerweise sind es gerade Naturkosmetika, die häufig heftige Kontakt-allergien auslösen können, vor allem durch Stoffe der Korbblütler wie Kamille, Arnika oder Ringelblume. Auch Weizenproteine, die Kos-metika zugesetzt werden, weil sie hautglättende Eigenschaften haben, werden in jüngster Zeit häufig als Ursache von Kontaktallergien iden-tifiziert. Seit 1997 müssen europäische Kosmetikhersteller auf ihren Produkten die Inhaltsstoffe deklarieren. Diese werden nach ihrer Kon-zentration in absteigender Reihenfolge genannt. Auch Duftstoffe, oft bezeichnet als »Parfüm«, müssen gekennzeichnet werden. Seit 2005 müssen 26 Duftstoffe, die häufig Allergien auslösen, auf der Verpackung namentlich genannt werden. Eine Kennzeichnung lediglich als »Parfüm« ohne Nennung der Einzelstoffe reicht in diesem Fall nicht aus. Besteht eine Allergie gegen Inhaltsstoffe von Kosmetika, sollte das Produkt abgesetzt werden. Im Falle einer Duftstoffallergie ist es daher sinnvoll, auf duftstofffreie Kosmetika auszuweichen. Duftstoffe können nicht nur zu Allergien führen, sondern bei hautempfindlichen Menschen auch Hautreizungen auslösen. Die Industrie hat auf die zunehmende Nachfrage nach duftstofffreien Kosmetika reagiert und entsprechende Serien auf den Markt gebracht. Diese werden mittlerweile nicht nur in der Apotheke, sondern auch in Drogeriemärkten und Discountern angeboten. Hautempfindliche Menschen und Allergiker sollten sich vom Hautarzt beraten lassen, welche Pflegeserie für sie infrage kommt.

Konservierungsstoffen in Kosmetika wird nachgesagt, dass sie Allergien auslösen können.

Konservierungsstoffe in Kosmetika sind wichtig, um zu verhindern, dass sie verderben oder durch Mikroben verunreinigt werden. Sie unterliegen dem Lebensmittelgesetz und haben bei sparsamer Dosierung keinen negativen Einfluss auf die Haut. Früher waren Allergien auf Konservierungsstoffe tatsächlich häufig.

Wie steht es mit Emulgatoren in kosmetischen Produkten und deren Einfluss auf die Haut?

Ein kosmetisches Produkt besteht meistens aus Wasser und Öl, sprich Fett, insbesondere wenn es sich um Pflegecremes handelt. Damit diese beiden Phasen sich mischen, muss ein Stoff hinzugefügt werden, der sowohl öl- als auch wasserlöslich ist. Dieser Stoff wird als Emulgator und die entstehende Mischung aus Wasser und Öl als Emulsion bezeichnet. Eine Emulsion von wenig Öl/Fett in viel Wasser ist eine Öl-in-Wasser-Emulsion und eine Emulsion von wenig Wasser in viel Öl/Fett ist eine Wasser-in-Öl-Emulsion. Diese Technologie, Emulsionen herzustellen, kann im biochemischen Labor auf verschiedene Weise verfeinert werden. Auch die Haut ist, vereinfacht ausgedrückt, eine Art Emulsion, da in der Barriereschicht der Haut, der Grenze zur Umwelt also, sowohl Fette als auch Wasser gelöst sind. Als Emulgatoren dienen Stoffe, die auch in der Haut vorkommen – die Ceramide. Ceramide entstehen in der Hornschicht, und zusammen mit anderen Bestandteilen der Haut bilden sie eine Barriere und schützen die Haut davor, dass sie austrocknet. Wenn die Haut mit einem kosmetischen Produkt behandelt wird, besteht immer die Gefahr, dass der Emulgator des kosmetischen Produkts mit den natürlichen Emulgatoren der Haut konkurriert und »Löcher in die Barriere schießt«. Die Folge ist eine starke Rötung der Haut, man sieht aus wie ein Feuerlöscher. Der Schuldige ist der Emulgator in dem kosmetischen Produkt. Wichtig ist, dass der Emulgator im kosmetischen Produkt stark genug ist, um Wasser und Öl/Fett zu mischen, aber nicht so stark, dass er gleichzeitig auch die Barriere der Haut bearbeitet. Die hat er bitte schön in Ruhe zu lassen. Als ideale Emulgatoren in der kosmetischen Industrie haben sich in den letzten Jahren die Zuckertenside herausgestellt, die beiden Anforderungen gerecht werden. Erstens ermöglichen sie eine gute Emulsion und zweitens lassen sie die Hautbarriere in Ruhe.

Wird die Talgproduktion der Haut durch Kosmetik angekurbelt?

Auch in der Kosmetik gibt es Produkte, die die Talgproduktion und den Talgabfluss regulieren. Insbesondere Vitamin A hat Einfluss auf die Talgproduktion. Vitamin A spielt in der dekorativen Kosmetik aber praktisch keine Rolle, sondern vorrangig in der pflegenden Kosmetik. Die dekorative Kosmetik beeinflusst die Talgproduktion meist nicht und Make-ups schon gar nicht.

Kann man durch Kosmetik mehr Pickel und Mitesser bekommen?

Wenn die Kosmetik korrekt für den entsprechenden Hauttyp ausgewählt wurde, kann man davon ausgehen, dass die auf dem Markt befindliche dekorative Kosmetik sowohl der großen Markenartikler als
auch die kleinerer exklusiver Firmen praktisch zu keiner Verschlechterung der Haut führt, insbesondere nicht zu Mitessern. Natürlich
kann ein ölhaltiges Make-up auf einer fett-feuchten Haut Mitesser
und Pickel begünstigen. Das liegt dann aber nicht am Produkt, sondern an der Wahl des falschen Produkts. Eine junge Haut sollte ein
ölfreies Make-up beziehungsweise ein Make-up mit möglichst wenigen Inhaltsstoffen verwenden. Der Kosmetikmarkt bietet eine Vielzahl von sogenannten »nicht komedogenen« Produkten an, was auf
den jeweiligen Packungen vermerkt ist.

Helfen Stifte, um Pickel und Augenschatten abzudecken, und können sie
auch Entzündungen heilen?

Abdeckstifte und Concealer, das ist eine Abdeckflüssigkeit oder Ab-
deckcreme bei Augenschatten, sind die beiden wichtigsten Produkte
der dekorativen Kosmetik. Sie lassen das Hautbild immer besser, pro-
blemloser, strahlender und ebenmäßiger aussehen. Abdeckstifte sollten immer dem Ton der Haut entsprechen. Sie können kleinere Pickel
und Entzündungen abdecken und sollten am besten auch eine desinfizierende Wirkung haben. Mit einem Concealer verschwinden dunkle Augenschatten. Am Unterlid aufgetragen, bringt ein Concealer das
ganze Gesicht oft auf verblüffende Weise zum Strahlen. Er lässt dunkle
Augenringe verschwinden und verhilft so zu einem ausgeruhten Aussehen. Am besten sind Concealer in einem gelben Ton, ein bis zwei
Nuancen heller als das Make-up. Ein Concealer, der zu hell, zu rosa,
zu weiß beziehungsweise zu trocken oder zu fettig ist, verbessert das
Aussehen meist nicht.

Kann Make-up auch vor schädlichen Umwelteinflüssen schützen?

Die Grundierung, also die Make-up-Schicht, die nach der Tagespflege auf die Gesichtshaut aufgetragen wird, ist ein physikalischer Schutz gegen Kälte, UV-Strahlen, Wind und andere Umwelteinflüsse. Einige Make-ups haben noch einen zusätzlichen Sunblocker integriert, der die Haut vor hoher Sonneneinstrahlung schützen soll.

Es gibt ja nicht nur das Make-up aus der Tube, sondern auch das Permanent-Make-up. Ist davon abzuraten?

Ein Permanent-Make-up ist eine Art oberflächliche Tätowierung. Wichtig ist, dass ein Könner ans Werk geht, da Korrekturen nur schwer möglich sind. Wenn unerwünschte Wirkungen oder Komplikationen auftreten, liegt es meist daran, dass unsachgemäß gearbeitet wurde. Ein gut gemachtes Permanent-Make-up ist aus dermatologischer Sicht unbedenklich, obwohl es durch die Fremdstoffe, die dabei in die Haut eingebracht werden, zu Reaktionen kommen kann.

Können diese Fremdstoffe, die beim Permanent-Make-up in die Haut eindringen, Schaden anrichten?

Das kann man nicht pauschal behaupten. Es handelt sich um eine viele Jahre haltbare, aber dennoch in aller Regel nicht ewig dauernde Tätowierung. Jeder Permanent-Make-up-Artist kauft seine eigenen Rohstoffe ein, deren Quellen sich sicher nicht immer nachverfolgen lassen. Dass auf diesem Weg Schadstoffe in die Haut gelangen, die Allergien und andere Probleme verursachen, ist theoretisch denkbar. Gute Permanent-Make-up-Artisten erklären aber, dass die Farbstoffe mit ihrer Methode nur in die obere Hautschicht eindringen und dass es sich ausschließlich um zertifizierte Farben handelt, die nach der Kosmetikverordnung auch für diesen Zweck zugelassen sind. Die Tätowierung an den Augenlidern, also der permanente Lidstrich, ist bedenkenlos, sofern der Permanent-Make-up-Artist sorgfältig und mit zertifizierten Produkten arbeitet. Die erwähnten Risiken aber bleiben und es kann immer mal eine unerwünschte Reaktion geben. Um sich vor unangenehmen Überraschungen zu schützen, sollte man sich vor Beginn einer Behandlung in einem persönlichen Gespräch informieren: Ist die- oder derjenige kosmetisch ausgebildet und besitzt er oder sie eine Zusatzausbildung im Permanent-Make-up-Verfahren? Wie umfassend sind die Berufserfahrungen in diesem Bereich? Ein Einblick in die Arbeit durch Fotos und Arbeitsproben ist sinnvoll. Wie sind die hygienischen Zustände in den Arbeitsräumen – Desinfektionsmittel, Handschuhe, Einwegnadeln, Sterilisationsgeräte, allgemeine Sauberkeit? Man sollte einen Probestich an einer unbedenklichen oder unauffälligen Stelle durchführen lassen, damit eventuelle Allergien frühzeitig erkannt werden. Wer beabsichtigt, den Augenbereich liften zu lassen, der sollte das Permanent-Make-up auf jeden Fall erst danach machen lassen.

Wird Permanent-Make-up mit der Zeit unansehnlich?

Die Farbpigmente ändern sich im Laufe der Zeit, lassen sich aber jederzeit auffrischen und eventuell auch korrigieren. Ansonsten werden die Ergebnisse nach einem bestimmen Zeitraum weicher, und wenn besonders »natürlich« und ziemlich nah an der Hautoberfläche gearbeitet wurde, kann die Farbe auch wieder ganz verschwinden.

Wenn man das Permanent-Make-up leid ist, lässt es sich vorzeitig entfernen?

Theoretisch lässt sich ein solches Tattoo durch Laserbehandlungen entfernen. Vorsicht ist aber geboten. Es gibt immer Farbstoffe, die schlecht auf den Laser ansprechen oder durch den Laser sogar in eine andere unerwünschte Farbrichtung umschlagen.

Haut und Haare

Nüchtern betrachtet, könnten den Menschen ihre 80 000 bis 150 000 Haare auf dem Kopf herzlich egal sein. Sie wachsen friedlich vor sich hin, pro Tag durchschnittlich einen halben Millimeter. Sind sie lang und dicht genug, dann schützen sie die Kopfhaut, egal ob die Sonne scheint, ob es regnet oder schneit.

Doch so nüchtern lässt sich eben nicht Bilanz ziehen mit der Haarpracht auf dem Kopf und mit den Härchen an Armen, Beinen und den anderen Regionen des Körpers. Schon immer und zu allen Zeiten spielten Haare eine enorm wichtige Rolle. In jeder Epoche wurde den Haaren größte Aufmerksamkeit zuteil, denn sie waren und sind bis heute der ganz persönliche Schmuck des Menschen. Sie sind das Aushängeschild des Menschen und millionenfach mit seiner Haut verknüpft – Haarwurzel für Haarwurzel.

Schon die Ägypter haben 4000 v. Chr. die Haare mit Messern, Kämmen und Haarnadeln in Form gebracht. 3000 v. Chr. wurden die ersten Perücken angefertigt, um die Blöße auf dem Kopf oder spärlichen Haarwuchs zu kaschieren. Die Griechen taten es dem gleich, aber nur wer vermögend war, konnte sich einen Haarersatz leisten. Die Ärmeren im Volk haben zu Schafwolle gegriffen, um sich eine Perücke anzufertigen. Der französische König Ludwig XIII. fand seine frühe Glatze so erbärmlich, dass er sich von Meistern des Faches eine repräsentative Lockenpracht machen ließ und sie fortan immer trug.

Noch heute kommen die wenigsten Männer damit klar, wenn sie eine Glatze bekommen, egal ob es sie in jungen Jahren oder im fortgeschrittenen Alter trifft – obwohl es beeindruckende Vorbilder mit Glatze gibt wie Yul Brynner oder Telly Savalas als »Kojak«.

Für Frauen ist der Verlust der Haare allerdings noch dramatischer, und oftmals ist selbst eine hervorragende Perücke kein Pflaster für das beschädigte Selbstwertgefühl.

Bei den anderen Regionen des Körpers sind die Menschen nicht so empfindlich, was den Verlust der Haare betrifft. Im Gegenteil, man ist sogar froh, Haare und Härchen loszuwerden. Unter den Achseln und an den Beinen wird enthaart, Männer rasieren sich tagtäglich die Bartstoppeln weg. Der vor allem bei jungen Männern ungeliebte Haarwuchs an der Brust und auf dem Rücken wird in mühevollen Sitzungen beim Hautarzt dauerhaft beseitigt, ja selbst das Schamhaar muss dem Trend zu glatter Haut weichen, und Frauen und Männer rasieren sich die Intimbehaarung entweder vollständig oder sie bringen sie in Form und auch Farbe.

Bei all der Mühe über die vielen Jahrhunderte der Menschheitsgeschichte hinweg, sich vom lästigen Haarwuchs zu befreien oder aber fehlende Haare zu ersetzen, bei all den Kosten für pflegende und verschönernde Mittel fürs Haar, bei all den Aufwendungen für Frisur und Styling oder schlichtweg für den Erhalt eines jeden einzelnen Haares ist es der Mühe wert, sich Gedanken zu machen, ob es nicht auch ganz anders ginge.

Braucht der Mensch eigentlich Haare oder geht es auch ohne?

Nur Säugetiere haben Haare. Die vielfältigen Funktionen der Haare haben dieser Gattung dazu verholfen, jeden Lebensraum zu besiedeln, und ihr einen Selektionsvorteil verschafft – um mit Darwin zu sprechen. Haare sind eine gute Hilfe, um die Temperatur zu regulieren, sie schützen vor Feuchtigkeit und UV-Strahlen. Haare können wasserdicht sein, wie beim Fell der Robbe. Sie können ein Lebewesen größer erscheinen lassen, wenn die Haare durch kleine Muskeln in der Haut aufgerichtet werden, oder, wie beim Igel, zu Stacheln umgewandelt sind. In beiden Fällen nehmen sie einem Angreifer die Lust auf eine Attacke. Der Mensch hat genauso viele Haaranlagen wie ein Affe, etwa fünf Millionen. Während der embryonalen Entwicklung bildet sich ein Fell, von dem bis zur Geburt nur ein zarter Flaum zurückbleibt. Bei Frühgeborenen kann dieses Fell als Flaum (Lanugo-Behaarung) manchmal noch sichtbar sein. Abgesehen von der Kopfbehaarung, den Wimpern, Augenbrauen und Haaren in der Nase kommen Menschen also nur mit kaum sichtbaren, dünnen, farblosen Haaren auf die Welt, den Wollhaaren (Vellushaaren). Erst die Sexualhormone, vor allem die männlichen Hormone (Androgene), wandeln mit Beginn der Pubertät diese feinen Haare an bestimmten Stellen des Körpers in farblich veränderte lange und dicke Haare um, in die Terminalhaare. Die behaarten Stellen verraten schon, welche Funktion diese Haare dort haben könnten. Die Haare zwischen den Pobacken beispielsweise verhindern, dass sich Haut an Haut reibt. Dank der Achselhaare wird der Schweiß verteilt. Vor allem in diesen Regionen sind auch viele Duftdrüsen angesiedelt, und die Haare konservieren den individuellen Geruch des Menschen. Das kann anziehend oder abstoßend wirken – man kann eben jemanden riechen oder nicht. Eine behaarte Brust strahlt dazu noch Männlichkeit aus, obwohl auch diese Aussage immer dem jeweiligen Modetrend unterliegt. Aktuelle Studien belegen, dass sich fast alle Frauen und rund 80 Prozent der Männer einen Teil oder den gesamten Bereich der Intim- und Körperbehaarung rasieren. Als Bilanz lässt sich schließen, dass Haare, außer am Kopf, als sekundäre Geschlechtsmerkmale wohl zunehmend ausgedient haben.

Wie wachsen die Haare auf der Haut?

Dort, wo ein Haar wächst, ist die Oberhaut bis tief in die Lederhaut eingestülpt, am Boden des Trichters sitzt die Haarpapille, die aus Bindegewebe besteht. Dort ist das Haar verankert. In die Papille münden Blutgefäße, die das Haar in seinem Wachstum versorgen. Der Trichter heißt Haarfollikel oder Haarbalg. Er umschließt die Haarwurzel, die am unteren Ende aussieht wie eine Zwiebel. Hier liegen die Zellen, die die verschiedenen Schichten des Haares bilden, die Haarmatrix. Wenn sich die Zellen der Haarmatrix teilen und ausreifen, wächst das Haar beziehungsweise genauer gesagt der Haarschaft. Übrigens sind in der Haarmatrix auch jede Menge Pigmentzellen, die die Farbe des Haares bestimmen. In den Haarfollikel münden auch Talg- und an manchen Stellen Duftdrüsen. Darum wird das Haar fettig, wenn man es nicht wäscht, und man riecht leicht unter den Achseln, wenn diese nicht täglich mindestens einmal gewaschen oder deodoriert werden. Am Haarbalg setzt ein kleiner Muskel an, der das Haar bei Erregung oder Kälte aufrichtet. Bei Tieren entsteht durch das aufgerichtete Fell eine isolierende Luftschicht. Außerdem werden dabei die Talgdrüsen ausgedrückt. Der Talgfilm, der sich um die Haare legt, verhindert, dass zu viel Wasser verdunstet und zu viel Wärme verloren geht. Da der Mensch am Körper nur noch spärlich behaart ist, klappt bei ihm dieses System nicht mehr optimal, sondern er muss sich schon eine wärmende Decke nehmen, wenn ihm kalt wird.

Warum wachsen auf dem Kopf lange Haare, an Armen und Beinen nur kurze?

Die Haare auf der Kopfhaut wachsen in drei Phasen, die unterschiedlich lang sind. In der Wachstumsphase bildet sich ein neues Haar, die Zellen teilen sich und der Haarschaft wächst am Kopf etwa 0,3 bis 0,5 Millimeter am Tag, also etwa einen Zentimeter im Monat. Zwei bis sechs Jahre kann so ein Haarfollikel diese Aufgabe leisten, danach beginnt eine etwa drei Wochen dauernde Übergangsphase. Die Zellen der Haarmatrix teilen sich in dieser Zeit nicht mehr, das Haar hört auf zu wachsen und löst sich von der Papille. In der Folgezeit, die etwa drei Monate dauert, ruht das Haar, um dann auszufallen. Dann regeneriert sich der Haarfollikel und das Haarwachstum startet von neuem. Macht man eine Momentaufnahme von allen Haaren der Kopfhaut, dann sind 80 bis 90 Prozent der

Haare gerade in der Wachstumsphase, etwa ein Prozent in der Übergangsphase und der Rest in der Ruhe- beziehungsweise Regenera-
tionsphase. Es ist also normal, dass Haare ausfallen – jeden Tag etwa
hundert. Wie lang Haare werden, hängt wesentlich davon ab, wie
schnell sie wachsen und wie lange die Wachstumsphase der Haarfollikel ist, was sich je nach Körperregion unterscheidet. Wenn man für
die Haare auf dem Kopf eine maximale Wachstumsphase von sechs
Jahren annimmt mit bis zu 15 Zentimeter Wachstum pro Jahr, kann
ein Haar auf der Kopfhaut, wenn es in den sechs Jahren nicht geschnitten wird, theoretisch etwa 90 Zentimeter lang werden. Die
Haare an den Armen und Beinen wachsen nicht nur langsamer, ihre
Wachstumsphase beträgt auch nur rund zwei Monate; in den Achseln und im Genitalbereich sind es etwa sechs Monate. Danach fallen
die Haare aus, sodass längere Haare gar nicht erst entstehen können.
Das einzige Haar, das es bezüglich des Wachstums mit den Haaren
auf der Kopfhaut aufnehmen kann, ist das Barthaar beim erwachsenen Mann.

*Aber es gibt ja nicht nur lange und kurze Haare, sondern auch fülliges
und spärliches, dickes und dünnes Haar. Spielen die Gene eine Rolle?*

Dabei spielen viele Faktoren eine Rolle: Hormone, die Körperregion,
die Gene, das Alter, Krankheiten, Medikamente, der Ernährungs-
zustand, in welchem Erdteil man lebt und auch die Haarfarbe. Die
Haardichte auf der Kopfhaut beträgt beim Menschen etwa zweihun-
dert Haare pro Quadratzentimeter. Blonde haben mehr Haare auf
dem Kopf, durchschnittlich 150 000, als Schwarzhaarige mit 110 000,
Brünette mit 100 000 und Rothaarige mit 80 000 Haaren. Auch die
Dicke einzelner Haare ist bei den Menschen unterschiedlich. Sie kann
zwischen 0,05 Millimeter und 0,1 Millimeter schwanken. Die Haar-
form, eigentlich der Haarquerschnitt, bestimmt, ob das Haar eher
spärlich oder dichter wirkt. Haare mit rundem Querschnitt, wie zum
Beispiel bei Ostasiaten, sind meistens glatt und wirken dünner. Bei

Europäern ist der Haarquerschnitt rund bis oval. Menschen mit ovalem Haarquerschnitt neigen zu Locken und die Haare wirken füllig. Bei Afrikanern sieht der Querschnitt der Haare wie eine Ellipse aus, wodurch die Haare kleine starke Locken bilden und sehr dicht und fest sind.

Schützt fülliges Haar die Kopfhaut?

Füllige Haare sind ein guter Schutz vor UV-Stahlen. Schon ein starker Scheitel kann aber bei längerem Aufenthalt in der Sonne zu Verbrennungen führen. Die meisten Männer und Frauen mit unterschiedlichen Graden eines hormonell bedingten Haarausfalls haben mit ihren Kopfhaaren allein keinen ausreichenden UV-Schutz. Wo die Haare fehlen, müssen Cremes, Lotionen und Gele mit Lichtschutzfaktor aufgetragen werden. Es gibt auch Sprays für Hautstellen mit lichtem Haar. Ansonsten am besten eine UV-dichte Kopfbedeckung aufsetzen und immer wieder in den Schatten gehen. Die langwelligen Strahlen der Sonne gehen durch Hut und Haare und können Hirnhaut und Hirngewebe irritieren bis hin zu einem Sonnenstich mit Schwindel, Übelkeit und Erbrechen. Viele Shampoos enthalten bereits UV-Filter, schon deshalb, damit die Haarfarbe nicht ausbleicht, egal ob echt oder gefärbt. Aber dieser UV-Filter allein kann die Kopfhaut natürlich nicht ausreichend schützen.

Nicht nur auf dem Kopf wächst bei manchen Menschen das Haar recht üppig, sondern bei Männern vor allem auch auf der Brust und an den Schultern.

Die Zellen, die das Haar bilden, und auch die Zellen der Haarpapille werden durch Sexualhormone gesteuert. Das heißt, Haarfollikel reagieren auf Sexualhormone. Haarfollikel nehmen aber auch selber am Stoffwechsel von Sexualhormonen teil. Das alles wird von verschiedenen Genen kontrolliert, die von Mensch zu Mensch unterschiedlich agieren. So können die Haarfollikel an Brust und Schultern bei dem einen Mann empfindlicher auf Hormone reagieren als bei einem anderen; entsprechend entwickelt der eine in diesem Bereich mit der Pubertät verstärkt Terminalhaare, der Mann mit einer anderen genetischen Disposition dagegen nicht.

Ist die genetische Disposition auch der Grund dafür, dass Männer schon sehr früh das Kopfhaar verlieren – meist zuerst in der Kopfmitte?

Männer leiden darunter, wenn sie wenige Haare haben, und erst recht, wenn sich eine richtige Glatze bildet. Deshalb wurde das Entstehen einer Glatze, wovon rund 75 Prozent der Männer betroffen sind, intensiv erforscht. 2005 wurde eine Genvariation entdeckt, die das Risiko erhöht, dass man eine Glatze bekommt. Das Gen liegt übrigens auf dem X-Chromosom, das Männer immer von ihrer Mutter erhalten. Junge Männer mit Angst vor Geheimratsecken oder Glatze sollten also lieber auf die Männer in der Familie der Mutter achten, als das Haupthaar des Vaters unter die Lupe zu nehmen. 2008 wurde ein weiterer genetischer Risikofaktor gefunden, der auf einem ganz anderen Chromosom liegt, dem Chromosom 20. Einer von sieben Männern trägt beide genetischen Risikofaktoren und hat dann ein etwa siebenfach erhöhtes Risiko, eine Glatze zu bekommen. Männer mit Glatze haben also nicht mehr männliche Hormone als Männer ohne Glatze, aber die männlichen Hormone wirken bei ihnen anders. Die männlichen Hormone wirken auch nicht auf alle Haarfollikel der Kopfhaut gleich. Besonders empfindlich sind die Follikel der seitlichen Stirnhaar-Grenze und des Hinterhauptwirbels. Deshalb fallen die Haare hier zuerst aus. Geheimratsecken entstehen und kahle Stellen, die aussehen wie eine Mönchstonsur. Die Haare fallen auch nicht direkt aus, sondern empfindliche Haarfollikel verkümmern, schrumpfen und produzieren nur noch dünne farblose Haare. Das Haar wird und wirkt licht.

Das Kopfhaar lichtet sich, die Körperhaare auch?

Unter Einfluss der Sexualhormone beginnen die Haarfollikel in der Pubertät dicke, farblich veränderte Bart- und Körperhaare zu produzieren. Nach dieser Phase reagieren die Haarfollikel auf diese Hormone nicht mehr so sensibel. Während sich unter dem jahrelangen Einfluss des männlichen Hormons Dihydrotestosteron (DHT) auf der Kopfhaut längst eine ausgedehnte Glatze gebildet hat, wachsen Bart- und Körperhaare unverdrossen weiter. Die Haare auf der Brust wachsen beim Mann oft erst richtig stark im dritten Lebensjahrzehnt, während sich derweil die Haare auf dem Kopf schon deutlich lichten.

Was kann man gegen eine frühe Glatze tun?

Gegen Haarausfall, der durch männliche Hormone verursacht wird (androgenetische Alopezie), helfen Tabletten, die die Umwandlung von Testosteron in das besonders am Haarfollikel aktive Dihydrotestosteron (DHT) verhindern (Finasterid). Nach einigen Monaten kann der Haarausfall gestoppt werden, in gewissem Umfang wachsen Haare sogar wieder nach. Eine weitere Therapie wurde rein zufällig gefunden: Patienten mit Bluthochdruck erhielten einen Wirkstoff, der die Blutgefäße erweitert (Minoxidil). Gleichzeitig beobachtete man vermehrtes Haarwachstum. Den Wirkstoff kann man als Lösung auf die Kopfhaut auftragen und er wirkt nicht nur bei dem durch männliche Hormone bedingten, sondern auch bei anderen Formen des Haarausfalls.

Spielt bei Haarausfall auch die Psyche eine Rolle?

Wer über lange Zeit psychisch stark belastet ist, Stress im Beruf oder im Privatleben hat, ein schwerkrankes Kind hat oder den Tod des Partners verkraften muss, bei dem kann es zu Haarausfall kommen.

Dabei spielen offensichtlich bei Stress vermehrt oder verändert gebildete Botenstoffe eine Rolle. Allerdings ist dieser Haarausfall meist diffus und zeigt nicht das typische Muster der androgenetischen Alopezie.

Welche Ursachen hat Haarausfall bei Frauen?

Auch bei Frauen werden männliche Hormone gebildet, natürlich weniger als beim Mann. Aber auch bei Frauen mit empfindlichen Haarwurzeln können die Haare ausfallen, wenn die Balance zwischen männlichen und weiblichen Sexualhormonen nicht mehr stimmt. Bei Frauen sind aber eher die Regionen am Haarscheitel betroffen. Aufgrund dieses unterschiedlichen Musters unterscheidet man beim hormonell bedingten Haarausfall den männlichen und weiblichen Typ.

Woher kommt es sowohl bei Männern als auch bei Frauen zu kreisrundem Haarausfall?

Die genaue Ursache für kreisrunden Haarausfall (Alopecia areata) ist nicht bekannt. Wiederum scheinen genetische Faktoren eine Rolle zu spielen. Aber die Ursache liegt hier nicht in einer besonderen Empfindlichkeit der Haarfollikel gegenüber Sexualhormonen, sondern in einer Entzündungsreaktion im Bereich der Haarwurzeln. Dabei ist die Kopfhaut aber nicht gerötet und brennt und juckt auch nicht, wie das sonst bei Entzündungen üblich ist, sondern die Entzündungen sind nur unter dem Mikroskop zu erkennen, wenn eine kleine Gewebeprobe entnommen wird. Im Prinzip kann jede Haarwurzel am Körper betroffen sein und ihr Haar verlieren. Der Patient kann schlimmstenfalls komplett haarlos werden. Der bekannte italienische Schiedsrichter Pierluigi Collina ist so ein Fall. In den meisten Fällen entdeckt der Patient oder der Friseur rein zufällig ein wenige Zentimeter großes rundes Areal, in dem keine Haare mehr wachsen. Der Hautarzt sieht unter der Lupe, dass die Haarfollikel nicht vernarben. Das ist ganz wichtig. Genau wie beim hormonell bedingten Haarausfall bleiben die Haarfollikel, das heißt die Strukturen erhalten, in denen die Haare gebildet werden. Deswegen können, wenn die Erkrankung erfolgreich behandelt wird oder von selbst wieder zur Ruhe kommt, Haare normal nachwachsen. Sind nur einzelne kleine Areale betroffen, wird eine kortisonhaltige Lösung lokal aufgetragen. Bei erfolgreicher Therapie sieht man nach einigen Wochen, dass Haare wieder nachwachsen. Wenn an Kopf und Körper in großen Bereichen die Haare ausfallen, ist die Prognose nicht so günstig. In diesen Fällen können Tabletten oder auch Infusionen mit Substanzen gegen Entzündungen verordnet werden. Wenn schon über längere Zeit alle Haare auf dem Kopf ausgefallen sind, spricht noch etwa die Hälfte der Patienten auf eine sogenannte Reiztherapie an. Dabei wird die Kopfhaut über mehrere Wochen mit einer Substanz bestrichen, die zu einer Kontaktallergie führt. Es kommt also zu einer leichten Entzündung, die die andere Entzündung, die den Haarausfall ausgelöst hat, gleichsam verdrängt. Man provoziert also bewusst ein sogenanntes Gegenfeuer. Bei Männern und vor allem bei Frauen, bei denen keine der Therapien anschlägt, kann manchmal nur noch eine hochwertige Perücke ein Ausweg sein.

Welche anderen Erkrankungen können zu Haarausfall führen und können Diäten auch Ursache sein?

Haarfollikel gehören zu den Geweben, in denen ständig Zellteilungen stattfinden, damit das Haar wächst, was wiederum einer komplizierten Steuerung durch Hormone und Botenstoffe unterliegt. Das Haarwachstum wird gehemmt oder aber Haare fallen aus bei Mangelernährung im Rahmen einer Anorexia nervosa, schweren Erkrankungen oder wenn man Medikamente einnehmen muss, die das Zellwachstum beeinträchtigen, zum Beispiel bei einer Chemotherapie. Aber auch bei anhaltendem psychosozialem Stress und hormonellen Störungen kann es zu Haarausfall kommen.

Warum reagieren Haare auf eine Chemotherapie?

Beim Haarausfall durch Chemotherapie werden die empfindlichen Zellen der Haarfollikel durch die Medikamente geschädigt. So treten mehr oder weniger alle Haare der Kopfhaut abrupt von der Wachstumsphase in die Ruhephase, was zu einem relativ akut einsetzenden Haarausfall führt. Da die Medikamente mit dem Blut zu den Haarfollikeln gelangen, kann das Aufsetzen einer eiskalten Kopfkappe den Effekt verringern: Durch den Kältereiz ziehen sich die Gefäße zusammen und die Haarfollikel werden den Substanzen der Chemotherapie weniger ausgesetzt.

Und was passiert bei Mangelernährung oder Mangel an Spurenelementen?

Im Gegensatz zum durch männliche Hormone bedingten oder kreisrunden Haarausfall, bei dem jeweils bestimmte Areale betroffen sind, wird hier das Haar auf der gesamten Kopfhaut dünner, es kommt zu einem diffusen Lichterwerden des Haares. Vor allem bei jüngeren Frauen ist Eisenmangel oft die Ursache dieses diffusen Haarausfalls, denn bei jeder Regelblutung gehen rote Blutkörperchen verloren, in denen viel Eisen enthalten ist. Wird Eisen nicht ausreichend durch die Nahrung wieder zugeführt, kann sich über Monate ein Mangel entwickeln. Der äußert sich in Müdigkeit, Kopfschmerzen, aber eben auch durch Haarausfall. Vegetarier und Veganer haben ein erhöhtes Risiko, da pflanzliches Eisen schlechter aufgenommen wird. Auch bei Patienten mit chronischen Magen-Darm- oder schweren Entzündungskrankheiten können Störungen bei der Eisenaufnahme oder der Speicherung von Eisen zu Haarausfall führen. Neben Eisen sind die Spurenelemente Biotin und Zink wichtig für ein gesundes Haarwachstum. Beides wird mit einer normalen europäischen Ernährung genügend zugeführt. Außer den Sexualhormonen sind auch die Schilddrüsenhormone für das Haarwachstum wichtig. Wer unter diffusem Haarausfall leidet, sollte die Schilddrüsenhormone bestimmen lassen. Hormonelle Störungen der Schilddrüse können sehr gut behandelt werden.

Während Männer mit zunehmendem Alter gegen eine Glatze kämpfen, macht Frauen in und nach den Wechseljahren verstärkter Haarwuchs an Kinn und Oberlippe zu schaffen.

Die Haarfollikel reagieren ein Leben lang empfindlich auf Hormone. Während der Schwangerschaft beschert die Fülle weiblicher Sexualhormone auch fülliges Haar. Nach der Geburt stellen sich die normalen hormonellen Verhältnisse wieder ein verbunden mit einem vorübergehend vermehrten Haarausfall. In den Wechseljahren sinkt der Spiegel weiblicher Hormone, die Balance zwischen männlichen und weiblichen Hormonen am Haarfollikel verschiebt sich. Hierdurch gewinnen die männlichen Hormone, die Androgene, an Bedeutung, da das Verhältnis von Östrogenen zu Androgenen durch den Östrogenmangel zugunsten der Androgene verschoben wird. Die Behaarung bei Frauen kann sich männlich entwickeln. Dazu gehört auch, dass einzelne Haarfollikel im Gesicht denken, dass sie Bart spielen müssen, und auf die Produktion von dicken pigmentierten Haaren umstellen. Wenn bei jungen Frauen zu viele Haare auf der Oberlippe, am Kinn, Bauch oder an der Brust wachsen, kann eine krankhafte Störung der Produktion von Sexualhormonen vorliegen.

Wie kommen die unterschiedlichen Haarfarben zustande?

Das einzelne Haar besteht aus drei Schichten, der äußeren Schuppenschicht, der Haarrinde und dem Mark. Die Schuppenschicht besteht aus abgestorbenen Hornzellen, ähnlich wie die Hornschicht der Haut. Sie sind sehr flach und liegen übereinander wie die Schuppen bei einem Tannenzapfen. Die Zellen der Haarrinde, mit rund 80 Prozent die wichtigste Schicht des Haares, sind voll mit dem Eiweiß Keratin und in feinen Fasern aneinandergeklebt. Wenn der Friseur das Haar in Locken legt oder färbt, spielen sich die chemischen Prozesse vor allem in dieser Schicht ab. Das Haarmark, ein Kanal mit Abbauprodukten der Rindenzellen, ist für die Struktur des Haares von geringer Bedeutung. Haare haben eine Farbe, weil Pigmentzellen bei der Haarbildung Farbstoffe an die Rinde des wachsenden Haares abgeben. Als Grundsubstanz dient die farblose Aminosäure Tyrosin, die von Enzymen der Pigmentzellen in das schwarzbraune Eumelanin oder das rote Phäomelanin umgewandelt wird, das in blonden und roten Haaren vermehrt vorkommt. Die ganze Bandbreite menschlicher Haarfarben entsteht aus dem unterschiedlichen Mischungsverhältnis dieser beiden Melanin-Typen.

Warum können einer blonden Frau am Kinn schwarze Haare wachsen?

Die Produktion der Melanine wird durch Gene kontrolliert, aber in unterschiedlicher Art für die Haare am Kopf oder am Körper. So können Frauen mit blonden Kopfhaaren schwarze Augenbrauen, schwarze Achsel- und Schamhaare haben. Oder eben ein schwarzes Haar am Kinn, wenn Haarfollikel dort kräftige farbige Haare bilden. Ob die Haarfarbe richtig leuchtet, hängt übrigens von der farblosen Schuppenschicht des Haares ab. Ist das Haar gesund, liegen die Schuppen flach an und bilden so eine glatte, durchscheinende Oberfläche. Das Licht wird optimal reflektiert und das Haar glänzt. So wie bei einem Tannenzapfen, den man auf die Heizung gelegt hat, stellen sich die Schuppen auf, wenn das Haar zum Beispiel mit Substanzen traktiert wird, das dem Haar nur Fette entzieht. Dann wirkt die Farbe des Haares matt und stumpf.

Wenn man schon nichts dagegen machen kann, dass unerwünschte Haare im Gesicht sprießen, wie wird man sie wieder los?

Haare können auf unterschiedliche Art entfernt oder am Wachstum gehindert werden. Man kann einzelne Haare mit der Pinzette herausziehen oder mit Wachs entfernen (sogenannte Heißwachsepilation). Auch Epiliergeräte erfassen mit kleinen Rotoren Haare und entfernen sie. Haare auszureißen ist relativ schmerzhaft. Ein Vorteil ist, dass es danach einige Wochen dauert, bis das Haar nachwächst und wieder sichtbar wird. Beim Rasieren mit Nass- oder Trockenrasierern wird der Haarschaft, also der Teil des Haares, der aus der Hautoberfläche ragt, abgeschnitten. Darum hält der glatte Effekt nicht lange an. Nach ein bis drei Tagen kann man meistens schon wieder Stoppeln fühlen oder sehen. Enthaarungscremes enthalten den Wirkstoff Thioglykol. Diese Substanz löst den Haarschaft auf. Das Prinzip entspricht einer chemischen Rasur. Thioglykol kann in geringen Mengen in die Haut eindringen und Reizungen auslösen. Die meisten dieser Enthaarungscremes enthalten deshalb zusätzlich pflegende Wirkstoffe, die die Haut beruhigen sollen. Bei dieser chemischen Rasur wird Schwefelwasserstoff freigesetzt, was bekanntlich nicht gut riecht. Die Kosmetikindustrie hat in den letzten Jahren aber erfolgreich daran gearbeitet, die Verträglichkeit der Produkte zu verbessern. Eine andere Möglichkeit für Frauen, die lästigen Haare im Gesicht zu bekämpfen, ist eine verschreibungspflichtige Creme, die den Wirkstoff Eflornithin enthält. Diese Substanz hemmt ein Enzym, das für das Haarwachstum wichtig ist. Dort, wo die Creme aufgetragen wird, fallen die Haare nicht aus, sondern das Haarwachstum verlangsamt sich. Ein sichtbares Ergebnis stellt sich erst nach einigen Wochen ein. Um ein dauerhaft gutes Ergebnis zu erzielen, muss diese Creme ständig angewendet werden. In den klinischen Studien mit dieser Creme führte die zweimal tägliche Anwendung nach acht Wochen bei etwa einem Drittel der Testpersonen zu einer deutlichen Verringerung des Haarwachstums im Gesicht. Allerdings können sich die Haarfollikel entzünden, was etwa bei jeder zehnten Frau auftrat. Laser und Blitzlichtlampen (IPL-Methode) werden ebenfalls für die Enthaarung erfolgreich eingesetzt. Nach vier bis acht Sitzungen im Abstand von etwa vier Wochen sind die Haare langfristig verschwunden, aber in einzelnen Fällen wachsen wieder Haare nach. Laserverfahren funktionieren nur bei dunklen Haaren und heller Haut richtig gut. Bei der Nadel-Epilation wird eine feine Nadel in den Haarfollikel eingeführt, der durch einen kurzen Stromstoß zerstört wird. Es muss also jedes Haar einzeln behandelt werden. Das Verfahren funktioniert bei hellen und dunklen Haaren und auch bei gebräunter Haut und führt meist zu einer dauerhaften Enthaarung. Ähnlich wie beim Laser hängt das Ergebnis wesentlich vom Können des Experten ab. Macht er es nicht gut, können Entzündungen entstehen oder Narben bleiben zurück.

Warum entzündet sich nach der Haarentfernung mit Creme oder Wachs vor allem im Intimbereich die Haut und es bilden sich an den rasierten Stellen rote Pickelchen?

Bei Enthaarungen mit Chemikalien oder durch Hitze bei Heißwachs können Entzündungen, Rötungen und allergische Reaktionen auftreten, weil die Haut gereizt wird. Zusätzlich können Keime und Bakterien in die Haarschaftöffnungen eindringen. Hinzu kommt, dass die Haut zusätzlich durch scheuernde oder enge Slips irritiert wird und das feuchte Milieu in der Intimzone, wo Haut auf Haut liegt. Dies begünstigt Rötungen, Pickel und Pusteln. Gut behandeln lassen sich diese Entzündungen mit antiseptischen Cremes, die den Wirkstoff Triclosan enthalten. Man kann auch kurzfristig eine antibiotische Creme mit Fusidinsäure nehmen. Diese Cremes können für ein paar Tage nach der Rasur abwechselnd mit einer Zinkschüttelmixtur (Lotio alba) aufgetragen werden. Lotio alba wirkt austrocknend, verhindert Entzündungen und ist in jeder Apotheke erhältlich. Ideal für die Behandlung von Intimzonen, um dort die Haare zu entfernen, ist der Laser. Hier schlägt man zwei Fliegen mit einer Klappe: Die Haare werden entfernt und eine Rasur mit der Gefahr der Entzündung ist danach nicht mehr erforderlich.

Zurück zu den Haaren auf dem Kopf. Warum hat der eine fettiges, der andere trockenes Haar?

Außer am Augenlid und im Genitalbereich, wo es freie Talgdrüsen gibt, münden Talgdrüsen in die Haarfollikel, und zwar bis zu fünf Drüsen pro Follikel. Die Talgdrüsenwand ist ähnlich wie die Oberhaut aufgebaut und liefert ständig neue Zellen nach. Die neuen Zellen lagern auf ihrer Wanderung zur Drüsenmitte viel Fett ein. So viel, dass sie schließlich platzen. Dieser Talgbrei aus Triglyceriden, Cholesterin, Wachsen, Fettsäuren und Zellresten wird im Haarfollikel nach oben geschoben, wobei noch Hornzellen aus der Haarwurzelscheide mitgerissen werden. Das Gemisch wird dann auf der Haut verteilt. Besonders viele Talgdrüsen hat der Mensch auf der Kopfhaut, der Stirn-Nasen-Region, am oberen Rücken und an der Brust. Handinnenflächen und Fußsohlen haben keine Talgdrüsen. Insgesamt wird pro Tag etwa ein bis zwei Gramm Talg gebildet. Der Talg muss verhindern, dass die Haut zu viel Wasser verliert und austrocknet. Die Talgproduktion ist unter anderem abhängig von den Genen, dem Geschlecht und von Umwelteinflüssen. Sie wird von männlichen Hormonen (Androgenen) reguliert. Bei Mangelernährung ist die Talgproduktion reduziert. Je nachdem wie intensiv die Talgproduktion ist, fetten auch die Haare. In der Menge des Talgs gibt es jedoch auch unter Normalzuständen zwischen den Menschen große Unterschiede. Der eine muss die Haare täglich waschen, damit sie nicht fettig werden, beim anderen genügt ein einmaliges Waschen pro Woche.

Ist es schädlich, sich täglich die Haare zu waschen?

Die Talgdrüsen bilden Hautfett, das an die Haare abgegeben und auf der Kopfhaut verteilt wird. Schweißdrüsen der Kopfhaut sondern zusätzlich Salze und Säuren ab; in alldem kleben Umweltschmutz und Hautpartikel. Dies hat zur Folge, dass die Haare regelmäßig gewaschen werden müssen. Wer nur im Büro sitzt und arbeitet, muss in der Regel nicht öfter als alle zwei bis drei Tage die Haare waschen. Shampoos waren früher einfache Seifen, die vor allem das Haar reinigen sollten. Moderne Shampoos mit ihren vielen Inhaltsstoffen können und sollen natürlich viel mehr: das Haar frisch und glänzend aussehen lassen, es glätten, besser kämmbar machen und so weiter. Viele Menschen waschen täglich ihr Haar, nicht um das Haar zu reinigen, sondern um besser auszusehen. Durch Shampoos, die den Schmutz herauswaschen sollen, werden die Schuppen der Haare allerdings auch geöffnet. Es ist daher zu empfehlen, nach der Haarwäsche eine saure Spülung (Conditioner) anzuwenden, um die Schuppen wieder zu schließen und dem Haar wieder Fett zuzuführen, damit es glänzt und leicht durchgekämmt werden kann. Vielen Shampoos sind Duftstoffe und Farben zugesetzt, denn Nase und Auge waschen mit. Shampoos enthalten aber auch Konservierungsstoffe. Die Summe all dieser Inhaltsstoffe kann die Kopfhaut reizen und Allergien auslösen. Wer ein für sich verträgliches Shampoo gefunden und zudem ein mildes Shampoo gewählt hat, der kann damit aber auch täglich die Haare waschen.

Wie sieht die optimale Pflege des Haares aus?

Eine für jeden optimale Pflege gibt es nicht. Aber einige Grundregeln sollte man beachten: Es sollte so wenig Chemie wie möglich an die Haare gelassen werden. Dauerwellen oder Färbungen führt am besten ein Fachmann nur mit hochwertigen Produkten durch. Übermäßige Anwendung von Seifen schädigt die Wachsschicht der Haare und damit die Haare selbst. Wer seine Haare häufig wäscht, sollte ein mildes Shampoo nehmen. Das Haar muss die Chance haben, auch gesund nachwachsen zu können. Beim Föhnen sollte immer eine möglichst niedrige Temperatur gewählt werden, da durch zu große Hitze eine Reaktion mit den Wassermolekülen im Haarschaft stattfindet, was das Haar in seiner Struktur schädigt. Ein Ionenföhn kann die elektrostatische Aufladung der Haare verhindern.

Glanzsprays sind für die Haare nicht sonderlich gefährlich, da sie kleine Glanzpigmente von außen an das Haar kleben.

Müssen die Haare beim Sport draußen geschützt werden?

Mehr noch als die Haare muss die Kopfhaut geschützt werden, deshalb sollte man beim Sport eine Kappe oder Mütze tragen, wenn es kalt ist. Die Kopfhaut kann sonst leichter auskühlen und austrocknen. Eine trockene Haut juckt, und es können sich Entzündungen bilden. Diese können wiederum Haarausfall begünstigen.

Warum wird im Alter das Haar oft trocken und störrisch?

Im Alter nimmt die Talgproduktion ab. Das ist einer der Gründe, warum die Haut älterer Menschen eher trocken ist und besonders gepflegt werden muss. Und genau das ist auch der Grund, warum die Haare im Alter eher trocken sind.

Und dann werden die Haare im Alter auch noch grau.

Im Alter werden die Haare dünner, trockener und eben auch grau. Der Begriff graue Haare ist allerdings irreführend, denn tatsächlich verlieren Haare mit zunehmendem Alter die Pigmentierung, werden also weiß. Erst durch die Mischung mit noch pigmentierten Haaren entsteht der graue Farbton. Für die schwindende Farbe sind verschiedene Faktoren verantwortlich. Zum einen erlahmen die Stammzellen, die neue pigmentbildende Zellen nachliefern. Im Alter steht möglicherweise auch die Aminosäure Tyrosin, die verantwortlich für die Farbgebung ist, nicht mehr ausreichend zur Verfügung. Schließlich sinkt die Aktivität der Enzyme, die Tyrosin zu Haarpigmenten umwandeln. Graue Haare machen sich dort zuerst bemerkbar, wo die Lebensdauer der Haare am kürzesten ist: an den Schläfen und im Bartbereich.

Graue Haare kann man färben. Ruinieren Farbe oder Dauerwellen-Tinkturen Haut und Haare?

Es gibt beim Haarefärben verschiedene Verfahren mit unterschiedlichem Schädigungsgrad. Wenn Pigmente von außen an die Haare »geklebt« werden (physikalische Farbänderung), geht die Farbe nach einigen Haarwäschen wieder verloren. Tatsächlich wird nicht wirklich geklebt, sondern die Farben aus Farbcremes oder Gelen lagern sich aufgrund ihrer elektrischen Ladung an die Wachsschicht der Haare an. Zu diesen Farbstoffen zählt auch das natürliche Haarfärbemittel Henna. Bei der chemischen Haarfärbung wird die Wachsschicht der Haare geöffnet, der Farbstoff dringt in die Haarrinde ein. Die Farbe wächst mit dem Haar aus. Diese permanente Haarfärbung ist eine Chemieschlacht mit Alkalien, verschiedenen Farbstoffen, Lösungsmitteln und Substanzen, die das Eindringen ins Haar erleichtern. Auch eine richtige Dauerwelle greift chemisch in die Haarstruktur ein. Für Färbung und Dauerwelle gilt: Besser erfahrene Friseure führen sie durch und nicht Hobbyfriseure. Sonst kann das Haar dauerhaft geschädigt werden. Rund 40 Prozent der Frauen in den Industrieländern färben regelmäßig ihre Haare. Es scheint also meistens ganz gut zu klappen. Keine Firma kann bestehen, wenn ihre Produkte Reizungen, Allergien oder andere Schäden hervorrufen. Firmen leben davon, dass ihre Präparate problemlos langfristig angewandt werden können. Die von seriösen Firmen hergestellten Produkte sind daher meist gut verträglich und umfangreich getestet. Neue Produkte zur Haarfärbung enthalten weniger Ammoniak und Farbstoffe, die seltener Kontaktallergien auslösen. Außerdem gibt es eine Reihe von gesetzlichen Bestimmungen für Kosmetikprodukte. Natürlich schließt das nicht aus, dass vereinzelt Allergien oder bei geschädigter Haut Unverträglichkeiten auftreten können. Auch lässt sich nicht jede Kombination von Produkten vorhersehen oder testen. Idealerweise sollten zwischen Dauerwelle und chemischer Haartönung einige Tage Abstand liegen.

Für die meisten Männer ist das Färben der Haare kein oder noch kein Thema, die tägliche Rasur dagegen schon. Was ist denn besser: nass oder trocken rasieren?

Männer wollten schon immer ihren Bart loswerden und haben sich schon in der Steinzeit mit geschärften Feuersteinen und Muschelschalen die Haare aus dem Gesicht geschabt. Ab dem 17. Jahrhundert wurden hochwertige Stahlklingen für die Rasur genommen. Aufgeschäumte Rasierseife, schön mit dem Dachshaarpinsel aufgebracht, machte die Barthaare weicher, und die Messer konnten besser gleiten. Das war nicht ungefährlich und ging natürlich auch nicht schnell zu Hause, sondern der Bart fiel beim Barbier um die Ecke. Zur modernen manuellen Nassrasur werden meist Systemrasierer eingesetzt, bei denen nur die Klingenblöcke gewechselt werden, etwa nach jeder zehnten Rasur. Feuchtigkeitsstreifen fürs Gleiten und Gummilamellen für das Aufrichten der Haare ergänzen das System. Die Idee der Klingenblöcke und der wachsenden Zahl an Klingen ist, dass der Haarschaft gedehnt, praktisch aus dem Haarfollikel etwas herausgezogen und dann so tief abgeschnitten wird, dass eine hohe Streichelglätte entsteht. Danach kommt ein Aftershave, mit oder ohne Alkohol, um kleine Wunden zu desinfizieren und die aufgekratzte Haut zu beruhigen und zu pflegen. Schneiden kann man sich immer noch, vor allem wenn die Haut nicht ganz eben ist. Eine gute Rasur braucht ihre Zeit. Bei der maschinellen Rasur lassen Elektromotoren kleine Klingen rotieren oder schnell schwingen, und zwar hinter einer Scherfolie, sodass Verletzungen praktisch nicht entstehen können. Zu Beginn der Entwicklung, in den 1930er-Jahren, sprach man daher von Sicherheitsrasur. Das Ganze ging schneller, war aber mit älteren Apparaten nicht so gründlich wie die Nassrasur. Man kann ein Preshave benutzen, das die Haare aufrichtet und den Rasierer besser gleiten lässt, und das Beste aus beiden Rasierwelten kombinieren. Mit Langhaarschneidern der Apparate kann man außerdem den Bart in Form halten. Wird die falsche Technik angewandt oder die falsche Pflege, kann es sowohl bei der Nass- als auch bei der Trockenrasur zu Reizungen der Haut kommen, wobei die Haarfollikel als rötliche Pickel zu erkennen sind. Dieser Rasurbrand (Pseudofolliculitis barbae) klingt meist nach einigen Tagen wieder ab, wobei man sich in dieser Zeit nicht rasieren sollte. Vorbeugend helfen regelmäßige Rasuren mit frischen Klingen ohne viel Druck in Wachstumsrichtung der Haare und die Verwendung eines Preshave. Es kann auch zu einer echten bakteriellen Infektion der Haarfollikel kommen (Folliculitis barbae). Dann muss ein Hautarzt konsultiert werden, der eine lokale antiseptische oder antibiotische Therapie verordnet. Bei Menschen mit starkem Haarwuchs und Neigung zu Locken kann das tiefe Abschneiden der Barthaare dazu führen, dass die Haare quer in die Haut einwachsen und sich entzünden. Diese Haare müssen entfernt werden. Damit es erst gar nicht dazu kommt, sollten die Barthaare nicht tief, sondern über der Hautoberfläche rasiert werden, also eher in Form eines Dreitagebarts.

Welche Pflege ist vor und nach der Rasur für Männer optimal?

Vor der Trockenrasur kann ein Preshave-Rasierwasser aufgetragen werden, um die Haut zu reinigen, die Haare aufzurichten und die Geräte besser gleiten zu lassen. Vor dem Nassrasieren wird eine Rasierseife aufgeschäumt und mit dem Pinsel auf die feuchte Haut aufgetragen. Alternativ kann man Rasierschaum aus der Spraydose oder Rasiergel verwenden. Nach dem Rasieren bieten sich Aftershaves als Rasierwasser, Aftershave-Lotion oder -balsam an. Sie enthalten Inhaltsstoffe, die die Poren zusammenziehen und blutstillend wirken, wie Salbei, Eichenrinden-Bestandteile oder Hamamelis, die erfrischen, wie Menthol, und beruhigen wie das Allantoin. Je milchiger ein Produkt, desto höher ist die rückfettende und pflegende Wirkung. Je geringer der Alkoholanteil, desto weniger brennt ein Aftershave, desto geringer ist aber auch seine desinfizierende Wirkung. Im Handel ist ein breites Spektrum an Produkten verfügbar, bei dem durch unterschiedliche Zusammensetzung die erfrischende und desinfizierende oder die pflegende Komponente im Vordergrund steht. Alternativ kann man bei empfindlicher Haut auch eine Babycreme nach der Rasur verwenden.

Ist es egal, ob man sich morgens oder abends rasiert?

Das Wachstum der Barthaare ist individuell unterschiedlich und nicht zu jeder Zeit des Tages gleich. Wer sich am Abend rasiert, ist am Morgen des nächsten Tages noch glatt, aber am Abend nicht mehr unbedingt gesellschaftsfähig – es sei denn, es handelt sich um den angesagten Dreitagebart. Das Beste für ein glattes Gesicht ist eine Rasur in den späten Morgenstunden, was in der arbeitenden Bevölkerung sicher nur den wenigsten Menschen möglich ist. Die Barthaare wachsen im Übrigen nicht schneller, wenn man sich oft rasiert.

Haut und Nägel

Was wären wir Menschen ohne Nägel an den Fingern und den Füßen? Wahrscheinlich Lebewesen, die viele Dinge, die uns selbstverständlich erscheinen, nicht ausführen könnten. Wir könnten uns ohne Nägel nicht kratzen, wenn es juckt, das aufgeklebte Preisschildchen nicht abknibbeln und schon gar nicht eine schwere Platte tragen, weil schon der leiseste Druck auf die ungeschützten empfindlichen Fingerkuppen starke Schmerzen verursachen würde.

Ohne die schützende Schicht der Nägel an den Zehen hätte der Mensch große Probleme selbst beim Versuch, einen seidenen Strumpf überzuziehen. Der kurze Weg in den Supermarkt wäre der Weg durch die Hölle, weil man nicht in Schuhe schlüpfen könnte. Ohne Schuhe könnten wir aber mit den ungeschützten Zehen nicht weit laufen.

Die Nägel machen die Greiforgane des Menschen erst zum perfekten Werkzeug. Eine Bergwanderung auf unsicherem Terrain wäre ohne Nägel, die den Zehen beim Klettern Halt geben, deutlich unangenehmer. Auch die Greiforgane der menschlichen Vorfahren, der höheren Primaten, verfügen über Nägel. Schimpansen und Gorillas haben Nägel, mit denen sie besser greifen, halten, öffnen, kratzen und zwicken können, mit denen sie die Flöhe aus dem Fell sammeln und Termiten aus dem Bau holen. Beim Menschen sind Nägel aber längst viel mehr als nur eine Optimierung des Greifwerkzeugs. In Indien war es zum Beispiel ein Zeichen der Würde und des Privilegs der reichen, von körperlicher Arbeit unabhängigen Bevölkerungsschicht, wenn man als Mann die Nägel zumindest einiger Finger sehr lang wachsen ließ. Im »Guinness-Buch der Rekorde« sind regelmäßig die längsten Nägel und übrigens auch die längsten Haare zu bestaunen. Nägel haben auch einen ästhetischen Aspekt. Dienstleistungs-

branchen wie die überall entstehenden Nagelstudios bieten Nagelver-
schönerungen in allen Varianten an und zahlreiche Industriezweige
haben sich auf das Geschäft rund um Nagellack, künstliche Nägel und
Co. spezialisiert.

Nägel sind wie Haare Symbol für ein ursprünglich von der Evolution gefördertes »Hautanhangsgebilde«, dessen Bedeutung sich im
Lauf der Jahrtausende grundlegend geändert hat – in der äußerlichen
Erscheinung und Bedeutung, nicht aber in der Funktion. Heute spielen die Nägel und Haare eine wichtige Rolle in der Außendarstel-
lung und im Wettbewerb um die besten Fortpflanzungspartner, wie
sich die Evolutionsbiologen vielleicht ausdrücken würden. Denn gesundes, kräftiges Haar und gesunde, kräftige Nägel werden nach wie
vor mit einem gesunden, kräftigen Körper gleichgesetzt. Während es
sich aber ohne Haare ganz gut leben lässt, braucht der Mensch seine
Nägel bei unzähligen Tätigkeiten des täglichen Lebens. Die Bedeutung der Nägel wird den Menschen aber meist erst dann klar, wenn sie
selber Erfahrungen mit geschädigten oder kranken Nägeln machen.

Woraus bestehen Nägel?

Die zellkernlosen Hornzellen bilden einen wichtigen Teil der Hautbarriere, die sogenannte Hornschicht oder Hornhaut. Diese ist je
nach Anforderung unterschiedlich dick, so ist sie zum Beispiel an den
Fußsohlen um einiges dicker als im Gesicht. Nägel sind eine spezialisierte, besonders harte Hornschicht. Am Nagelanfang ist die Haut
eingefaltet. Die Falte enthält die Zellen, die den Nagel bilden, die
Nagelmatrix. Der Nagel, genauer die Nagelplatte liegt auf dem Nagelbett. Das empfindliche Gewebe in der Falte ist nach oben durch
das Nagelhäutchen geschützt, das bei falscher Nagelpflege durch Be-
schneiden und Zurückschieben geschädigt werden kann. Ein Teil der
Bildungsstätte des Nagels scheint als weißlicher Halbmond durch den
Nagelanfang durch. Am vorderen Rand haftet der Nagel nicht mehr
fest auf dem Nagelbett. Diesen weißlichen freien Rand lassen wir mehr

oder weniger lang wachsen, schneiden und feilen ihn. Das komplette Nachwachsen des Nagels braucht Zeit, beim Daumennagel etwa sechs Monate, beim Großzehennagel etwa ein Jahr. Eine Verletzung am Nagel wächst also nur sehr langsam heraus. Wer sich Ostern auf den Daumennagel schlägt, sieht vielleicht noch zu Beginn der Sommerferien etwas davon. Das Gleiche gilt für Querfurchen und weiße Bänder, die durch eine Mangelversorgung entstehen können.

Was kann Nägel schädigen?

Verletzungen und Schädigungen wie eingerissene Fingernägel kennt wohl jeder. Der anschließende Heilungsprozess ist abhängig davon, ob nur die Nagelplatte oder auch die Nagelmatrix als Bildungsstätte des Nagels betroffen ist. Häufiger Kontakt mit Chemikalien kann zum Beispiel zu weichen und brüchigen Nägeln führen. Hier betrifft die Schädigung nur die Nagelplatte und der Defekt kann herauswachsen. Die Nagelplatte kann auch von Infektionen durch Pilze oder Bakterien betroffen werden, was zu einer bräunlichen oder grünlichen Verfärbung führt. Wiederum gilt, dass bei entsprechender Behandlung gesunder Nagel nachwachsen und sich die Veränderung vollständig zurückbilden kann. Ist die Nagelmatrix betroffen, etwa wenn man sich einen Finger in der Tür einklemmt, kann der ganze Nagel nur noch verkrumpelt wachsen, manchmal sogar ein Leben lang. Auch Entzündungskrankheiten der Haut, wie ein schweres Ekzem oder die Schuppenflechte, können die Nagelmatrix betreffen und zu teilweise charakteristischen Veränderungen des Nagels führen. Der empfindliche Prozess der Nagelbildung kann durch Mangel an Vitaminen und Spurenelementen oder durch Gifte im Körper wie bei einer Chemotherapie oder einem chronischen Nierenleiden gestört sein. Gleiches gilt auch für andere schwere Erkrankungen des Organismus. Der Nagel ist also häufig ein Spiegel für den Gesamtzustand des Körpers. Hautärzte achten bei der Hautkrebsvorsorge auch auf die Nägel, denn ein schwarzer Hautkrebs kann in seltenen Fällen den

Nagelapparat betreffen. Besonders nachwachsende braune Verfärbungen, die auf die den Nagel umgebende Haut übergreifen, sollten genau untersucht werden.

Schädigt man Fußnägel durch zu enge Schuhe oder synthetische Materialien in Strümpfen?

Synthetische Materialien in Strümpfen sind als Bösewichte weitgehend rehabilitiert. Anders verhält es sich mit zu engem Schuhwerk. Sie können zu Nagelwachstumsstörungen und zur Ausbildung von Krallennägeln führen, die stark gewölbt, verdickt und gelblich verfärbt sind. Die kosmetischen Fußspezialisten, die Podologen, werden bei einer ausgeprägten Schädigung den Nagel mit speziellen feinen Fräsen abschleifen und glätten und gegebenenfalls zusätzlich mit einem Nagelpflaster behandeln. Eine Behandlung ist wichtig, da geschädigte Nägel auch leichter von Pilzen befallen werden, was besonders häufig am großen und kleinen Zeh zu sehen ist. Bei Sportlern, die beim Laufen stark abbremsen müssen, zum Beispiel bei Squash und Tennis, lässt sich eine Schädigung auf Dauer kaum vermeiden. Hier sind gut sitzendes Schuhwerk und speziell gepolsterte Sportsocken besonders wichtig. Außerdem duschen Sportler häufiger in öffentlichen Anlagen. Wenn jüngere Menschen mit Nagelpilz in die Praxis kommen, sind es wohl auch aus diesen Gründen meistens Sportler.

Wie können sich Pilze und Bakterien in den Nägeln einnisten und welche Infektionen lösen sie aus?

Pilze und Bakterien haben es leichter sich einzunisten, wenn der Nagel nicht eine glatte widerstandsfähige Oberfläche ist, sondern kleine Schädigungen aufweist, die vielleicht nur unter dem Mikroskop sichtbar sind. Fadenpilze leben vom Horn und fühlen sich im Nagel richtig wohl. Der befallene Nagel ist oft fleckförmig gelblich verfärbt und kann Wachstumsstörungen aufweisen, meistens ist er am freien Rand verdickt. Der Pilzbefall kann ausschließlich einzelne oder auch alle Nägel betreffen. Wenn die Fußsohle ebenfalls befallen ist, kommt es zu einer vermehrten Schuppung und Verhornung mit Juckreiz und Entzündungen. Ist der Nagel durch eine Erkrankung bereits vorgeschädigt oder das Immunsystem des Menschen geschwächt, können sich auch Schimmelpilze im Nagel einnisten. Bakterielle Infektionen des Nagels sind seltener. Sie kommen oft zusammen mit Pilzinfektionen vor und führen zu einer grünlichen oder bläulichen Verfärbung des Nagels. Breiten sich die Bakterien in der Tasche um die Nagelplatte aus, kommt es zu einer akuten, oft sehr schmerzhaften Rötung und Schwellung, einer sogenannten Paronychie.

Welche Behandlungsmethoden gibt es?

Bei leichtem Befall einzelner Nägel können Nagellacke helfen, die Wirkstoffe gegen Pilze enthalten. Meist sind sie Teil eines Nagelsets, in dem auch Feilen enthalten sind, mit denen man den befallenen Nagel kurzfeilen kann. Über dem angetrockneten »Pilzlack« kann ein normaler Nagellack verwendet werden, der aber vor dem nächsten Auftragen komplett entfernt werden sollte. Für Patienten mit stärkerem Befall oder bei erfolglosem Einsatz von Lacken kommen verschreibungspflichtige Tabletten zur Behandlung in Betracht, die je nach Ausprägung und Ort der Nagelerkrankung eventuell einige Monate eingenommen werden müssen. Um eine Nagelinfektion zweifelsfrei festzustellen, wird der Arzt vor der Rezeptausstellung ein kleines Stück des befallenen Nagels entfernen. Die Wirkstoffe lagern sich in die Nagelplatte ein, die dann gesund herauswachsen kann. Ist der Wirkstoff herausgewachsen, ist der Nagel allerdings wieder anfällig für eine Infektion, ein jahrelanger Schutz besteht nicht. Für bakterielle Infekte gibt es wenige Therapiemöglichkeiten, in schweren Fällen können Antibiotika eingesetzt werden. Eine Beratung über die richtige Nagelpflege und die Vermeidung von Nagelschädigungen sowie in einigen Fällen eine medizinische Fußpflege vervollständigen das Behandlungskonzept.

Kann man sich gegen Infektionen der Nägel schützen?

Jeder kann dafür Sorge tragen, dass die Nägel möglichst wenig mechanisch geschädigt werden. Dazu gehört auch die richtige Nagelpflege, bei der das Nagelhäutchen nicht verletzt wird und der Nagel nur vorne, nicht aber an den Seiten geschnitten oder gefeilt wird, da dabei die Gefahr kleiner Verletzungen besonders groß ist. Diese können zu Eintrittspforten für Bakterien werden. Im Schwimmbad, in der Sauna, im Hotelzimmer müssen immer Badelatschen getragen werden. Die Füße immer gut abtrocknen, besonders zwischen den Zehen. Pilze lieben das feuchte Milieu, und der Zehenzwischenraum, wo den ganzen Tag Haut auf Haut liegt, ist eine beliebte Eintrittspforte für Keime. Das regelmäßige Wechseln der Strümpfe, bei starkem Schwitzen eventuell sogar mehrmals täglich, und das Waschen von Socken oder Strümpfen bei mindestens 60 Grad Celsius beugen einer Infektion vor. Die Schuhe sollten regelmäßig gewechselt und das Tragen des gleichen Schuhpaars an zwei aufeinanderfolgenden Tagen vermieden werden. Auch häufig benutzte Sportschuhe müssen öfters ausgetauscht werden. Wurde schon eine Pilzinfektion diagnostiziert und behandelt, kann zur Prophylaxe ein gegen Pilze wirksames Puder über Nacht im Schuh verteilt und vor der nächsten Benutzung einfach ausgeklopft werden. Ein Fußbad zwei-, dreimal die Woche mit Gerbstoffen der Eichenrinde kann die geschundene Fußhaut widerstandsfähiger machen. Bei Arbeiten mit erhöhter Infektionsgefahr sollten Schutzhandschuhe getragen werden.

Sind diese Infektionen ansteckend und wie übertragen sie sich?

Eine Ansteckung kann durch Kontakt mit erkrankten Menschen oder Tieren erfolgen. Manche Erreger kommen an Pflanzen oder im Erdreich vor. Bei flüchtigem Kontakt besteht keine Gefahr, aber der Fußpilz des Großvaters, der zwei Wochen zu Besuch ist und dasselbe Bad benutzt wie der Rest der Familie, kann zur Ansteckungsquelle für Nagelpilzinfektionen werden. Auf diese Weise steckt man sich auch im Schwimmbad, in der Sauna und im Hotelzimmer an. Dagegen wird Hautpilz am Körper nicht selten von Tieren wie Hund, Katze oder Meerschweinchen auf den Menschen übertragen und in der Landwirtschaft zum Beispiel von Rindern.

Was kann die Ursache für Verdickungen, Verfärbungen und rissige Nägel sein?

Der Vielzahl möglicher Nagelstörungen liegen sehr vielfältige Ursachen zugrunde. Es gibt auf die Nägel beschränkte Erkrankungen wie Pilzinfektionen oder mechanische Schädigungen. Nagelveränderungen können Ausdruck einer Hauterkrankung sein, zum Beispiel einer Schuppenflechte oder eines Ekzems, die neben den Nägeln in der Regel auch die umgebende Haut oder andere Stellen des Körpers betreffen. Erkrankungen anderer Organe wie der Leber, der Nieren, des Darms oder Hormonstörungen können zu Nagelveränderungen führen. Nagelveränderungen können Folge eines Mangels an Vitaminen oder Nährstoffen wie Eisen oder Zink sein. Um die Ursachen einer Nagelveränderung herauszufinden, ist also nicht selten das Gespür eines Detektivs erforderlich. Und doch gibt es eine Reihe von Nagelveränderungen, bei denen trotz bester Detektivarbeit die Ursache im Dunkel bleibt.

Was kann man gegen brüchige und verdünnte Nägel tun?

Unter angegriffenen Nägeln leidet jeder fünfte bis zehnte Mensch in Deutschland. Sind die Fingernägel betroffen, ist oft ein übermäßiger Kontakt mit Wasser, Reinigungsmitteln, alkoholischen und fettlösenden Flüssigkeiten oder eine zu intensive Maniküre der Auslöser.

Wichtiger Teil der Behandlung ist in diesen Fällen eine Vermeidung der schädigenden Auslöser. Ist dies zum Beispiel aus beruflichen Gründen nicht möglich, müssen Schutzmaßnahmen wie das Tragen von Handschuhen getroffen werden. Eine spezielle Nagelpflege mit Nagelbalsam oder auch speziellen Nagelpflastern kann den Heilungsprozess unterstützen. Zur Unterstützung der Behandlung brüchiger Nägel werden außerdem Präparate empfohlen, die B-Vitamine, Aminosäuren und medizinische Hefe enthalten. Ein gesundes Nagelwachstum kann auch durch Spurenelemente wie Biotin und Zink in Tablettenform gefördert werden. Bei brüchigen Nägeln aufgrund von Eisenmangel kann neben einer Ernährungsberatung in Absprache mit dem Arzt die Einnahme von Eisenpräparaten sinnvoll sein. Auch eine Fehlfunktion der Schilddrüse kann zu brüchigen Nägeln führen. In der Regel treten dann auch andere Zeichen einer Über- oder Unterfunktion auf, die der Arzt abklären und behandeln kann.

Haben Längsrillen in den Nägeln eine Bedeutung?

Feine Längsrillen können bei vielen gesunden Menschen beobachtet werden. In Internetforen findet man dementsprechend besonders häufig Fragen zu diesem Thema. So zählen Längsriffelung und Längsfurchen der Nägel zu den harmlosen Veränderungen der Nägel im Alter. Ähnlich wie bei brüchigen Nägeln werden Hormonstörungen und Vitaminmangel als Ursache diskutiert, aber ein wissenschaftlich belegter Zusammenhang fehlt bisher, und auch die Wirkung entsprechender Präparate ist nicht hundertprozentig bewiesen. In der Regel sind Längsrillen also harmlos und bedürfen keiner Behandlung. In einzelnen Fällen stecken Störungen der Verhornung oder entzündliche Hauterkrankungen hinter ausgeprägten Längsfurchen. Oft finden sich dann auch an anderen Körperstellen Veränderungen der Haut. Ist nur ein Nagel betroffen und die Veränderung wächst immer wieder nach, sollte ein Hautarzt einen krankhaften Prozess in der Nagelmatrix ausschließen. Längsrillen müssen von weißen Längsstreifen der Nägel unterschieden werden, die ebenfalls bei entzündlichen Hauterkrankungen auftreten können.

Was bedeuten kleine weiße Flecken in den Fingernägeln?

Grundsätzlich können weißliche Verfärbungen an den Nägeln als Punkte, Längs- oder Querstreifen vorkommen. Es kann sich auch der gesamte Nagel weiß verfärben. Unregelmäßige weiße Flecken auf den Nägeln können bei einer Schuppenflechte oder bei Pilzbefall auftreten. Auch bei Krankheiten, die zu einer schlechten Durchblutung der Finger führen, sowie bei einigen inneren Erkrankungen können sich weiße Nagelflecken bilden. Bei den meisten Menschen mit weißen Flecken an einzelnen Nägeln handelt es sich allerdings um eine harmlose Veränderung. Manche Patienten haben viele kleine, stecknadelkopfgroße Flecken, für die keine Ursache zu finden ist. Ein Zurückschieben des Nagelhäutchens oder andere mechanische Belastungen der betroffenen Nägel sollte vermieden werden. Manchmal kann eine Therapie mit Zink und Biotin zu einer Besserung führen.

Welche Veränderungen der Nägel muss man ernst nehmen?

Alle Veränderungen an einem Nagel, die neu auftreten und für die nicht ein klarer Grund vorliegt, wie zum Beispiel eine Verletzung, sollte ein Hautarzt sehen. Das gilt besonders für eine nachwachsende bräunliche Verfärbung, da hier ein Hautkrebs vorliegen kann. Bei gelblicher Verfärbung und Verdickung einzelner Nägel ist als Ursache eine Pilzinfektion nicht selten, die man behandeln lassen sollte, ehe weitere Nägel betroffen sind. Auch wenn die Nägel brüchig, spröde und rissig werden, kann der Hautarzt helfen. Er kann die Abklärung einer Hormon- oder Ernährungsstörung vorschlagen und mögliche Behandlungen abwägen. Dabei wird der Arzt auch auf

Hautkrankheiten achten, die zu Nagelveränderungen führen. Wenn Nägel schmerzen oder ein falsches Nagelwachstum zu Behinderungen im Alltag führt, bei der Arbeit, beim Anziehen von Strümpfen und Schuhen oder bei der Fußpflege, sollte professionelle Hilfe erfolgen. Dazu zählt auch die Beratung über die richtige Pflege und den richtigen Schutz der Nägel sowie Ernährungstipps.

Muss man Nägel speziell mit Salben oder Cremes pflegen?

Wichtiger als eine spezielle Pflege ist eine kompetente Beratung über die richtige Nagelpflege und über Schutzmaßnahmen für Haut und Nägel. Gerade an den Händen können schädigende Faktoren zu brüchigen, weichen und spröden Nägeln führen. Dazu zählen Nässe, Kälte, Schmutz, Chemikalien, häufiges Waschen und Desinfizieren. Außerdem kann es zu Reizungen und Entzündungen des Gewebes um den Nagel kommen, die das Nagelwachstum beeinträchtigen. Zusätzlich zu allgemeinen Maßnahmen der Hautpflege kann Nagelbalsam verwendet werden, der mit einem kleinen Pinsel einmal abendlich auf Nägel und die den Nagel umgebende Haut aufgetragen wird.

Sind Nagellack, Nagelhärter und Nagellackentferner schädlich?

Tausende Frauen würden schwören, seit ihrer frühen Jugend Nagellack und Nagellackentferner zu benutzen und trotzdem gesunde Nägel zu haben. Für einige Formen von Nagelstörungen werden aber tatsächlich Schädigungen durch Chemikalien und mechanische Reize verantwortlich gemacht – die Engländer sprechen von »brittle nails«, was sowohl spröde als auch brüchig heißt. Aber auch Schilddrüsenerkrankungen, Mangel an Eisen, Calcium oder den Vitaminen A und B können ähnliche Veränderungen hervorrufen, sodass bei auftretenden Nagelveränderungen nicht gleich alle Nagellacke entsorgt werden müssen. Nagellack oder künstliche Nägel können die Nägel sogar schützen und werden gelegentlich bei der Behandlung von Nagelerkrankungen eingesetzt.

Müssen die weichen und zarten Nägel bei Babys und Kindern anders behandelt werden als bei Erwachsenen?

Beim Baby ist alles zart und leicht verletzlich, auch die Nägel sind weicher. In den ersten vier Lebenswochen sind die Nägel eines Neugeborenen noch zu weich, um sie zu schneiden. In dieser Zeit kann man die Finger- und Fußnägel einfach lassen, wie sie sind. Aber danach müssen auch Babynägel gekürzt werden, denn die Nägel von Babys wachsen schnell und die Kleinen können sich damit wehtun. Es gibt spezielle Baby-Nagelscheren, die abgerundet sind. Manche Hebammen empfehlen tatsächlich das Abknabbern der Nägel. Es gibt aber auch vielleicht einfachere Tricks wie zum Beispiel das Schneiden im Schlaf. Dabei nimmt man die geöffnete Hand des Babys in die eigene Hand und hält die Finger gut fest. Die Fingernägel sollen vorsichtig möglichst kurz geschnitten und die Ecken etwas abgerundet werden. Die Fußnägel sollten hingegen nur gerade abgeschnitten werden, damit die Nägel nicht einwachsen. Ist das Baby wach, kann man erst den eigenen Zeigefinger quer hinhalten. Das Baby umschließt automatisch den Finger durch den Greifreflex. So kann man in Ruhe die Fingernägel des Babys schneiden. Eine spezielle Pflege ist bei gesunden Fingernägeln nicht notwendig.

Wie kann man ein gesundes Wachstum der Nägel unterstützen?

Ein gesundes Nagelwachstum ist nicht zuletzt von einer gesunden Ernährung und einer optimalen Versorgung mit Vitaminen und Nährstoffen abhängig. Eine vegetarische Ernährung kann diese Versorgung manchmal nicht gewährleisten. Als für das Nagelwachstum besonders wichtige Stoffe gelten:

- Vitamin A, zum Beispiel in gelbem und rotem Gemüse und Aprikosen und Zuckermelonen
- Vitamin B2 (Riboflavin) aus Milch und Milchprodukten, Salat und dunklem Blattgemüse, Fisch und Vollkornprodukten
- Biotin, in Tomaten, Naturreis, Kleie, Hefe, Nüssen, Soja und Eigelb
- Calcium, aus Milch und Milchprodukten und
- Zink, das in Rindfleisch enthalten ist

Haut und Sport

Mit seinem Ausspruch »no sports« bedient der einstige Premierminister Großbritanniens, Sir Winston Churchill, noch heute Generationen von Menschen, denen es auf dem Sofa besser gefällt als in Laufschuhen. Churchill ist mit dieser Einstellung nicht nur bekannt, sondern auch alt geworden (1874–1965). Nicht überliefert ist, was Churchills Haut von dieser Sportverweigerung hielt. Man kann allerdings sicher sein: Sie war davon bestimmt nicht sonderlich angetan.

Sport und Bewegung, egal ob im Schwimmbad, in der Sporthalle oder draußen an der frischen Luft, sind ein ganz besonderer Lebensquell für die Haut. Durch die gute Durchblutung wirkt sie rosig und frisch, denn die Hautzellen werden mit Sauerstoff und Nährstoffen versorgt. Sport treibende Menschen pflegen ihre Haut in der Regel auch besonders gut: Sie wird oft gereinigt und hinterher gecremt. Hinzu kommt, dass die Haut auch Freude daran hat, wenn sie tüchtig schwitzt.

Doch wie bei allen Dingen im alltäglichen Leben muss auch beim Sport – nicht nur der Haut zuliebe – die richtige Balance gewahrt, der richtige Rhythmus zwischen Anstrengung und Erholung gefunden werden. Wenn das nicht geschieht, dann reagiert auch die Haut empfindlich. Das tut sie vor allem bei Menschen, deren Hautbarriere gestört ist und die zu trockener Haut oder sogar Neurodermitis neigen. Bei ihnen kann der Schweiß auf der Haut zu Juckreiz und Entzündungen führen, weil er die gestörte Haut zusätzlich reizt.

Ansonsten aber sind Sport und Bewegung, Anstrengung und Ruhephasen für den ganzen Körper und die Haut absolut wichtig. Wer zudem noch einige grundsätzliche Regeln beachtet, der holt sich auch im Schwimmbad keinen Fußpilz und auf der Turnmatte keine Hautinfektion.

Hätte Winston Churchill geahnt, wie gut Sport ihm und seiner Haut bekommen würde, vielleicht wäre der exzellente Staatsmann nur um einen Spruch ärmer, aber um vieles reicher geworden.

Wird die Haut durch Sport belebt – egal ob man an der frischen Luft oder in der Halle trainiert?

Da die Haut in erster Linie belebt wird, wenn der Kreislauf aktiv ist, ist jegliche Form von Sport empfehlenswert, egal ob an der frischen Luft oder in der Halle. Dem Menschen tut es aber besonders gut, wenn er sich an der frischen Luft aufhält, da Wind, Temperaturreize und das Naturerlebnis hinzukommen, also physikalische und emotionale Einflussfaktoren, die vor allem für die frische Luft sprechen. Messen kann man diese Unterschiede an der Haut jedoch nicht.

Demnach müsste Sport die Haut länger jung erhalten?

Hierüber gibt es zwar keine Untersuchungen, aber alles spricht dafür. Während der körperlichen Belastung ist die Haut meist zugunsten innerer Organe weniger durchblutet. Dies dreht sich jedoch nach der körperlichen Belastung zugunsten der Haut um, und es kommt zu einer ausgleichenden Mehrdurchblutung, die hilft, den Stoffwechsel der Haut zu beleben und das Organ insgesamt zu aktivieren. Da eine solche Aktivierung immer auch regenerative Prozesse fördert, ist anzunehmen, dass Sport länger jung hält beziehungsweise die Geschwindigkeit des Alterungsprozesses hinauszögert. Auf der anderen Seite kann Sport auch den oxidativen Stress, das heißt die Bildung von Sauerstoff-Radikalen, fördern, wenn nicht genügend Erholungszeiten eingehalten werden. Zudem muss gewährleistet sein, dass die Haut während des Sports sehr gut geschützt wird, zum Beispiel gegen UV-Strahlen der Sonne. Bei regelmäßiger und angemessener Belastung scheint alles für den Sport zu sprechen.

Welche Sportarten tun der Haut besonders gut?

Nicht die Sportart ist entscheidend, sondern die Intensität, mit der Sport getrieben wird. Dass Extremsportarten wie Marathon oder das Besteigen von Achttausendern die Struktur und Qualität der Haut fördern und diese auch länger jung halten, ist nicht anzunehmen. Eine moderate Belastung fördert die Jugendlichkeit der Haut jedoch mit sehr großer Wahrscheinlichkeit, und indirekte Wohlfühleffekte tragen noch dazu bei.

Es gibt Sportarten, bei denen bestimmte Regionen der Haut besonders gefordert sind, wie beim Joggen. Müssen Läufer die Haut an den Fußsohlen besonders pflegen?

Die Belastung an den Füßen ist bei Ausdauersportarten sehr hoch. Druckstellen, Blasen, eingewachsene, schmerzende und mechanisch geschädigte Nägel sowie Infektionen wie Fußpilz sind an der Tagesordnung. Exzellente Fußpflege mit guter Hygiene und eventuell auch das regelmäßige Auftragen einer Fußcreme – von gut sitzenden Laufschuhen ganz zu schweigen – sind ein Muss.

Trocknet regelmäßiges Schwimmen die Haut aus?

Häufiges Schwimmen kann dazu beitragen, dass die Haut austrocknet, deshalb müssen Schwimmer sie besonders gut pflegen. Nach dem Schwimmen muss die Haut überall gut abgetrocknet werden. Feuchtstellen und Infektionen werden sonst begünstigt. Bestes Beispiel ist der Fußpilz, den man oft schon dadurch verhindern kann, indem man die Zehenzwischenräume sehr sorgfältig abtrocknet. Während des Schwimmens dringt sehr viel Wasser in die Hornhaut ein und führt zu einem gewissen Quelleffekt der Haut. Das Wasser bleibt aber nach dem Schwimmen nicht in der Haut, sondern verdunstet sehr rasch und nimmt auf diesem Weg noch weitere Feuchtigkeit mit. Die Haut ist durch regelmäßiges Schwimmen also nicht in sich feuchter, sondern in sich trockener. Hier kann man nur gegensteuern, indem die Haut nach dem Schwimmen sehr gut eingecremt wird. Das hilft, die Feuchtigkeit länger in der Haut zu halten. Das Eincremen sorgt für eine kurzfristige Versiegelung der Haut.

Ist Chlorwasser im Schwimmbad schädlich für die Haut?

Nein. Chlor in einer Konzentration, wie es in öffentlichen Schwimmbädern zur Stabilisierung des Wassers verwendet wird, ist nicht schädlich für die Haut. Bei empfindlicher Haut und bei Neurodermitikern ist eine Unverträglichkeit auf Chlorwasser jedoch nicht ausgeschlossen, da Hautirritationen gelegentlich entstehen können. Diese werden jedoch generell überbewertet. So handelt es sich bei 90 Prozent der Entschuldigungsschreiben, dass Kinder angeblich wegen Chlorunverträglichkeiten nicht am Schulschwimmen teilnehmen könnten, um vorgeschobene Entschuldigungen. Augenreizungen kommen natürlich vor, sodass Schwimmbrillen getragen werden sollten.

Beim Besuch öffentlicher Bäder holen sich viele Menschen Fußpilz. Schützen die Fuß-Desinfektions-Sprayer in den Bädern vor Infektionen?

Diese Fußdesinfektionssprays sind zwar gut gemeint, bringen aber wenig. Hier passt das Motto: »Doesn't help and doesn't hurt« – »Es hilft nicht und es schadet nicht«. Wichtig ist, die Zehenzwischenräume sehr gut abzutrocknen. Wer zu Fußpilz neigt, ist gut beraten, wenn er regelmäßig Antipilzcremes als Schutz vor Neuinfektionen aufträgt. Wer die gesunden Zehenzwischenräume zweimal pro Woche mit einer Antipilzcreme behandelt, kann neue Fußpilzerkrankungen meist wirksam verhindern. Eine echte Innovation auf dem

Gebiet der Antipilzcremes ist ein neues Gel, das nur ein- bis zweimal aufgetragen werden muss. Der Hersteller wirbt damit, dass es reicht, die Antipilzcreme ein einziges Mal aufzutragen. Dennoch raten wir den Patienten, dies nach einer Woche noch ein bis zwei Mal zu wiederholen.

Aber nicht nur Fußpilz kann man sich holen, sondern in Sportstätten lauern Hautinfektionen anderer Art. Wie schützt man sich?

Die Gefahr einer Ansteckung ist deutlich geringer, als gemeinhin angenommen wird, und die übertriebene Angst mancher Menschen, sich in öffentlichen Sportstätten zu infizieren, ist eher Hysterie. Unsere Haut ist nicht steril, sie hat ein gutes Abwehrsystem und kommt mit Keimen besser zurecht, als wir glauben. Dennoch sind bestimmte Verhaltensregeln sinnvoll und wichtig. In Gemeinschaftsduschen sollten eigene Badelatschen getragen werden und die nackte Haut sollte keinen direkten Kontakt zu Geräten oder Bänken in Umkleidekabinen haben. Die Gefahr, sich an Sportgeräten anzustecken, ist deutlich geringer als die Ansteckung bei direktem Kontakt mit Menschen mit infektiösen Hautkrankheiten. So gibt es den Ringerpilz und den Herpes gladiatorum. Hier sagen die Namen schon alles über den Ansteckungsweg. Wenn es mal zu Rötungen oder Juckreiz kommt, sollte ein Dermatologe zu Rate gezogen werden, damit das Problem im Keim erstickt werden kann. Sportstätten zu meiden, nur weil man sich eventuell anstecken könnte, ist Humbug. Es ist selbstredend, dass man bei bestehenden Infektionskrankheiten Sportstätten meidet. Der positive Einfluss von Sport überwiegt das Risiko einer möglichen Infektion bei weitem.

Was versteht man unter Herpes gladiatorum?

Hierbei handelt es sich um Herpesinfektionen bei Sportarten mit direktem intensivem Körperkontakt wie zum Beispiel Ringen, Judo oder Rugby. In Trainingslagern von Jugendlichen sind dadurch ganze Herpesepidemien ausgebrochen.

Bringt spezielle Sportkleidung den versprochenen atmungsaktiven Effekt für Haut und Körper oder reicht auch ein schlichtes Baumwollhemd?

Eine auf den Sport abgestimmte Wäsche und Kleidung zu tragen ist absolut sinnvoll und fördert das Wohlbefinden von Körper und Haut. Meist liegen die Vorteile bei den Naturfasern. Die Kleidung sollte locker sitzen, Schweiß aufsaugen, warm halten und keinen Wärmestau erzeugen. Bei bestimmten Sportarten wurde dies bereits in die Praxis umgesetzt wie beim Skifahren mit der dafür bestimmten Skiunterwäsche.

Muss die Haut nach dem Sport mit speziellen Cremes gepflegt werden?

Die Anforderungen an die Pflege richten sich immer nach dem Zustand der Haut. Das gilt auch für den Sport. Für die meisten Menschen ist nach der Reinigung – oft wird geduscht – die Körperpflege mit einer Hydrolotion ideal. Die kleistert die Haut nicht zu, wie Lipolotionen es gerne tun. Hydrolotionen gehören zu den leichten Körperpflegeprodukten und ziehen sehr schnell ein. Dadurch hinterlassen sie keinen Fettfilm und verschmieren weder Hemd noch Kragen. Von einigen Herstellern gibt es Körperlotionen bereits in einer »Tandem-Version«: Nach dem Sport oder morgens nach dem Duschen eine Hydro- und bei einer fettarm-trockenen Haut abends vor dem Schlafengehen eine Lipolotion. Besonders wichtig ist die Pflege der Hände und Füße nach dem Sport. Inzwischen gibt es spezielle »Protection-Handcremes« von namhaften Herstellern, die auf die besonderen Schutzbedürfnisse der Hände und Füße zugeschnitten sind.

Beim Sport kann man sich böse verletzen. Was ist die beste Erstversorgung für Risse, Prellungen, blaue Flecken?

Wenn die Hautoberfläche verletzt ist, sollte die Wunde gereinigt und desinfiziert werden. Wenn kein richtiges Verbandszeug zur Hand ist, können sehr oberflächliche Wunden zur Not auch mit sauberem Wasser gereinigt und anschließend mit einem sauberen Taschentuch (aber nicht aus Papier) abgedeckt werden. Bei allen Verletzungen, insbesondere auch nach Prellungen, muss untersucht werden, ob nicht ein Knochen gebrochen ist. Blaue Flecken (Hämatome) können mit resorptionsfördernden Salben, Cremes oder Gelen behandelt werden, die es in jeder Apotheke gibt. Hier ist Geduld wichtig, da es Tage und manchmal auch Wochen dauern kann, bis ein Hämatom abgeschwollen und abgeheilt ist. Kühlung ist bei fast allen Sportverletzungen angebracht, und zwar so schnell wie möglich.

Wird die Haut durch Sport widerstandsfähiger und unempfindlicher?

Durch Sport wird die Haut insgesamt nicht widerstandsfähiger und auch nicht unempfindlicher. Anders ist es jedoch an den Körperstellen, die durch Sport gefordert werden. Hier bilden sich schützende Schwielen, die Blasen und Entzündungen verhindern. Deshalb hat der Tennisspieler an der Hand Schwielen, der Läufer an den Füßen und der Reiter an Knien und den Innenseiten der Oberschenkel. Jedes biologische System versucht, sich an Stress zu gewöhnen. Anders ausgedrückt: Mechanische Belastung (Stress) führt zur Gewöhnung (Schwiele). Das ist der Schutzmechanismus der Natur.

Muss sich die Haut nach einer anstrengenden Sportstunde erholen?

Für die gut geschützte Haut ist Sport kein Stress, im Gegenteil, sie profitiert von der Kreislaufaktivierung. Normalerweise liegt die Haut am Ende der Versorgungskette. Bildlich gesprochen – zum Beispiel auf einen Bewässerungsplan von Wiesen bezogen – ist die Haut durch ihre Lage an der Peripherie des Körpers die letzte Wiese. Jede noch so kleine Aktivierung pumpt dem Körper Leben ein, wovon auch die letzte Wiese, die Haut, profitiert. Erholen muss sich die Haut nur, wenn sie angegriffen wurde: zum Beispiel nach einem Urlaub, in dem sie ungeschützt der Sonne ausgesetzt wurde, oder nach Schlafentzug, wodurch man ihr die Chance zur Erholung und Regeneration vorenthält. Sport hingegen ist Erholung für die Haut. Sie muss selbst nichts tun, wird aber aktiviert.

Muss die Haut sportlich aktiver Menschen besonders umsorgt werden?

Die Haut sportlich aktiver Menschen bedarf einer höheren Aufmerksamkeit in puncto Schutz und Pflege. Durch Reibung kann sie stärker belastet werden, und sie wird ja meist auch häufiger und intensiver gereinigt. Gerade Menschen, die viel Sport an der frischen Luft treiben, wie beim Segeln, Golfen, Tennis und Fahrradfahren, neigen nach jahrelanger UV-Exposition zu weißem Hautkrebs und seinen Vorstufen (aktinische Keratosen). Hohe Lichtschutzfaktoren mit einer Kombination aus chemischen und physikalischen Lichtschutzfiltern sollten zum Schutz der lichtexponierten Körperregionen regelmäßig angewandt werden.

Sport ist schweißtreibend. Tut das der Haut gut?

Ja, Schwitzen ist gesund! Das ist eine alte Weisheit, die nicht an Bedeutung verloren hat. Durch Schwitzen reinigen sich die Ausführungsgänge der Schweißdrüsen, die Poren, und durch Schwitzen wird unser System, das heißt unsere Haut, belebt. Das Kühlsystem unseres Motors, nichts anderes ist das Schwitzen, wird einmal durchgepustet und einer Funktionsprüfung unterzogen. Wer nicht richtig schwitzen kann, läuft schneller heiß, und beim Sport ist Schweiß ein wichtiger Temperaturregulator.

Unser besonderer Dank gilt der Ernährungswissenschaftlerin Dr. Silya Ottens, ohne deren großes Fachwissen das Kapitel »Haut und Ernährung« nicht möglich gewesen wäre, und Dr. Thilo Evers, Dermatologe, Allergologe und Psychotherapeut, für seine intensive Unterstützung beim Kapitel »Haut und Psyche«.

Inhaltsverzeichnis